汉方治验选读

杨大华 编著

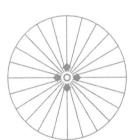

U0308641

中国中医药出版社

· 北京 ·

图书在版编目（CIP）数据

汉方治验选读 / 杨大华编著 .—北京：中国中医
药出版社，2020.3（2024.6重印）
ISBN 978 – 7 – 5132 – 5890 – 6

Ⅰ . ①汉…　Ⅱ . ①杨…　Ⅲ . ①医案－汇编－日本
Ⅳ . ① R249.1

中国版本图书馆 CIP 数据核字（2019）第 260153 号

中国中医药出版社出版

北京经济技术开发区科创十三街 31 号院二区 8 号楼
邮政编码　100176
传真　010–64405721
北京盛通印刷股份有限公司印刷
各地新华书店经销

开本 880 × 1230　1/32　印张 13.75　字数 283 千字
2020 年 3 月第 1 版　2024 年 6 月第 2 次印刷
书号　ISBN 978 – 7 – 5132 – 5890 – 6

定价　59.00 元
网址　www.cptcm.com

服务热线　010–64405510
购书热线　010–89535836
维权打假　010–64405753

微信服务号　zgzyycbs
微商城网址　https://kdt.im/LIdUGr
官方微博　http://e.weibo.com/cptcm
天猫旗舰店网址　https://zgzyycbs.tmall.com

如有印装质量问题请与本社出版部联系（010–64405510）
版权专有　侵权必究

序 言

医案是中医临床实践的记录，即由医生将病人的症状、病因、脉象、舌象、病机、诊断、转归、治则、注意事项等做概括简要的记述与分析，同时录下药物名称、剂量、炮制方法、服用法等治疗措施，从而形成的文字资料。实录式医案，名"脉案"，为医家门诊或出诊时当场留下的文字资料，我国清代比较流行。追忆式医案，称之为"诊籍""治验"，为医者诊后追忆诊疗的过程与效果，然后笔之于书的文字资料，我国宋金元明的医著中多见此类医案。无论是脉案，还是治验，中医都统称医案。

医案的阅读是中医传统的学习与研究方式，其目的是揣摩名医临床思维的规律，训练辨证论治的技能，培养知常达变的本领，荟萃各家的经验特长。人人必读的《伤寒论》，实质也属于医案的范畴，只不过张仲景这种整理方法和学术思想是绝无仅有的；许多条文，如果加上了姓名、年龄，就是一个个经过深度提炼加工的医案。所以，欲为中医，《伤寒论》不可不读，后世名家医案亦不可不读。

但是，读医案与读小说不一样，需要思考，需要设问，需要质疑，要从中看出医案主治者的巧法妙思。清代名医俞震说："闻之名医能审一病之变与数病之变，而曲折以赴之，操纵于规矩之中，神明于规矩之外，靡不随手而应，始信法有尽，而用法者之巧无尽也。成案甚多，医之法在是，法之巧亦在是，尽可揣摩。"（《古今医案按·自叙》）近代张山雷在其所编讲义《古今医案评议》中对学习医案的意义做了如下阐述："医书论证，但纪其常，而兼证之纷淆，病源之递嬗，则万不能条分缕析，反致杂乱无章。唯医案则恒随见症为迁移，活泼无方，具有万变无穷之妙，俨如病人在侧，馨咳亲闻。所以多读医案，绝胜于随侍名师而相与晤对一堂，上下议论，何快如之！"不过，对于那些提示信息少、文字简略的医案，没有一定的理论功底和临床经验，要读懂医案还是有难度的。

为了帮助大家阅读医案，历史上出现了不少医案研究专著，值得一提的有以下几本。1549 年，由安徽江瓘、江应宿编辑的《名医类案》集录明以前历代名医医案，按病证分类编纂，共 205 门，涉及内、外、儿、妇诸科。病案记载较详，辨证方药亦较妥贴，并附编者按语，《四库全书提要》谓此书"可为法式者，固十之八九，亦医家之法律矣"。1779 年，杭州魏之琇编纂成《续名医类案》。该书补辑明代以及清初名医验案颇多，书分 345 门，选案浩富，而变证尤多。所附按语，或引申发挥，或辩驳订正，颇能启人心思。仅相隔 8 年，浙江俞震编成《古今医案按》10卷，选录古今名医60余家验案，加按语530余条。此书选择颇严，多系辨证详明、论治卓越、足以示范者。其有同病异治或疑似之病，俞氏能指出辨证的关键。清代王孟英对此书极为赞赏，曾加批按。后人陆以湉在《冷庐医话》一书中评曰："选择简严，论说精透，可为医林圭臬。"1904年，江阴柳宝诒编印《柳选四家医案》，该书选录清代名医尤在泾、曹仁伯、王旭高、张仲华的部分医案，加以评注，"以发明其用意之所在"，影响甚大。

据我所知，我国出版的医案研究著作，大多是以我国名医医案为对象的，而以日本汉方医家医案为对象的研究，还真是不多。杨大华医生这本《汉方治验选读》是开了先河的。日本医家的医案，大多是江户时期才开始出现的，其中古方派的案例，大多自叙治疗经过，并点出方证关键，也有学生记录老师治验，有现场感，有处方用药，很有看点，比如香川修庵的《一本堂行余医言》、中神琴溪的《生生堂治验》、吉益东洞的《建殊录》、村井琴山的《诊余漫录》、吉益南涯的《成绩录》、浅田宗伯的《橘窗书影》等。现代日本汉方的两位大家大塚敬节、矢数道明在临床之余勤于笔耕，其治验记录翔实，语言质朴，紧扣方证，无过多理论渲染，佳案颇多。目前矢数道明先生的《汉方治疗百话》《临床应用汉方处方解说》《汉方辨证治疗学》《汉方临床治验精粹》，大塚敬节先生的《汉方诊疗三十年》都有中译本，是我们学习研究经方的宝贵资料。

杨大华医生的新著《汉方治验选读》，选取日本医家治验

240余则进行评议，或举其善，或提其要，或钩其玄，或申其义，或质其疑，或道其短，或驳其误，或补其缺，旨在求真。其书是医案的研究鉴赏之作，是对日本汉方临床的研究讨论，更是对经方应用思路方法的探索。这是一本学术水平较高的日本汉方研究著作。出版之际，乐为之序。

黄　煌

2019年2月21日

前　言

汉方医学来自古代中医学，但却有其独特理论体系。看了一些汉方理论，难免滋生这样的想法：异域的医生们又是如何使用这些经验的？他们的诊疗与我们又有哪些不同？用方思路上有哪些东西值得借鉴？于是，笔者研读了许多汉方治验，对其进行了深入分析，由此看到了别样风景，将其整理成集，便有了这本册子。

书中选择了240个汉方治验，大多数是矢数道明与大塚敬节这两位汉方名家的。我读这些治验，或看如何抓主症，或看如何进行方证鉴别诊断，或看如何转方。有的是揣测治疗者用方心路，有的是发现亮点以作借鉴，有的是基于常识的质疑，有的是对治验的拆解，有的则提出个人看法以供讨论。在研读过程中，要求自己尽可能从不同角度来读，尽可能看得深一些。总之，一样的治验，不一样的读法。希望自己的一管之见能对读者朋友有所启发，更希望读者朋友读出自己的心得。限于个人的认知水平，书中若存在错误，敬请读者们提出宝贵意见，以便今后修订完善。

本书治验来自于王宁元、孙文墅先生翻译的《汉方诊疗三十年》，李文瑞、吕秉仁等先生翻译的《临床应用汉方处方解说》，张问渠、刘智壶先生翻译的《汉方辨证治疗学》，侯召棠先生编译的《汉方临床治验精粹》。在此，向上述前辈们表达诚挚的敬仰与谢意！感谢他们的辛劳付出，让我们有幸读到这些精彩的治验。

　　敬爱的黄煌老师也给予了极大的惠助，不仅在百忙之中审阅书稿，更热心为本书作序，在此表示衷心感谢！

杨大华

2019年3月3日

目 录

半夏泻心汤治验

001 | 胃扩张症兼幽门狭窄（矢数道明治验）　　　　　001

002 | 神经衰弱症（矢数道明治验）　　　　　　　　　002

芍药甘草附子汤治验

003 | 频发性腓肠肌痉挛用芍药甘草附子汤（矢数道明治验）004

004 | "五十肩"与风湿病（矢数道明治验）　　　　　　006

005 | 椎间盘脱出所致腰痛用桂枝茯苓丸料合芍药甘草附子汤

　　　（矢数道明治验）　　　　　　　　　　　　008

大承气汤治验

006 | 经期延长（大塚敬节治验）　　　　　　　　　　010

007 | 耳垂瘙痒（大塚敬节治验）　　　　　　　　　　010

大建中汤治验

008 | 胃下垂兼胃溃疡症（藤平健治验）　　　　　　　012

009 | 遇冷或疲劳后辄出现胃痛呕吐（大塚敬节治验）　013

010 | 腹膜炎（荒木性次治验） 014

大柴胡汤治验

011 | 颜面疖肿和麦粒肿兼神情忧郁（大塚敬节治验） 016

012 | 慢性肝炎（矢数道明治验） 017

013 | 体格结实面色也好的支气管哮喘（大塚敬节治验） 019

014 | 帕金森样证候用大柴胡汤加味方（矢数道明治验） 021

015 | 胆石症（矢数道明治验） 022

016 | 肥胖妇人慢性鼻窦炎（大塚敬节治验） 023

大黄牡丹皮汤治验

017 | 赤痢里急后重和排尿困难（矢数道明治验） 025

018 | 痔核脱肛（矢数道明自身体验） 027

019 | 因肛周炎而致尿闭（大塚敬节治验） 028

大黄附子汤治验

020 | 右上腹部发作性疼痛（大塚敬节治验） 031

021 | 肋间神经痛（藤平健治验） 032

022 | 胆石症绞痛发作（大塚敬节治验） 033

小青龙汤治验

023 | 支气管喘息（矢数道明治验） 036

024 | 小儿哮喘及过敏性鼻炎用小青龙汤提取物粉末剂

（矢数道明治验） 038

小建中汤治验

025 | 肠套叠术后引起的肠扭转（大塚敬节治验）　　040

026 | 遗尿症（大塚敬节治验）　　046

香苏散治验

027 | 荨麻疹（矢数道明治验）　　048

028 | 感冒（山田光胤治验）　　049

小半夏加茯苓汤治验

029 | 慢性胃肠炎（矢数道明治验）　　051

030 | 幽门痉挛（矢数道明治验）　　052

031 | 习惯性呕吐及食欲不振用小半夏加茯苓汤提取物粉末剂

（矢数道明治验）　　054

五苓散治验

032 | 偏头痛（矢数道明治验）　　056

033 | 踝外侧积水用五苓汤（矢数道明治验）　　057

034 | 胸廓成形术后的剧烈呕吐（大塚敬节治验）　　058

加味归脾汤治验

035 | 痔出血所致贫血及高血压用加味归脾汤

（矢数道明治验）　　060

036 | 囊肿肾及子宫出血（矢数道明治验）　　062

木防己汤治验

037 | 心源性喘息和腹水（矢数道明治验）　064

柴胡桂枝汤治验

038 | 患感冒辄畏寒不止（大塚敬节治验）　066

甘草浸膏末治验

039 | 胃溃疡（矢数道明治验）　068

甘草附子汤治验

040 | 感冒（藤平健治验）　070

041 | 多发性关节风湿病（矢数有道治验）　072

甘草泻心汤治验

042 | 持续 10 年的腹泻（大塚敬节治验）　075

043 | 梦游病与着魔（中神琴溪治验）　077

平胃散治验

044 | 胃溃疡（矢数道明治验）　079

十六味流气饮治验

045 | 全身凝块疼痛（土佐道寿治验）　081

甘姜苓术汤治验

046 | 肢冷证男子的坐骨神经痛（大塚敬节治验） 083

白虎加人参汤治验

047 | 严重口渴、左手无力感而无所适从（大塚敬节治验） 085

048 | 感冒（奥田谦藏治验） 087

瓜蒌薤白半夏汤治验

049 | 急性支气管炎（矢数道明治验） 089

050 | 喘息性支气管炎？肺炎？（矢数有道医案） 090

半夏厚朴汤治验

051 | 分娩后上半身浮肿（大塚敬节治验） 092

052 | 胃下垂患者主诉悸动与眩晕（大塚敬节治验） 093

清心莲子饮治验

053 | 慢性肾盂肾炎（矢数道明治验） 095

小陷胸汤治验

054 | 感冒（荒木性次治验） 097

四味芎归胶艾汤治验

055 | 子宫出血用四味芎归胶艾汤（矢数道明治验） 099

芎归胶艾汤治验

056 | 痔疮疼痛出血（大塚敬节治验）　　101

当归芍药散治验

057 | 妊娠肾所致高血压用当归芍药散料（矢数道明治验）　103

058 | 慢性肾炎（大塚敬节治验）　　104

059 | 无月经用当归芍药散（矢数道明治验）　　106

当归四逆汤治验

060 | 长期的习惯性冻伤用当归四逆汤（矢数道明治验）　108

当归四逆加吴茱萸生姜汤治验

061 | 寒证（矢数道明治验）　　110

062 | 冻疮（矢数道明治验）　　112

防己黄芪汤治验

063 | 特异之多汗证（矢数道明治验）　　114

064 | 狐臭腋窝多汗症（矢数道明治验）　　115

065 | 肾病（藤平健治验）　　117

麦门冬汤治验

066 | 头面轰热和咽喉堵塞感（大塚敬节治验）　119

吴茱萸汤治验

067 | 头痛呕吐（矢数道明治验）　　122

068 | 头痛剧烈（矢数道明治验）　　127

069 | 有偏头痛病史的胃迟缓症（大塚敬节治验）　　129

070 | 头痛、呕吐（矢数道明治验）　　131

苓甘姜味辛夏仁汤治验

071 | 支气管炎（和田正系治验）　　133

072 | 支气管喘息（矢数道明治验）　　134

肾气丸治验

073 | 游走肾（大塚敬节治验）　　136

074 | 两下肢麻木不能行走（大塚敬节治验）　　138

075 | 老年性白内障（矢数道明治验）　　140

炙甘草汤治验

076 | 巴塞杜氏病（浅田宗伯治验）　　142

077 | 肝脏肿大、黄疸、浮肿、气短、耳鸣、头晕
（大塚敬节治验）　　143

三黄泻心汤治验

078 | 鼻衄不止（大塚敬节治验）　　145

茵陈蒿汤治验

079 | 少年肾病综合征（大塚敬节治验）　　148

利膈汤合茯苓杏仁甘草汤治验

080 | 呼吸时胸部阻塞感用利膈汤合茯苓杏仁甘草汤（矢数道明治验）　　155

良枳汤治验

081 | 慢性胰腺炎（矢数道明治验）　　157

苓桂术甘汤治验

082 | 阵发性心动过速症（矢数道明治验）　　160

栀子豉汤治验

083 | 食道炎和食道息肉（大塚敬节治验）　　162

栀子甘草豉汤治验

084 | 痔疮术后肛门瘙痒（大塚敬节治验）　　164

085 | 急性肺炎（矢数道明治验）　　165

厚朴生姜半夏甘草人参汤治验

086 | 下后腹胀满鼓胀（矢数道明治验）　　167

087 | 腹膜炎（藤平健治验）　　168

桂枝人参汤治验

088 | 习惯性头痛（藤平健治验）　　　　　　　　　　170

089 | 伴有高热的腹泻（大塚敬节治验）　　　　　　171

090 | 慢性下利症（荒木性次治验）　　　　　　　　172

桂枝茯苓丸治验

091 | 产后下肢血栓症（大塚敬节治验）　　　　　　174

092 | 痛经的未婚女性（大塚敬节治验）　　　　　　175

093 | 不妊症（矢数道明治验）　　　　　　　　　　176

094 | 乳腺症（矢数道明治验）　　　　　　　　　　177

095 | 白内障及中心性视网膜炎（矢数道明治验）　　178

桂枝加芍药汤治验

096 | 下腹部隐隐作痛用桂枝加芍药汤（矢数道明治验）　180

097 | 月经痛用桂枝加芍药汤（矢数道明治验）　　　181

098 | 主诉腹胀、腹痛、便秘（大塚敬节治验）　　　183

099 | 乙状结肠溃疡（疑似癌症）用桂枝加芍药汤（矢数道明

治验）　　　　　　　　　　　　　　　　　　187

苓桂味甘汤治验

100 | 齿槽脓漏（诹访重雄治验）　　　　　　　　　189

101 | 出现瘙痒、灼热感的皮炎（大塚敬节治验）　　190

桃核承气汤治验

102 | 起床早时体内麻木、感觉不适的妇人（大塚敬节治验）192

103 | 疑为蛛网膜下腔出血的剧烈头痛妇人（大塚敬节治验）194

104 | 湿疹（瘙痒症）（矢数道明治验）　　196

内托散治验

105 | 阑尾炎术后创口出脓（大塚敬节治验）　　198

106 | 化脓性中耳炎（大塚敬节治验）　　199

柴胡桂枝汤治验

107 | 胃溃疡（矢数道明治验）　　201

108 | 癫痫样意识混浊用柴胡桂枝汤提取物粉末剂（矢数道明

治验）　　202

柴胡加龙骨牡蛎汤治验

109 | 神经性心悸亢进（矢数道明治验）　　204

110 | 高血压与脚弱（矢数道明治验）　　205

人参汤治验

111 | 慢性腹泻的人参汤证（大塚敬节治验）　　207

112 | 唾液分泌过多症（山田光胤治验）　　208

113 | 胃痉挛（荒木性次治验）　　209

黄土汤治验

114｜精神错乱（荒木性次治验）　　　　211

黄连阿胶汤治验

115｜顽固性皮炎及指掌角化症用黄连阿胶汤（矢数道明治验）

213

猪苓汤治验

116｜肾结石用猪苓汤和芍药甘草汤（矢数道明治验）　217

117｜胸廓成形术后尿少（小川幸男、木下利夫治验）　218

麻黄汤治验

118｜少年患感冒辄鼻塞不通（大塚敬节治验）　　　220

119｜夜尿症（吉村得二治验）　　　　　　　　　222

麻子仁丸治验

120｜老年人习惯性便秘（大塚敬节治验）　　　　　223

麻黄杏仁薏苡甘草汤治验

121｜项背强急（大塚敬节治验）　　　　　　　　224

122｜慢性浆液性膝关节炎（矢数道明治验）　　　　225

旋覆花代赭石汤治验

123｜胃癌（矢数道明治验）　　　　　　　　　　227

葛根汤治验

124 | 从感冒转为中耳炎（大塚敬节治验）   229

125 | 张口困难（大塚敬节治验）   230

126 | 荨麻疹（山田光胤治验）   231

127 | 肥厚性鼻炎（龟田贞治验）   232

葛根黄连黄芩汤治验

128 | 疫利样下利（矢数道明治验）   233

越婢加术汤治验

129 | 膝关节痛（大塚敬节治验）   234

130 | 急性肾炎（矢数道明治验）   235

131 | 不明原因流泪（大塚敬节治验）   236

132 | 绿内障服药1个月见效（矢数道明治验）   238

温经汤治验

133 | 湿疹、不孕症（大塚敬节治验）   239

134 | 鼻塞头痛（大塚敬节治验）   240

三物黄芩汤治验

135 | 脚癣（汗疱状白癣）（大塚敬节治验）   244

136 | 手足烦热而失眠（大塚敬节治验）   246

薏苡附子败酱散治验

137 | 慢性湿疹（藤平健治验）　　　　　　　　　　248

138 | 阑尾炎引起局限性腹膜炎（矢数道明治验）　　249

十全大补汤治验

139 | 更年期障碍（细野史郎治验）　　　　　　　　251

140 | 脊椎骨骨疽（矢数道明治验）　　　　　　　　252

141 | 手术后排脓（高桥道史治验）　　　　　　　　253

142 | 子宫癌（大塚敬节治验）　　　　　　　　　　254

五积散治验

143 | 呃逆频发症用五积散（矢数道明治验）　　　256

144 | 血压起立性调节障碍（细川喜代治氏治验）　260

145 | 心源性哮喘（矢数道明治验）　　　　　　　261

146 | 胃扩张、胃酸过多症（矢数道明治验）　　　262

147 | 25年肋间神经痛（矢数道明治验）　　　　　263

148 | 腰椎分离症用五积散加附子（矢数道明治验）264

茯苓饮治验

149 | 胃弛缓症（大塚敬节治验）　　　　　　　　266

150 | 胃下垂与阴部湿疹（矢数道明治验）　　　　267

续命汤治验

151 | 伴有高血压的支气管哮喘（大塚敬节治验）　269

152 | 高血压与项背酸痛（藤平健治验） 270

153 | 脑溢血（藤平健治验） 272

154 | 面神经麻痹（大塚敬节治验） 273

钩藤散治验

155 | 头重与结代脉（大塚敬节治验） 275

156 | 高血压、脑动脉硬化时头痛及肩凝用钩藤散（矢数道明
治验） 276

七物降下汤治验

157 | 高血压（大塚敬节治验） 279

连珠饮治验

158 | 心功能不全与贫血（矢数道明治验） 280

龙胆泻肝汤治验

159 | 鸡蛋大小的子宫肌瘤（大塚敬节治验） 282

160 | 尿频症及皮肤出疹用龙胆泻肝汤（矢数道明治验） 283

黄连解毒汤治验

161 | 黑皮症（大塚敬节治验） 285

162 | 荨麻疹（大塚敬节治验） 286

163 | 皮炎（大塚敬节治验） 286

164｜湿疹（矢数道明治验）　　　　　　　　　　　287

165｜高血压性神经症（矢数道明治验）　　　　　288

五淋散治验

166｜15 年的尿频症用五淋散提取物粉末剂（矢数道明治验）290

柴芍六君子汤治验

167｜胃肠虚弱并有疲劳倦怠感用柴芍六君子汤

　　（矢数道明治验）　　　　　　　　　　　292

168｜胃下垂（矢数道明治验）　　　　　　　　　293

六君子汤治验

169｜六君子汤治愈屡患感冒而呕吐之小儿（矢数道明治验）295

170｜自诉便秘、食欲不振、头晕的胃下垂（大塚敬节治验）296

171｜胃癌（矢数道明治验）　　　　　　　　　　297

172｜人工流产后的不定期出血用六君子汤提取物粉末剂

　　（矢数道明治验）　　　　　　　　　　　299

173｜子宫肌瘤所致月经出血迁延用六君子汤

　　（矢数道明治验）　　　　　　　　　　　301

174｜溃疡性大肠炎（阪本正夫治验）　　　　　　303

175｜子宫肌瘤所致出血过多症用六君子汤（矢数道明治验）304

半夏白术天麻汤治验

176｜主诉疲劳、眩晕、嗜睡的低血压（大塚敬节治验）　　306

177｜习惯性头痛眩晕症（矢数道明治验）　　308

178｜梅尼埃病（大塚敬节治验）　　309

179｜慢性眩晕症用半夏白术天麻汤提取物粉末剂

（矢数道明治验）　　310

180｜低血压偏头痛用半夏白术天麻汤（矢数道明治验）　　311

消风散治验

181｜顽固湿疹（大塚敬节治验）　　313

182｜从乳儿期即被湿疹困扰的女孩（大塚敬节治验）　　314

当归饮子治验

183｜湿疹、皮肤炎（矢数道明治验）　　316

184｜湿疹与肾炎（大塚敬节治验）　　317

185｜老年性冬季瘙痒症用当归饮子（矢数道明治验）　　319

防风通圣散治验

186｜顽固性头痛（矢数道明治验）　　321

187｜脑溢血（矢数格治验）　　323

188｜皮炎（矢数道明治验）　　324

补中益气汤治验

189｜肺结核（大塚敬节治验）　　327

启脾汤治验

190 | 消化不良症（矢数道明治验） 329

191 | 肠结核（矢数道明治验） 330

192 | 因慢性腹泻怀疑肠结核的女演员（大塚敬节治验） 331

荆芥连翘汤治验

193 | 肋膜炎后遗症（矢数道明治验） 333

194 | 肺结核（矢数道明治验） 333

195 | 神经官能症（矢数格治验） 334

196 | 秃发症（矢数格治验） 335

197 | 高血压患者的衄血用荆芥连翘汤（矢数道明治验） 336

参苓白术散治验

198 | 胃下垂症（矢数道明治验） 338

199 | 慢性肠胃炎（矢数道明治验） 339

200 | 肠内发酵性消化不良症（木村博昭治验） 341

胃风汤治验

201 | 慢性胃肠炎（细野史郎治验） 343

202 | 溃疡性结肠炎（矢数道明治验） 344

203 | 胃风汤治愈 10 年之久顽固溃疡性大肠炎
（矢数道明治验） 346

204 | 慢性肠炎（矢数道明治验） 347

205｜直肠溃疡（大塚敬节治验） 348

206｜溃疡性结肠炎（矢数道明治验） 349

加味逍遥散治验

207｜血脉症（矢数道明治验） 351

208｜分娩后头痛、眩晕、悸动、失眠（大塚敬节治验） 352

209｜子宫肌瘤及卵巢囊肿手术后的不定愁诉用加味逍遥散及

其他处方（矢数道明治验） 353

210｜特应性皮炎用加味逍遥散加荆芥、地骨皮、薏苡仁

（矢数道明治验） 355

桂姜枣草黄辛附汤治验

211｜腰扭伤（腰痛）（相见三郎治验） 358

212｜上颌窦炎（前田文良治验） 359

213｜老妇人的支气管炎（大塚敬节治验） 360

抑肝散加陈皮半夏治验

214｜9年间坚持服用抑肝散加陈皮半夏的躁郁病患者

（矢数道明治验） 363

215｜癔病（矢数道明治验） 365

抑肝散加厚朴芍药治验

216｜抽搐障碍的少女（大塚敬节治验） 368

清肺汤治验

217 | 心源性喘息（矢数道明治验）　　　　　　　370

218 | 支气管喘息（矢数道明医案）　　　　　　　371

219 | 支气管扩张症用清肺汤去贝母（矢数道明医案）　　373

220 | 慢性支气管炎兼过敏性鼻炎用清肺汤（矢数道明治验）375

清上防风汤治验

221 | 颜面潮红症（矢数道明治验）　　　　　　　377

222 | 面疱用清上防风汤加薏苡仁（矢数道明治验）　　378

清上蠲痛汤治验

223 | 三叉神经痛（森田幸门治验）　　　　　　　380

224 | 左三叉神经痛（大塚敬节治验）　　　　　　381

温清饮治验

225 | 血脉症（灼热症）（矢数道明治验）　　　　　383

226 | 湿疹时的瘙痒用温清饮加桃仁、牡丹皮、大黄

　　（矢数道明治验）　　　　　　　　　　384

227 | 慢性荨麻疹（矢数道明治验）　　　　　　　386

228 | 变态反应体质（矢数道明医案）　　　　　　387

229 | 散布全身的多发性大小疣及特应性皮炎用温清饮加薏苡

　　仁、夏枯草等（矢数道明治验）　　　　　　388

栀子半夏甘草汤治验

230 | 自患急性扁桃体炎（大塚敬节治验）　　　　391

真武汤治验

231 | 眩晕（低血压症）（大塚敬节治验）　　　　393

232 | 慢性胃肠炎（矢数道明治验）　　　　394

233 | 遗尿症（大塚敬节治验）　　　　395

234 | 出荨麻疹的肢冷症妇人（大塚敬节治验）　　　　396

235 | 结核性腹膜炎伴腹水（大塚敬节治验）　　　　397

236 | 肺结核腹泻（大塚敬节治验）　　　　399

237 | 慢性胸膜炎（大塚敬节治验）　　　　400

茯苓四逆汤治验

238 | 缠绵不愈的阑尾炎（大塚敬节治验）　　　　403

桃花汤治验

239 | 迁延赤利（矢数道明治验）　　　　408

清湿化痰汤治验

240 | 背部冰冷疼痛及腰（大塚敬节治验）　　　　410

半夏泻心汤治验

001 | 胃扩张症兼幽门狭窄（矢数道明治验）

44 岁男子，素体健康，嗜酒，经常暴饮暴食。因胃不佳曾忌酒，但此次过食甜食。

主诉昨日黄昏开始，心下不快，烧心，至傍晚则欲呕吐。呃逆频发，带臭味。内科医生诊断为胃扩张症、幽门狭窄症。

体格中等，但体瘦而衰，颜面发青，似烟熏样。脉平，舌苔白。主诉口中不爽，呕吐后口渴。

余诊疗中，反复闻及带臭味之嗳气。腹诊：心下部至脐旁有块，犹如横放团扇，坚硬而紧张，按之如石硬；幽门有明显抵抗；微见胃之蠕动膨隆，时时肠鸣。大便日 1 行，小便如常。

余对该患者，与半夏泻心汤加茯苓。服药 10 日，主诉大半消失，1 个月后，可以从事轻工作。尽管本证似生姜泻心汤证，但以半夏泻心汤加茯苓奏效。（《临床应用汉方处方解说》）

本案用半夏泻心汤不如用生姜泻心汤更合拍。"呃逆频发，带臭味"可以视为生姜泻心汤证的"干噫食臭"。"干噫"应该是嗳气之意，"呃逆"虽与之有别，但均为气机上逆。"心下部至脐旁有块，犹如横放团扇，坚硬而紧张"可以视为"心下痞硬"，虽"按之如石硬"，但没有压痛，可以排除结胸证。上述两个症状再结合"时时肠鸣"，基本上构成了生姜泻心汤证。生姜泻心汤条文的"胁下有水气"，应该就是胃扩张之后充满的潴留液，生姜有散饮功效，因此，胃扩张用生姜泻心汤应该更合适。

半夏泻心汤加茯苓的用法应该来自于《皇汉医学》，是伴有茯苓证而设。本案为什么加茯苓？茯苓逐心下水饮，茯苓泽泻汤、茯苓饮、茯苓甘草汤等处方均用之。患者胃扩张有胃液潴留，可视为心下水饮。

患者有"烧心"，为胃酸反流侵袭食管的表现，这又是栀子豉汤证。但该证是派生的客证，主要矛盾还是心下痞硬，因此没有进行治疗。

另外，对于胃扩张症来说，还需要与旋覆代赭汤证、茯苓泽泻汤证、茯苓饮证、大半夏汤证等方证作鉴别诊断。比如，本案有"呕吐后口渴"，需要排除茯苓泽泻汤证。

002 │ 神经衰弱症（矢数道明治验）

此患者为心脏神经症。主诉心下痞，甚为不安。体格魁梧，但心胸狭小。贫血，易疲劳，足冷，不眠症。经诸治疗不愈。腹部较软弱，心下部微有停滞之感，胃内停水。余初与六君子汤、茯苓饮、半夏厚朴汤、柴胡加龙牡汤等，但服之心下不解，反而引起情绪不佳，吐药。最后与半夏泻心汤，心下痞渐消，不安感亦除，食欲增进，睡眠亦好转而治愈。

半夏泻心汤及其加减方，虽亦有心下痞硬，但并不甚硬，多为心下痞满，或心下痞者。(《临床应用汉方处方解说》)

本案更换了几个处方，推测用方思路是这样的：用六君子汤大概是着眼于贫血、易疲劳、足冷等；用茯苓饮应该以胃内停水为目标；用半夏厚朴汤可能以心下痞、甚为不安、心胸狭小为依据；用柴胡加龙牡汤则可能针对不眠症。最后根据心下痞使用半夏泻心汤。

患者没有呕吐，也没有肠鸣、下利，服用半夏泻心汤依然有效，可知半夏泻心汤证的核心还是心下痞。虽然有胃内停水，但不是主症。回过头来看，患者的不安、不眠症应该是黄连证，而不是龙骨牡蛎证。按照腹证优先的原则，不该过于看重这些精神层面的症状。

文末对半夏泻心汤的腹证进行了阐述，认为并不甚硬。事实上，半夏泻心汤的两条经文都没有说心下痞硬，而是说心下痞。心下痞更多的是病人主观感觉，医者按压有抵抗才属于心下痞硬。也就是说，心下痞硬是他觉诊断。"腹部较软弱，心下部微有停滞之感"就是心下痞。

芍药甘草附子汤治验

003 | 频发性腓肠肌痉挛用芍药甘草附子汤
（矢数道明治验）

守某，87 岁，女。初诊于 1969 年 4 月。因而是对汉方药已有 10 年经验的高龄患者。当时患胃下垂，体型消瘦，有贫血倾向。面色苍白，易患感冒，无食欲。因胃肠长期不适而备受折磨。10 年来曾投给过多种处方，但自从用葛根汤提取物粉末剂（1 次 2g，1 日 2 次）作预防感冒药服用以来，已不再感冒。尤其是常服茯苓饮提取物粉末剂后，身体日渐健壮。因而尽管处于年老体弱时期，10 年来却能坚持从事花道的教授工作至今。血压亦稳定在 140/80mmHg 左右。

患者过去若走远路，脚部疲劳时，夜间常发生腓肠肌痉挛，但近 1 个多月来并未过劳，却不知何故频繁地发生腓肠肌痉挛，有时一连几晚地发作，夜半常因疼痛难忍而起床。

按压腓肠肌时，并不感到很硬，但患者却甚感疼痛，因而暂停常服的茯苓饮，用芍药甘草汤提取物粉末剂 1.7g 并添加加工附子粉末 0.3g，共 2 g，1 日 2 次。服药 1 个月后，患者称，服药几天后，原来每晚都发生的腓肠肌痉挛，一下子就停止

了，至今未再出现。(《汉方临床治验精粹》)

    芍药甘草汤所主的"脚挛急"类似于腓肠肌痉挛。服芍药甘草汤后"其脚即伸"，一个"即"字说明疼痛迅速缓解。本案服用几天之后症状才缓解，可能与汉方剂量过小有关。中医用芍药多者达几十克，因此见效也明显。汉方的疗效依靠剂量的逐渐累积以显现，单次用量小，则取效的时间相对就长一些。剂量的问题不仅是技术层面的，还与患者就医理念、医者行医环境以及当地的医疗制度相关。

    《伤寒论》的治疗经常使用汗、吐、下，容易导致水、电解质紊乱。脚挛急不排除与电解质紊乱有关。比如低钙可以导致肌肉兴奋性增强，从而引发腓肠肌痉挛。就本案来说，高龄老人的腓肠肌痉挛可能是下肢血管硬化，局部血液循环不佳，代谢产物不能迅速清除，刺激腓肠肌而发病。患者夜间疼痛明显，可能与夜间血流缓慢，加重上述因素有关。不同原因引起的腓肠肌痉挛使用芍药甘草汤都有效，可知，芍药甘草汤治疗脚挛急不是针对病因的，有可能阻断神经肌肉接头的信号传导，起到阻止腓肠肌兴奋的作用。

    芍药甘草附子汤在《伤寒论》中治疗"发汗病不解，反恶寒者"。本案使用的思路则是芍药甘草汤的加味方。因此，从止痛角度来看，只不过是芍药甘草汤的加强版。也就是说，芍药甘草汤加附子≠芍药甘草附子汤。汉方用芍药甘草汤多加附子，中医用本方则喜欢加牛膝、木瓜等。

    从本案我们还知道，老年患者可能同时存在几个方证。因胃肠长期不适而用茯苓饮，同时又见有芍药甘草汤证。估计腓肠肌疼痛缓解之后，还会继续服用茯苓饮的。到了寒冷季节，选择葛根汤预防感冒也是极有可能的。这些方证可以像走马灯一样陆续出现。

004 | "五十肩"与风湿病（矢数道明治验）

54岁男子，颜面黑褐色，肥胖型。4年前患多发性关节风湿病，曾在大学医学院治疗。现在手指、腕、膝、足关节等肿痛，最近右肩至上臂关节疼痛。初与薏苡仁汤[①]，关节风湿病即好转。

"五十肩"逐渐加重，疼痛难忍。与二术汤[②]、十味挫散[③]、五积散、葛根汤加减等无效，并针刺治疗1个半月，亦无疗效。由于肩背拘急严重，为缓解肌拘急之目的，故转用芍药甘草附子汤末（芍药0.6g，甘草0.4g，加附子末0.5g），服2次。1周间甚为高兴，1个月后能够抓电车吊环，肩背肌拘挛变得柔软，2个半月基本已愈。虽然由于时日的经过，有自然治愈之

---

① 薏苡仁汤：出自《名医指掌》，由当归、芍药、薏苡仁、麻黄、肉桂、甘草、苍术组成，治手足流注，疼痛，麻痹不仁，难以屈伸者。

② 二术汤：出自《万病回春》，由白术、茯苓、陈皮、南星、香附、黄芩、威灵仙、羌活、半夏、苍术、甘草、生姜组成，治痰饮双臂痛者，又治手臂痛。

③ 十味挫散：出自《奇效良方》，由当归、黄芪、白芍、附子、川芎、防风、白术、肉桂、茯苓、熟地黄组成，治中风血弱，臂痛连及筋骨，举动艰难。

可能，但服用本方数日间，疼痛速消，肌拘急缓解，应为本方之效果。(《临床应用汉方处方解说》)

一般的思路是小方子无效，然后合方，或选择药物更多的大方子。"与二术汤、十味挫散、五积散、葛根汤加减等无效"，这些处方都是用药比较多的大方子。无效后，转为三味药的芍药甘草附子汤而疗效显著，说明方子取效不在于大小，并非越大越好。小方具有单刀直入的优势，对于病势急剧者值得重视。

案中还对芍药甘草附子汤的疗效进行了分析，提到疾病有自然治愈的一面，这是值得点赞的！承认人体自然良能的修复作用，才能客观评价药物疗效。"但服用本方数日间，疼痛速消，肌拘急缓解，应为本方之效果"，这个认识比较中肯。有几分依据就说几分话，这种治学态度让人信服！

值得一提的是，本案芍药甘草附子汤证并不明显，使用本方的目的也只是缓解肌拘急。芍药甘草汤治疗"脚挛急"，此处转用到肩背拘急，增附子为加强止痛作用。因此，从这个角度来看，芍药甘草附子汤缓急止痛具有普遍性，可以视为缓解肌肉痉挛的专方。基于这种认识，不妨套用条文的模式，重新界定芍药甘草附子汤证。"遍身肌肉拘急疼痛，或有功能障碍者，芍药甘草附子汤主之。"恰当与否，留于高明者断之。

005 | 椎间盘脱出所致腰痛用桂枝茯苓丸料合芍药甘草附子汤（矢数道明治验）

原某，49岁，女。初诊1978年6月。

主诉10年来的腰痛，虽经各种治疗，迄今未奏效，病院告知系椎间盘脱出所致。体格、营养一般，坐位及俯卧位诊察时，腰椎部有明显凸出，上半身呈前屈姿势。生育3胎，2年前闭经。腹诊脐旁、脐下有明显抵抗压痛，为瘀血腹证。初诊时血压170/90mmHg，但未服过降压剂。本人为农民，但因腰痛已10年，未参加农田劳动。

根据腹证，投给了桂枝茯苓丸料与芍药甘草附子汤（白河附子1g）的合方。服药2小时后，腰痛似已有所轻减，1个月后血压降至140/80mmHg，身体感到轻快。3个月后，曾苦恼了10年之久的腰痛，已几乎不再存在，但因服药后心情良好，故患者继续服用了1年半。弯腰时的凸起仍在，而腰痛已消除；血压稳定在130/80 mmHg左右，瘀血腹证也已痊愈。（《汉方临床治验精粹》）

腰椎间盘突出症分为不同类型，有膨隆型、突出型、脱垂游离型以及Schmorl结节（许莫结节），其临床表现有腰痛、下肢放射痛以及马尾神经症状。不同类型的表现有差异，前三种类型都向椎管内侵袭，许莫结节则是向椎体内突出，因此，多表现为腰痛。患者仅有腰痛，无神经根症状，考虑为Schmorl结节的可能性大。

本案有瘀血腹证，选用桂枝茯苓丸有依据，但没有明显的芍药甘草附子汤证，使用芍药甘草附子汤属于经验用方。既然有明显的腹证，用桂枝茯苓丸便是，又何必使用芍药甘草附子汤呢？

之所以使用芍药甘草附子汤，可能当时对桂枝茯苓丸的信心不足。桂枝茯苓丸是针对瘀血状态的，芍药甘草附子汤则更多的是针对疼痛的对症治疗。也就是说，可以把芍药甘草附子汤作为止痛药来使用，不是按照方证对应的思路来用方。

考虑到驱除瘀血是慢性的过程，对于缓解当前疼痛的力度不够，所以有必要同时使用芍药甘草附子汤来止痛。如果不使用芍药甘草附子汤，而是使用其他的止痛药，比如吗啡或非甾体止痛药，难道不可以吗？也是可以的！因此，芍药甘草附子汤所起的作用就类似于非甾体止痛药或吗啡。也就是说，此处的合方不一定是同时出现两个方证，而可以是独见某一方证，使用另一处方则是起到一般的对症治疗作用。

大承气汤治验

006 | 经期延长（大塚敬节治验）

一妇人，月经量少，每次淋漓不断约2周，希望把经期调节为4～5天。对于这种情况，一般使用桃核承气汤、桂枝茯苓丸等治疗。但是这名患者身体肥胖，腹部胀满而充实，有一种扎实不动的感觉，脉沉实，投予大承气汤治疗。服药后经血量多，如流产状，第3天便如约而止。（《汉方诊疗三十年》）

007 | 耳垂瘙痒（大塚敬节治验）

某日，52岁体格健壮的女性因苦于耳垂瘙痒而来诊。曾到耳鼻喉科就诊，怎么治疗也消除不了瘙痒。

脉沉而有力，且迟。腹部膨满有底力，顽固性便秘。停经约半年。

我以脉象和腹证为指征，投予大承气汤治疗。服药第5天，月经来潮，量多到不便外出活动的程度。自月经来潮开始，耳垂瘙痒症状便消失了。

大承气汤之"承气"二字，为顺气的意思，调畅气机运行，是其功用所在，该方并非单纯的泻下剂。因为气机运行好转，逾期不至的月经来潮，同时，耳垂的瘙痒也随之消除了。

此时诸药一日用量为大黄 4.0g、厚朴 5.0g、枳实 3.0g、芒硝 3.0g。(《汉方诊疗三十年》)

这是异病同治的两个治验。前一个病人主诉是"经期延长"，后一个是"耳垂瘙痒伴有闭经"，但这两个主诉都不是选用大承气汤的"主症"所在，也就是说，主诉≠主症! 这两个病人的共同主症是腹部胀满，按之有底力，以及脉象沉实有力。大凡条文中有腹证的方子，使用时必须把腹证放在首位，而不是外在的症状。耳垂瘙痒的症状，如果离开这个腹证，无论如何也想不到大承气汤。从这个角度来说，古方派提倡的"腹诊优先"理念值得高度重视。

这两个患者服用大承气汤后都出现了经血量多，这是医者始料不及的现象，否则，在处方时一定会事先告知患者的。因此，出血量多应该属于瞑眩反应。在攻击性治疗中，通常会出现瞑眩反应，这也是古方派非常看重的药后反应。经血量多，有可能与大承气汤诱发盆腔充血有关。

案中说大承气汤"并非单纯的泻下剂"，这个认识很到位。承，有佐之义，可以理解为辅佐。把"承气"理解为调畅气机，也是恰当的。腹部的胀满充实可以视为气机不畅，不一定表现为肠腔的胀气积滞。从气机的角度来看，大承气汤的使用也就不会局限于肠梗阻之类的范围。

大建中汤治验

008 | 胃下垂兼胃溃疡症（藤平健治验）

22岁未婚女子，约1年前，胃消化不良，食后吞酸，肠鸣，继而下利，仅1年间体重下降19kg，现只有36kg。全身倦怠严重，终日卧床，诸治疗无效，自己认为如此下去，活不到半年将死。

身体消瘦，如皮包骨，颜面苍白，完全不思饮食，虽勉强进粥，即停食不下，口吐酸水，严重不适。肠鸣剧烈，常常自觉蠕动亢进，腹力极弱，足冷甚。大便2日1行，均为下利便。闭经已数月。脉沉弱；舌尖灰色，根部褐色，苔厚而干燥。腹力软弱，腹壁薄，心窝部略有抵抗压痛。

与大建中汤96日，诸症好转，体重增加15kg而愈。（《临床应用汉方处方解说》）

患者的症状繁多，大致分为三个方面：一是整体的体质虚弱，二是消化道的局部症状，三是舌、脉、腹诊的客观表现。其中，"肠鸣剧烈，常常自觉蠕动亢进"应该是使用大建中汤的眼目所在。

"食后吞酸，肠鸣，继而下利"，很容易想到生姜泻心汤证；"心窝部略有抵抗压痛"更像是"心下痞硬"，但患者的体质虚弱，而适合生姜泻心汤的人较之壮实。《皇汉医学》把生姜泻心汤归在少阳病里，大建中汤归在太阴病中。"少阳病""太阴病"不仅仅是病证的分类，更应该暗含体质的强弱。

大建中汤条文说："心胸中大寒痛，呕不能饮食，腹中寒，上冲皮起，出见有头足，上下痛而不可触近，大建中汤主之。""上冲皮起，出见有头足"，是肠型或胃蠕动波，为肠蠕动亢进的表现，只不过属于逆蠕动。但患者在蠕动的程度上没有条文描述的那样严重，既没有"出见有头足"，也不存在"不可触近"，推测可能是患者体质极度衰弱，对疾病的反应不够强烈。该病人没有呕吐，可能与进食比较少有关，但口吐酸水可以视为呕吐的变异。

009 | 遇冷或疲劳后辄出现胃痛呕吐
（大塚敬节治验）

患者为34岁男性，从两三年前开始，当遇寒冷或身体疲惫时，则出现胃痛，严重时甚至出现呕吐。多发于春秋季节。手足容易发凉，血色差，食欲可，大便一般。

腹诊：腹部全体软弱，无胸胁苦满和腹直肌紧张；用手指轻轻地刺激腹壁，稍加凝视，则可以看到肠管的蠕动。腹痛发作时，大便为软便，但有不易排出的倾向。脉迟弱。我投予了大建中汤。

服药后，身体疲惫感减轻，增加了气力。2个月过后，血色转佳，看上去与治疗前大不一样，呈现出一种稳定的健康状态。遇冷也不再发生腹痛，吃普通饮食也无不适了。(《汉方诊疗三十年》)

大建中汤条文所载的胃肠蠕动亢进是患者自发的表现，如果没有该症状，或者刻下该症状尚未出现，医者通常认为不存在这一腹证。本案却给人别样感觉。"用手指轻轻地刺激腹壁，稍加凝视，则可以看到肠管的蠕动"，这是人为诱导肠蠕动的检查。怀疑患者有大建中汤腹证，但就是不呈现出来，怎么办? 主动地诱导它发生! 既能意识到潜在的方证，又能设法让不确定变成确定，这应该是认识的第二层面，只是大多数医生都做不到这一点。想人所不能想，这的确是医生之间的差距之一。

另外，"无胸胁苦满和腹直肌紧张"，隐含了与柴胡桂枝汤证的鉴别诊断。在胃痛中，柴胡桂枝汤也是汉方使用频率颇高的方子。当然，患者的体质状态也不支持柴胡桂枝汤证。

010 | 腹膜炎（荒木性次治验）

一妇女30岁，腹胀大，腹中痛，因便秘而大便坚硬，医师称腹膜炎。因腹胀、大便坚硬，故与大承气汤，大便通畅，一时爽快，但翌日胀大如故。于是，更与2～3次承气汤，但无济于事，此里寒证也，与大建中汤一帖即愈。其人不恶心。

（《临床应用汉方处方解说》）

　　患者起初的"腹胀大，腹中痛，因便秘而大便坚硬"，应该考虑桂枝加芍药汤证，没有腹证及脉诊尚无法判定大承气汤证。使用大承气汤强行泻下，大便好转，但翌日胀大如故，说明不是大承气汤证，应该意识到属于误治。再误之后，才意识到为寒证。但寒证就一定要用大建中汤吗？很明显，案中省略了一些诊断信息。

　　本案腹胀大，应该是肠管处于弛缓状态，从而肠中积气。大建中汤证以肠管蠕动加速为主要表现，从本案"一帖即愈"来看，大建中汤证不限于这种状态，也就是说，蠕动亢进是其常，蠕动弛缓是其变。大塚敬节在《汉方诊疗三十年》书中也说："另外，肠管蠕动运动并不分明时，也有宜于使用大建中汤者。我自身曾患肾结石并苦于剧烈疝气疼痛，使用大建中汤排出小豆大小的结石两颗而愈。那时腹部嘭嘭地紧张着，充满了气体，肠蠕动并不清楚。"综合二者来看，是否可以如此理解：当腹部胀气明显时，没有或无法判断肠蠕动时，使用大建中汤以剧烈腹痛为主要指标。

大建中汤治验

大柴胡汤治验

011 | 颜面疖肿和麦粒肿兼神情忧郁
（大塚敬节治验）

十数年前，遇到一名身体健壮但颜面持续发生疖肿和麦粒肿、心事很重、神情不愉快的男性患者。那时，我以胸胁苦满、便秘、郁郁寡欢、轻微烦躁等症状为指征，使用大柴胡汤治疗，很快便痊愈了。去年夏天，这位患者突然又来到诊所，对我说："自上次治好后，我已经忘记长疖子这件事了。可是从今年4月起，脸上又开始长疖子，用了很多办法，怎么也不见效。我知道吃了您的药会好的，可是不知道您家受灾后搬到什么地方去了，好不容易才打听到的。"经诊察，这次病情与上次完全相同，于是又投予了大柴胡汤，约治疗3周痊愈。（《汉方诊疗三十年》）

本案用大柴胡汤，但没有心下急或按之心下满痛的典型方证，只是根据"胸胁苦满、便秘、郁郁寡欢、轻微烦躁"来用方，其中，"郁郁寡欢、轻微烦躁"即是条文"郁郁微烦"，这是从腹证、便秘及精神状态三个方面确立方证的。至于面部的疖肿和麦粒肿则完全抛开，思路没有被主诉牵着走，自然也避开了见症治症的误区。可知，辨方证的思路可以让经方医生避开诊疗中的许多坑。

患者再次就诊的经历传达了两个信息：一是"用了很多办法，怎么也不见效"，推测大部分是针对疖子为目标，可能使用了十味败毒汤、清上防风汤之类的清热解毒药；二是10多年了，大柴胡汤证重新出现，提示患者在内环境方面具有大柴胡汤证的倾向性。这种倾向性可能是容易发生疖肿的一个重要因素。换一个角度来看，当时疖肿与麦粒肿治愈后，胸胁苦满是否也消失了？如果没有消失，也为后来继续发病留下隐患。如果继续服药到胸胁苦满消失，10多年后是否又会复发呢？这些话题值得探讨。

012 | 慢性肝炎（矢数道明治验）

48岁妇女，5年前发病。由于有胸不适，右肩酸痛，右颈部肿，右手麻木，微热持续不退，在大学附属医院诊察，诊为急性结核性淋巴结炎，进行了链霉素和对氨基水杨酸钠治疗。

但又引起剧烈的胃障碍，出现严重黄疸，甚为惊恐，又住入其他医院诊为急性肝炎，2个月后出院。

此后5年来，右肩酸痛，右手麻木，浮肿一向不治，过劳淋巴结立即肿大。又胸中苦于胀满，裤带一勒紧即感恶心。

体格、营养状态一般，面色尚可，脉弱，血压正常。心下紧张如板状，有剧烈压痛，右季肋下痛尤为明显。肩酸痛严重时有短气。

以上所见正与"心下急，郁郁微烦，胸胁苦满，心下痞硬，呕吐，腹满痛"之大柴胡汤条文几乎一致。由于右肩酸痛与右手麻木、右季肋紧张压痛相互关联，故胸胁苦满有时轻快，有时不轻快。尽管脉较弱，仍与大柴胡汤加葛根 5g。

服用本方 10 日，5 年来之肩酸痛、右手麻木、胸闷不舒，几乎痊愈。1 个月后，乘汽车、电车晕车亦消失，心下痞硬和苦满等症状好转。服用 3 个月，宿疾一扫而光，停药。(《临床应用汉方处方解说》)

"剧烈的胃障碍，出现严重黄疸"要考虑对氨基水杨酸钠的不良反应。诊为急性肝炎不恰当，应该是药物性肝损更为合适。停药及治疗后恢复正常，此后 5 年来的一切不适与肝损无关。"心下紧张如板状，有剧烈压痛，右季肋下痛尤为明显"，这些腹证也不是肝脏疾病的表现。

患者的大柴胡汤证非常典型，因此抛开肢体症状独取腹证。加葛根可能是兼顾"右肩酸痛，右手麻木"的肢体症状。如果不加葛根，是否也一样有效？既然认准是大柴胡汤证，就没有必要加葛根。且大柴胡汤加味药多为芒硝、厚朴，加葛根则为少见。

脉弱，依然用大柴胡汤，体现了重腹证、轻脉象的理念。大柴胡汤证体现在慢性病中，脉象的反应有可能不像急性病那样强烈，也就是说，当脉象与腹证不一致时，需要舍脉从腹证。《重要汉方处方解说口诀集》(邱年永翻译)说"大柴胡汤证之脉为沉实或沉迟而有力是正证，但不必拘泥此种脉象"。并举例痈疽、下利、温病等出现大柴胡汤证时脉象等变化。也就是说，大柴胡汤证等腹证相对稳定，但脉象可以因疾病的不同而有个体差异。

患者的大柴胡汤腹证是否为结核性淋巴结炎所致？不得而知。肢体症状均在右侧，右季肋下痛是否与此相关？也许在汉方医生眼中，肢体的症状与腹证都属于同一种病理变化，是一棵树上的叶与花。使用大柴胡汤之后这些表现都得以解除，则大柴胡汤相当于将树连根拔起，花叶俱萎。从本案来看，肢体的症状先消失，腹证则消除缓慢，类似于花与叶的差别。花与叶对营养的需求不同，凋落自然有迟有早。腹证与肢体症状在形成上也并非一致，其成因应该更加复杂。

013 | 体格结实面色也好的支气管哮喘
（大塚敬节治验）

患者为 64 岁女性，从数年前开始苦于支气管哮喘发作。

呈结实的体格，血色也好，脉沉实，从心下至季肋下有抵抗和压痛，即胸胁苦满。肩部有重度强凝感，口渴。哮喘发作多在夜间，上坡道时也会出现呼吸困难，痰不易咳出。大便一天 1 次。

投予大柴胡汤治疗，大黄一日量为 1.0g。

服药后，大便变得通畅，身体感觉轻快，肩部强凝感消失，哮喘发作次数也减少了。治疗 16 周后，哮喘基本上不发作了，便停止服药。约 1 年后又有轻度发作，仍用大柴胡汤治疗而好转。以后每年发作 1～2 次，均用大柴胡汤治疗而得到控

制。(《汉方诊疗三十年》)

《皇汉医学》云:"喘鸣,非必为麻黄之主治也可知矣。"大塚敬节是汤本求真的学生,大柴胡汤治支气管喘息的经验恐来自其师。胡希恕先生也颇擅长于此,与他熟读该书不无关系。如果离开腹证思维,很难理解大柴胡汤的这种用法。大柴胡汤治喘息多与半夏厚朴汤合方,或加厚朴,本案单用大柴胡汤,想必喘息之状不甚。

患者的大柴胡汤腹证是否与哮喘有关?除了肋间肌参与呼吸之外,上腹部的肌肉也参与其中。哮喘反复发作,是否导致上腹部肌肉出现代偿性增强,从而表现为胸胁苦满?如果这个假说成立,那么,大柴胡汤腹证就是哮喘的"果",凭此腹证而用方在治疗的逻辑上讲不通。事实上,其腹证的成因更为复杂。

治疗 16 周后哮喘不再发作,便停止服药,看来停药的依据是病情不再复发。至于腹证到底有没有减轻不得而知。从更严格的标准来看,停药应该以腹证消失为准则。"以后每年发作 1 ~ 2 次,均用大柴胡汤治疗而得到控制",在这些发作中,使用大柴胡汤是否依然以腹证为凭呢?如果是,则说明该患者的腹证一直存在。如果于 16 周后腹证消失,那么,此后的复发使用大柴胡汤便失去了抓手。如果没有腹证,大柴胡汤依然有效,那么凭腹证用方的理念就有了瑕疵。这个问题似乎成了悖论,应该深入讨论。

014 | 帕金森样证候用大柴胡汤加味方
（矢数道明治验）

浅某，61岁，男。是由遥远的四国地区到东京求诊的，初诊1980年10月。体格、营养、面色均一般，血压140/100mmHg，脉基本上亦属一般。主诉3年前起步行时若要改变方向，变得不能自由转向；写字时，书写很不流畅；跪坐时两脚感到针刺样发麻。近2年来步行困难，手指震颤，记忆力急剧衰退，读书时不能明确理解内容。同时口干，发声困难，声音嘶哑，行动迟钝，身体逐渐前屈。

医院诊断为帕金森病，并称患者已过早出现老化现象。经过各种治疗，迄今未见好转。

因患者有胸胁苦满，故投给了大柴胡汤加芍药、厚朴各5g。服药1个月后症状有所减轻，2个月后步行已不困难，能挥动双手快步行进，亦可自由转换步行方向。近来几乎每天均步行4km，其好转速度及程度使友人们十分惊奇。年末时亲手写了350张贺年卡，丝毫未发生手颤抖。其后继续服药至1981年10月，恰好1年，患者来信表示感谢并报告病情。目前身体的前屈状态已得到纠正，下肢及腰部有稳定的力量，步行自由，甚至可跑马拉松。

笔者曾治疗10余例帕金森病，其中好转者约占30%，本例则为最突出的1例。（《汉方临床治验精粹》）

本案有胸胁苦满而使用大柴胡汤，但没有说加芍药、厚朴的理由。大柴胡汤本身有芍药，加芍药应该是加大剂量，事实上，应该是大柴胡汤重用芍药再加厚朴。大塚敬节在《汉方诊疗三十年》中谈到"我将小承气汤的厚朴用量加至三倍，合用量加至三倍的芍药甘草汤，治疗帕金森病取得过显著疗效"，绪方玄芳也有用小承气汤合芍药甘草汤治疗帕金森病的治验，该合方也含有芍药、厚朴。三位汉方医家的经验提示：芍药、厚朴是治疗帕金森病的不可轻视之药，推测可能有缓解肌肉痉挛的作用。

就长期疗效而言，患者运动性症状的改善不仅仅得益于药物，坚持步行锻炼也是重要的措施，不能把功劳都归于大柴胡汤。

015 | 胆石症（矢数道明治验）

44岁妇女，消瘦、贫血。从3年前心下剧痛屡次发作，体重在1个半月里减轻7.5kg。放射检查发现5～6块石头，故诊为胆石症。脉沉细，心下右季胁部，抵抗和压痛较强。本患者未见更多的实证，但有明显之胸胁苦满，故与大柴胡汤（无大黄）。此方服用后未再发作，其后两眼球结膜反复出现片状翼肉，已施行过6次手术，从开始服用大柴胡汤后片状翼肉一次也未出现。（《临床应用汉方处方解说》）

汉方中大柴胡汤有两个版本，此处使用无大黄的大柴胡汤，可能是照顾到虚弱的体质。患者有大柴胡汤腹证，但体质虚弱，因此采取折中策略而使用无大黄的版本。"没有大黄能叫大柴胡汤吗？"对于持此观点者而言，本案的确具有一定的冲击力。不过，从兼顾"消瘦、贫血"角度来看，使用柴胡桂枝汤或小柴胡汤加枳实、芍药可能更合适一些。

案中还谈到翼状胬肉的发作同时被抑制，这意外之效纯粹是治疗的副产品。胆石症、翼状胬肉与大柴胡汤腹证三者之间到底有什么关系？难道大柴胡汤证的体质是二者发病的共同"土壤"吗？对于翼状胬肉而言，汉方最为常用的处方是越婢加术汤及大柴胡汤，中医也有使用桃核承气汤的经验。

016 ｜ 肥胖妇人慢性鼻窦炎（大塚敬节治验）

患者为 58 岁的肥胖妇人，数年前曾进行过鼻息肉手术治疗。

其后好像发生了化脓性鼻窦炎，大约从 1 年前开始，感觉头沉重，鼻塞，并经常出现口渴、便秘等症状。

脉沉而有力，右侧季胁下胸胁苦满明显。血压为160/92mmHg。

我根据以上所见，投予大柴胡汤（大黄 0.7g）加川芎 2.0g治疗。

服药后，每天大便变得通畅，第 3 天鼻涕像流水一样流出很多，然后头部一下子变得轻松起来，鼻塞也减轻了。2 周后来诊时，血压变为 146/86mmHg，鼻部症状消失，以前的病痛似乎已经忘记了。(《汉方诊疗三十年》)

脉沉而有力，右侧季肋下胸胁苦满是使用大柴胡汤的依据。大柴胡汤的腹证与鼻窦炎是否有必然联系？未必！大柴胡汤之所以有效，可能与其抗炎作用有关。再者，枳实、芍药也是排脓散的成分，应当有排脓作用。"第3天鼻涕像流水一样流出很多"是蓄脓得以充分引流的结果，是否也证明大柴胡汤有排脓作用？

大柴胡汤加川芎是加强头面部的治疗，如果再加桔梗、辛夷应该更合适。患者鼻部症状消失后，胸胁苦满的腹证是否也消失？如果不消失，那么，鼻窦炎与该腹证的关联性不大。案中对服药后腹证情况未作说明，这是美中不足之处。

大黄牡丹皮汤治验

017 | 赤痢里急后重和排尿困难（矢数道明治验）

41岁男子，早上吃咖喱饭，中午过食。之后，当日傍晚发生恶寒、头痛、呕吐、四肢厥冷，体温上升至39℃，用蓖麻油下后，夜半发生大腹痛且有血便，翌日排便十数次，多达80次。

给予本方（笔者按：本方指大黄牡丹皮汤）合芍药汤（芍药4g、黄连、黄芩、当归各3g、桂枝、木香、枳壳、槟榔、甘草各2g），第3日大便已减少至8次，因体温亦下降，甚为轻快。

然而，夜半排便时里急后重甚，腹痛如绞，全身痉挛，切齿振颤，面色苍白，两眼上吊，冷汗淋漓，痛苦难忍。其后排出少量血便。现有小便涩痛，又有尿意逼迫，15分钟后尿方排出，非常痛苦。故与大黄牡丹皮汤，大黄、芒硝各2g，但无效。余认为这是内热未除，与芍药、黄连、黄芩等止了下利而引起之故。

其后根据大塚氏之意用大黄、芒硝各6g，大便通，小便利，逼迫感豁然轻快，渐渐而愈。（《临床应用汉方处方解说》）

　　本案为急性细菌性痢疾，使用大黄牡丹皮汤与芍药汤合方之后病情一度好转，此后出现里急后重及腹痛加重，医者认为是使用芍药、黄连、黄芩等止了下利所致，其实，这是病情发展使然。先是出现恶寒、发热等全身症状，然后出现结肠黏膜受损，之后的腹痛、腹泻、脓血便即是此表现。里急后重加重是疾病进一步发展的结果，换句话说，即使不使用上述药物，里急后重等症状也会出现的。

　　大黄牡丹皮汤用大黄、芒硝各2g无效，改为6g之后有效，很明显，这是剂量不足的原因。汉方用量较小，这可能是治疗急症的短处。患者出现小便涩痛又有尿意逼迫，应该是炎症波及膀胱所致。大黄为消炎性泻下药，芒硝有利尿作用，因此，也能减轻膀胱炎症。

　　本案为什么要用大黄牡丹皮汤？一方面没有腹证与脉象的支持，另一方面痢疾也不是本方治疗的主要方向。《临床应用汉方处方解说》所引《勿误方函口诀》似乎给出了答案，书中提到后藤艮山云痢病可与肠痈同治，也就是说，把肠痈之方借用到痢疾，这应该是矢数道明先生选用大黄牡丹皮汤的原因。

　　一开始使用的合方药味繁杂，意在面面俱到，但针对性不强。后来意识到这一点，又改为大黄牡丹汤，但因剂量较小而无效。不过，治疗的方向上总算走对了。另外，如果一开始使用葛根黄芩黄连汤，是否会更好一些呢？

018 | 痔核脱肛（矢数道明自身体验）

49岁男子（以下为作者亲自体验记录），1955年2月15日发病。患者1930年患原因不明之热病，热退后引起痔核发作，排便后脱肛，痛苦难忍。在1周里煎甘草温湿布外敷效佳而愈。1945年在南方生活，由于不适应湿热地带原始森林环境，痔疾又再发。余认为那次再发与研究室冷、诊疗繁忙、连续集会、饮酒与摄食厚味太过有关。

现体重60kg，已忘记了数十年前之病苦。2月中旬排便时出血，便后引起脱肛，服用乙字汤①、清肺汤等，病情逐渐恶化。

虽有便意，但入厕后便不下，似有栓子堵着，有胀裂样痛感，严重时则出冷汗，脱肛，有如插进异物，还纳之后再脱出，其痛苦绝非言语能形容。

脉洪大有力，按之脐旁拘挛，左右腹部有抵抗压痛。

此时，一开始就想到第5例，处此窘迫之境，只有大黄牡丹皮汤能泻下腹炎症和充血。于是煎大黄、芒硝、瓜子各6g，牡丹皮、桃仁各4g，一次服用。此时正值夜11时。次晨7时有腹痛，一入厕所就像拔开肛门的栓子一样而畅下，顿时感觉爽快，当日排便2次，痔核、脱肛之痛苦皆愈。

用大黄、芒硝各2g继服1周大黄牡丹皮汤，其后痔疾虽

---

① 乙字汤：日本汉方医所创，由当归、柴胡、黄芩、甘草、升麻、大黄组成，主治大便硬或有便秘的痔疮、痔漏等。

大黄牡丹皮汤治验

未根治，但在日常生活中已无障碍矣。(《临床应用汉方处方解说》)

痔的本质是直肠下段的静脉曲张，案中的症状与局部血液循环障碍有关。大黄牡丹皮汤减轻充血水肿，从而缓解窘迫之态，其中，大黄、芒硝用量很关键。大黄有收敛功效，能够减轻黏膜的炎症；芒硝水溶液为高渗状态，有减轻黏膜水肿的作用。症状缓解后，大黄、芒硝又减为2g进行巩固治疗。

"一开始就想到第5例"，是《临床应用汉方处方解说》中大黄牡丹皮汤下"治验"的第5例，也就是上述的"赤痢里急后重和排尿困难"一案。可知，矢数道明先生对此案记忆之深刻，从而大力借鉴了上一例的经验。痔核脱肛与里急后重都是直肠疾病，不论在疾病的部位上，还是疾病的急迫性，二者都有着极大的相似性，因此，上一例经验是可以借用的。再者，对于大黄、芒硝的用量更是借鉴了上一例经验。"前事不忘，后事之师"，借鉴作用无疑是治验中很有价值的部分。每个医生或多或少都有一些刻骨铭心的治验，一旦遇到类似的病例，这些经验便会自发地再现。这也是直觉思维的表现之一。

019 | 因肛周炎而致尿闭（大塚敬节治验）

57岁男性，素来健康状况较差，极易疲劳，所以从年轻时就很少工作，但也没有病倒过，只是常犯痔疮而苦恼。

这次患病是从数天前开始，肛门部位发生剧烈疼痛，甚至夜间无法入睡。四五天来无大便，从昨天早上起无小便，因此，腹胀欲裂样疼痛，痛苦得呻吟不断。

诊察：脉沉迟有力，膀胱充盈，肛门连及周边臀部肿胀，稍加触摸即疼痛难忍。正是肛周炎症状。

为了解除痛苦，先用导尿管导尿，然后予内服大黄牡丹皮汤。

服药后，一天排稀便三四次，第3天从肛门内数次排出多量有臭气的脓，因而患者的痛苦减去大半，恢复了自行排尿。其后继服该方一月余，能够自己来诊了。但还没有完全治愈便停止服药了。此后一年中有一二次，感觉痔疮要犯时，便来取大黄牡丹皮汤。

该患者平时眼睑周围发黑，让人觉得有瘀血的样子。

这个病例告诉我们，虽然尿闭多表现为肾气丸的适应证，但也有像这样须用大黄牡丹皮汤泻下之证。(《汉方诊疗三十年》)

患者服药后第3天脓肿破溃，是否就是服用大黄牡丹皮汤的结果呢？不一定。只能说大黄牡丹皮汤有促进脓肿破溃的可能。事实上，不用大黄牡丹皮汤其脓肿最终也会破溃的。因此，本案的脓肿破溃与服药在时间点上可能是一种巧合。大黄牡丹皮汤的使用时机是在脓肿形成之前，组织处于充血水肿坚硬状态，"肛门连及周边臀部肿胀，稍加触摸即疼痛难忍"，可知使用本方时脓肿尚未形成。医者的本意是用大黄牡丹皮汤来消散炎症的，后来的脓肿破溃是医者意料之外的变化。

"该患者平时眼睑周围发黑，让人觉得有瘀血的样子。"医者对患者非常了解，应该属于周围比较熟悉的人。患者可能有黑眼圈。黑眼圈为眼部周围皮肤色素沉着，与多种因素有关，未必都是瘀血所致，因此，黑眼圈不是判定瘀血的必要条件。与本次肛周炎发作也没有必然联系。之所以关注黑眼圈，可能是潜意识里想给大黄牡丹汤找个使用佐证。

大黄附子汤治验

020 │ 右上腹部发作性疼痛（大塚敬节治验）

一妇人，来院就诊，主诉右上腹部发作性疼痛。数月开始每日疼痛，背部似有流水感。认为胃痉挛，或谓胆石症。不发作如常人，食欲正常，无胸胁苦满，全腹柔软稍稍凹陷，无腹直肌拘挛，大便秘结且硬，3日1次。脉沉小，无苔。服大黄附子汤2周，发作完全停止。（《临床应用汉方处方解说》）

"右上腹部发作性疼痛"不大可能是胃痉挛，胃痉挛应该以左上腹部疼痛为主，胆石症倒是有可能，"背部似有流水感"可能是胆石症的伴发症状。大黄附子汤所主为"胁下偏痛"，本案的右上腹部疼痛类似于胁下偏痛，可能是使用大黄附子汤的依据，"大便秘结且硬"则是有力的佐证。大黄附子汤证的脉象为"紧弦"，应该是腹痛发作时的脉象，本案为沉小，是腹痛缓解期所见之象，辨方证意义不大。

案中也流露出相关方证的鉴别诊断。"无胸胁苦满"，可以排除柴胡汤类方证；"无腹直肌拘挛"，排除芍药类方证，如桂枝加芍药汤证、小建中汤证之类；虽有便秘，但"全腹柔软，稍稍凹陷"，可以排除承气汤等方证。

021 │ 肋间神经痛（藤平健治验）

71 岁男子，主诉右侧胸痛剧烈来院就诊。面色不华，贫血貌，足活动受限，行走不便。脉洪大，舌润无苔。腹力中等度，略微柔软，腹直肌挛急。便 4～5 日 1 次。给与大黄附子汤（大黄 2.5g，附子 1.5g），经过良好，服药 25 日痊愈。（《临床应用汉方处方解说》）

从部位上讲，肋间神经痛远离"胁下"，选用大黄附子汤匪夷所思。使用该方的依据又是什么呢？不妨从以下三个方面来理解。

其一，患者疼痛程度的剧烈支持本方证。附子、细辛均有较强的止痛作用，更适合神经痛。汉方有用大黄附子汤与炙甘草汤合方治疗坐骨神经痛的经验。

其二，大黄附子汤腹证可以表现为脐旁、脐下拘急，但腹力中等度偏软。患者的腹部表现符合大黄附子汤腹证。这一点最重要！

其三，面色不华、贫血貌以及舌润无苔提示患者为阴证，与附子、细辛的治疗方向相吻合。大便 4～5 日 1 次也是使用大黄的一个有力支持，但并非本方证必见症状。

022 | 胆石症绞痛发作（大塚敬节治验）

患者是我的友人 S 氏，职业为药剂师。平素身体结实，发育和血色均良好。

这位友人于 1925 年秋天因胆石症疼痛而注射吗啡等药物治疗，但仍控制不住剧烈的疼痛，服 1 剂大柴胡汤后而痛止。我建议他即使疼痛止住后也要继续服用大柴胡汤 1 年左右为好。其服药月余，因无疼痛发作，也无其他痛苦，便作罢了。1 年后，剧烈的胆石症疼痛又发作，没敢怠慢，便很快服用大柴胡汤，但药物被吐出，疼痛越来越严重。

于是便邀我诊察。疼痛从右季肋下射向右肩，右胁下胆囊部位坚硬而有压痛。体温为 38.0℃，大便秘结。症状与上次发作无大变化。

"可以使用大柴胡汤，这正是《师论》（著者及年代不详——译者注）中的呕吐不止、心下急、郁郁微烦之证。再服药试试吧。"我说完便回去了。

于是又服大柴胡汤，但还是吐出了药物，疼痛也止不住。便又邀我往诊。

我默默地诊了一会儿脉。强烈的疼痛不时发作，这时脉也变得弦紧。疼痛有所缓解时脉大，疼痛加剧时脉变得弦紧。

《金匮要略》大黄附子汤条云："胁下偏痛，发热，其脉弦紧，此寒也，以温药下之，宜大黄附子汤。"我考虑患者的病情与该条所述十分对应，于是投予大黄 1.0g、附子 0.5g、细辛

大黄附子汤治验

0.5g 为一次量，水煎顿服。服药后约 5 分钟，腹痛缓解，腹部膨胀的感觉消失，也能够自己翻身了。继服该药，大便亦下，疼痛也完全消除了。

相当于大柴胡汤的"寒下"，大黄附子汤属于"温下"的方药，也就是说，二者均具泻下的功效，但前者有寒凉的性质，后者有温热的作用。即使是同一个患者患了同一种疾病，也有时宜用寒下剂，有时宜用温下剂，任何时候都必须充分辨证来决定所使用的方药。(《汉方诊疗三十年》)

医者对疼痛与脉象的关系做了细致的体验，这种入细观察的精神让人敬佩！可以想象，当年记录大黄附子汤条文的先民，也一定是这样观察病人的，大塚敬节的实践无疑是他们诊疗活动的再现。由此我们不难理解，古人记载的典型表现，都是疾病发作时的亲眼所见。而今天，许多来到诊室的病人却处于缓解期，有些典型的方证不容易看到，这可能是家庭出诊与诊室看病的不同吧。

"即使是同一个患者患了同一种疾病，也有时宜用寒下剂，有时宜用温下剂，任何时候都必须充分辨证来决定所使用的方药。"是的，患者胆石症初为大柴胡汤证，后为大黄附子汤证，但不能从寒下剂与温下剂的角度来认识。抛开脉象不谈，就两次发作的腹痛来说，表现是否都一致呢？既往服用大柴胡汤有效，应该属于大柴胡汤证。本次以疼痛为主症，呕吐不是主要的，与大柴胡汤条文所云的"呕吐不止"不一致。"右胁下胆囊部位坚硬而有压痛"应该理解为"胁下偏痛"，而不是条文所言的"心下急"，部位仅限胁下，未及心下。因此，患者的表现与大柴胡汤条文有偏差，或者说，断为大柴胡汤证属于误诊。

另外，本案的疗效值得怀疑！大黄附子汤服后约5分钟疼痛缓解，不大可能是药物的作用。因为药物刚喝下去还在胃中，还不一定吸收，很难说就是药物起效，而且，用量又是如此之小。最有可能的解释是，此刻结石已经排出胆管，胆道痉挛自行缓解，二者在时间节点上出现重叠，属于偶合现象。

事实上，那些"覆杯即愈"的"疗效"，有时是疾病自愈的结果。一概归功于药物则有失客观。这种夹杂了疾病自愈因素的"有效"经验，通常是经不起重复的，不妨称之为"伪疗效"。有时，我们效仿别人的经验，却得不到别人的疗效，原因与此有关。需要说明，这里只是表达了对疗效的质疑，并没有否定医者使用大黄附子汤的诊疗思路。

大黄附子汤治验

小青龙汤治验

023 | 支气管喘息（矢数道明治验）

78岁老年妇女。主诉8年前即苦于咳嗽吐痰，严重呼吸困难，肩及背酸胀，口渴，食欲不振，咽喉刺痛，足冷甚，且上冲。

以前，曾在日本桥浅田宗叔翁处治疗。痰呈白色，有时混有似黑芝麻之物。一刻也离不开痰壶，一日可吐满满1痰壶。

营养一般，颜面污垢，舌无苔，干燥而色赤。左肺可闻及哮鸣音。腹诊：心下痞硬，右脐旁有明显压痛。脉无力，足冷。

余对这位患者与小青龙汤，还是与苏子降气汤，曾犹豫不决，最后决定与二方之合方。于是，服药后痰大减，几乎不用痰盂，情绪极好。

此后，用合方不久，有时与苏子降气汤（紫苏子汤加杏仁、桑白皮），服后心情不良，呼吸不畅，病情反而恶化，故服一次即中止。又投小青龙汤、苏子降气汤合方，病情转佳，常服而愈。此为二方合证之病例。（《临床应用汉方处方解说》）

选择小青龙汤还是苏子降气汤? 医者面临着选择的纠结。从咳喘痰多、肺部哮鸣音来看,选择小青龙汤应该比较合适。但痰多、足冷、呼吸困难,又是苏子降气汤证。在踌躇不定之时,最终选择了合方。在合方不久,曾单独使用苏子降气汤加味治疗,暗示医者内心倾向于苏子降气汤证的诊断。服后病情反而恶化,苏子降气汤证就值得怀疑了! 令人不解的是,为什么还要再次合方呢? 为什么不单独使用小青龙汤看看? 这也是通常的诊疗思路啊! 不选择单用小青龙汤,重新回到合方思路,极有可能是医者对单用小青龙汤信心不足。之所以对苏子降气汤还恋恋不舍,恐怕是放不下足冷、喘息这两个症状。

　　抛开合方,到底哪个处方更适合该患者呢? 从用药来看,小青龙汤更合适。哮鸣音提示支气管痉挛,麻黄含有麻黄碱,有扩张支气管作用。因此,麻黄应该是不可轻视的药物。干姜、细辛、五味子对于痰多的咳嗽是理想的选择,而且,痰液清稀容易咳出。虽然"脉无力、足冷"与小青龙汤证不符,但这与高龄老人体质虚弱有关,不该成为用方禁忌。

　　《太平惠民和剂局方》对苏子降气汤治疗病证的记载有"肢体浮肿"一项,结合足冷、喘息来看,有可能是心功能不全。也就是说,慢性肺病出现心功能不全时,或者慢性心功能不全出现喘息时使用苏子降气汤比较合适。同样是喘息,小青龙汤适合支气管哮喘,而苏子降气汤适合心源性喘息,如果这个推测成立的话,那么,本案的合方的确是不合适的。之所以合方有效,是小青龙汤的效果掩盖了苏子降气汤的不良反应,也就是说,苏子降气汤沾了小青龙汤的光。

对于合方而言，需要深入探讨合方是同时具备两个方证，还是合方之后需要有一个新的共同的方证？方证之间有冲突之处又该如何处理？如果这些问题得不到有效的解决，合方的做法可能陷入经验主义。另外，还需要进行更深层面的思考。刻下的所有症状是通过分次治疗，还是一次性解决？哪些是必须干预的，哪些是可以缓一缓的？很显然，本案的思路还是走面面俱到的路子，希望将所有的症状一网打尽。求全思维绑架了医者的诊疗，迫使医者采取合方治疗。

024 | 小儿哮喘及过敏性鼻炎用小青龙汤提取物粉末剂（矢数道明治验）

长某，6岁，女。初诊1932年9月30日。体格、营养、面色均一般。自幼易感冒，所引起的支气管炎很难痊愈。去年春又出现伴有喘鸣的呼吸困难发作，被诊断为小儿哮喘。其后，感冒频发，哮喘反复发作，十分苦恼。同时又患有过敏性鼻炎，喷嚏、鼻涕、鼻塞均很严重，呼吸更加困难，眼睑发痒，躯体内侧经常发生湿疹。腹部有轻度心下痞倾向，食欲、大便无异常。

投药时，曾在小青龙汤抑或神秘汤①之间做了何者为宜的

①神秘汤：出自《外台秘要》，由麻黄、杏仁、厚朴、陈皮、甘草、柴胡、苏叶组成，用于呼吸困难，痰少，气郁之神经症兼支气管喘息者。

考虑，因患者兼有过敏性鼻炎的溢饮症，故决定投给小青龙汤提取物粉末剂 1.5g，1 日 2 次。服药后，哮喘发作减少，鼻炎也有所好转。3 个月后，感冒时已不再有哮喘发作，去医院的次数明显减少。服药 2 年半后，体质明显改善，几乎不再感冒，更未再出现哮喘发作，故已停止服药。(《汉方临床治验精粹》)

在汉方的经验里，神秘汤在小儿哮喘中使用的机会比较多，因此，有与小青龙汤做鉴别的必要。本案的鉴别很简单，因为伴有过敏性鼻炎，属于《金匮要略》溢饮的范畴，而小青龙汤又能治疗溢饮，所以选择了它，也就是说，把哮喘、过敏性鼻炎全部纳入小青龙汤的治疗范围。相比之下，神秘汤的治疗仅限于哮喘。这是从方剂治疗范围进行鉴别诊断的思路。

假设病人没有过敏性鼻炎，又该如何进行方证的鉴别呢? 小青龙汤与神秘汤都用麻黄，但小青龙汤适合呼吸道分泌物较多的情况，神秘汤则是适应于痰少的场合。哮喘的发作有过敏因素，也有精神因素，比如紧张不安、情绪激动、怨怒等。神秘汤使用厚朴、苏叶、陈皮等理气药，适合于伴有气郁的患者。因此，从这个角度来看，对于精神因素诱发的哮喘，选用神秘汤可能更合适。本案以过敏性因素为主，选用神秘汤不如小青龙汤。鉴别诊断困难时，不妨可以先用小青龙汤，不效者再换用神秘汤。

小青龙汤治验

小建中汤治验

025 | 肠套叠术后引起的肠扭转（大塚敬节治验）

我在《东洋医学》杂志上报告了剖腹产术后 2 年持续腹痛的病例。该患者用多种治疗方法无效，渐渐消瘦，以致呈骨瘦如柴状态。用小建中汤治疗后，腹痛逐渐减轻，1 个月后已生红锈的止血钳子从肛门取出，长年的痛苦一朝治愈，这把钳子是剖宫产时遗漏在腹中的，确实是一件不可思议的事情。下面报告的病例，是该患者介绍来就诊的。

患者为 3 岁 8 个月的男孩，1 岁 2 个月时因肠套叠行开腹术。这次从 3 个月前开始出现发作性腹痛，伴有呕吐，医师诊为周期性呕吐症。可是，每天腹痛轻重强弱不同，呈持续性，腹痛剧烈时，伴有呕吐，有时达十几次。有时数日只进流质，有时还有腹泻，但没有便秘。这种状态一直持续着，患者渐渐衰弱。所以，在某大学医院就诊时，医生建议再次剖腹探查。

患儿消瘦，面色不佳，非常神经质。腹诊时，总的来说饱满，但是腹胀满的部位不定，上下左右移动；任何部位既无压痛，也无特别的抵抗感；透过腹壁可以看到肠的蠕动不安，不时可听到肠鸣音。食欲尚可，因担心腹痛，只吃粥、豆腐、菠菜等易消化食物。无舌苔，脉沉小。

以上症状考虑是肠管狭窄通过障碍引起的。因此，治疗时应注意以下几点：

如果肠管部有狭窄，其原因是什么？若是恶性肿瘤引起的，应当尽量早期手术，不能单纯依靠汉方。可是该患儿的情况，大概可以考虑为开腹手术后粘连引起的狭窄。

那么，用中药治疗粘连引起的狭窄，好转的程度及可能性有多大呢？根据我自身的经验，自觉症状完全消失，和正常人一样可以活动的病例确实不少，但是也有服药途中，转为手术的病例，也有患者长期忍受痛苦，尽管我做了不懈努力，但最后还是死亡的病例。所以该患者的情况，也只有先用药观察，根据结果再考虑下一步治疗方案。

到目前为止，有这些症状的患者常用真武汤、旋覆花代赭石汤、大建中汤、理中汤、小建中汤等治疗，但是该患儿用什么方剂治疗好呢？

根据《伤寒论》，该患儿的症状应属于太阴病。《伤寒论》云："太阴病之为病，腹满而吐，食不下，自利益甚，时腹自痛。若下之，必胸下结硬。"又云："自利不渴者，属太阴，以其脏有寒故也。当温之，宜服四逆辈。"

另外，根据《金匮要略》的分类，这类患者的症状属于寒证。云："病人腹满，按之不痛者为虚，痛者为实。"又云："腹满时减，复如故，此为寒，当与温药。"又云："夫瘦人绕脐痛，必有风冷，谷气不行，而反下之，其气必冲，不冲者，心下则痞也。"

又云："心胸中大寒痛，呕不能饮食，腹中寒，上冲皮起，出现有头足，上下痛而不可触近，大建中汤主之。"

从以上逐条论述而认识到，该患者腹中有寒，必须使用温药温之。

首先考虑使用的是大建中汤。从腹痛、肠蠕动失调、呕吐症状考虑的话，也符合大建中汤证。可是，到目前为止，我的经验是：对肠管狭窄引起的蠕动失调使用大建中汤是无效的。像该患儿的腹部膨满应该使用含有芍药的处方，但大建中汤含有蜀椒，没有芍药。

与之相反，小建中汤中含有大量芍药。我在《汉方》杂志上报告过关于小建中汤的腹证，明确指出小建中汤证一般认为是腹直肌痉挛，但又不一定限于此，也有腹部软弱无力，肠蠕动失调者，也就是说，小建中汤和大建中汤是腹证上非常相似时使用的方剂。所以我首先采用小建中汤治疗。决定用小建中汤治疗时，有以下问题：该患者使用桂枝加芍药汤是否也可以？桂枝加芍药汤和小建中汤的不同之处是胶饴的有无，所以和桂枝加芍药汤证相似，患儿进一步衰弱且急迫症状较重者，使用小建中汤为好。还有桂枝加芍药汤证多呈现浮脉，而该患者脉沉，从这一点上看，我认为小建中汤为好。但是，在这里还有一个问题，那就是《伤寒论》中有"呕家不可用建中汤，以甜故也"一条，这里的建中汤指的是小建中汤，所以从字面上解释，有恶心的患者不能使用小建中汤，而该患者有呕吐，所以不能用小建中汤。可是以我一己之见，这一条不是《伤寒论》的原文，而是后人追加的。如果按照此条文的说法，因为小建中汤甘甜，有恶心的患者不能用的话，《伤寒论》岂不成了不足为凭的一本书了。"随证而治"是《伤寒论》的方针，只有甘甜这一项就决定了禁忌证，不是违背了《伤寒论》的本意了吗？在《千金方》中对呕吐不止者，也使用像甘草汤这样的甘甜之物。若不使用甘甜之剂便不能止的呕吐证也存在。所以我决定给这名患儿用小建中汤治疗。

小建中汤似乎非常对证，腹痛逐日减轻，2个月后，自觉症状基本消失，体重增加，恢复了健康的精神状态，肠蠕动失调也看不见了。因病情缓解，服药也就常常中断，有一天突然打电话说昨天吃过得多，从傍晚开始呕吐，整个晚上不断呕吐。我担心是否发生了肠套叠，根据电话的回答，确认腹不痛，不断地想喝水，喝的水全部吐出，尿量少，所以考虑多半为水逆证，没有诊察，予五苓散治疗。用后立即奏效，，1付药后呕吐止。其后转用小建中汤治疗，持续了1个月左右。最近完全恢复了健康，但是饮食过度时，时有腹痛。就这样是治愈了吗？还会恶化吗？暂且观察。

因为患儿是小儿，所以小建中汤的每日用量为桂枝 1.5g、甘草 1.0 g、大枣 1.5 g、芍药 2.0 g、生姜 1.0 g、胶饴 2 茶匙。

就这样，患儿从 4 月开始上幼儿园，服药时有怠慢。10 月下旬所在幼儿园去郊游，患儿也高兴地参加了，但是，不知是因为加餐过度，还是汽车摇晃的原因，到了晚上，又开始腹痛。虽说这次比平常腹胀满较轻，但是连服药也吐。半夜到就近的诊所诊察，诊断也不明确。第二天仍然腹痛，呕吐不止。又过了一整天，到了第 3 天，别的医师建议开腹探查，进行了手术。手术持续 2 个小时，术后诊断是 2 年前手术时的肠吻合处发生肠扭转，其中部分已经坏死。由于错过了手术时机，患儿于第 2 天走完了短短的一生。

就像开始时记述的那样，该患儿时时有肠管狭窄样症状发作，是因为某些原因致使肠扭转的部分加重所致，服用小建中汤可以使其得到一时的缓解，但是这个发生扭转的吻合口部位并没有得到根本的矫正。我想这种情况不对应于汉方医学原则考虑的"证"，所以未能完全彻底地治愈，是不是这样呢？如果合于"证"的话，即使是医师术中遗忘在腹中的止血钳也可以移到肛门处。在这个病例中，对于该患者给予小建中汤治疗，是否正确呢？是有必要进行反思的。从现代医学的知识来看，手术吻合处肠管的扭转用内服药是不可能治愈的。所以该患者是否应该更早地进行手术治疗呢？如果在小建中汤治疗使症状得到缓解时进行开腹手术，调整肠扭转部分，是否可以避免这样不幸的结果呢？是否因为小建中汤治疗后身体轻快而削弱了做手术的决心了呢？

平静地、用公正的态度考虑的话，该患儿的疾病好像不是汉方医学治疗的适应证。该病例让我看到了汉方医学治疗的局限性。(《汉方诊疗三十年》)

大塚敬节先生把选方的心路历程和盘托出，展示了严谨缜密的思维能力。先是根据肠的蠕动不安考虑大建中汤证，接着又根据自己的经验否定该方证。又根据腹部膨满想到使用含有芍药的处方，再到桂枝加芍药汤与小建中汤的鉴别诊断，最后根据脉象选择小建中汤。又想到条文里呕家不可以用建中汤，根据分析给予有力的否定，扫清了所有使用小建中汤的理论障碍。整个思维过程环环相扣，步步生根，颇有"扎硬寨，打呆仗"的守拙风格！

对"呕家不可用建中汤，以甜故也"的思考体现了他的质疑精神。事实上，这句话在《古本康平伤寒论》中较其他条文低两格，应该属于追文，而且，"甜"这个字也不是古字，古人谓甜为"甘"，可知，此言非古语，后人添加的可能性最大。大胆怀疑条文的真实性，不被条文所限而死于句下，不做教条主义，从临床实际出发使用方药，的确是一种难能可贵的品质！

让人敬畏的是，大塚敬节先生以开放的心态对病例进行了深刻的反思。一方面没有局限于治疗的结果，而是客观地分析了小建中汤在治疗过程中所起的作用，提出了更为合适的治疗方案，也就是"小建中汤治疗使症状得到缓解时进行开腹手术，调整肠扭转部分"。另一方面是跳出汉方医学的范畴，从现代医学角度看问题，认识到"手术吻合处肠管的扭转用内服药是不可能治愈的"，从而意识到汉方医学的局限性。应该说他看到了一般汉方医生看不到的层面。从更大的视角来看，他超越了汉方医学的技术层面，从患者的实际情况与疾病的治疗常规这两个方面反思自己的治疗。这种认知无疑是由"术"入"道"了。

"证"则是案中火光一闪的话题。大塚敬节对此引而未发，并没有深入探讨下去，但依然可以看到他的观点，即合于证就应该治好。很显然，他赋予证更为严格的内涵和更高的标准，是以能够被治愈作为标杆的。事实上，许多疾病是治不好的，治疗的目的只不过是缓解症状或减轻痛苦，治疗这些疾病的处方都有它们的方证，但这些处方都不能将疾病除根。从他的观点来看，与这些处方治疗相对应的证，可能不属于真正意义上的证，因为它们没有完全治愈疾病。

很显然，大塚敬节先生对"证"的认识过于理想化了。按照他的观点来看，合于证的治疗就应该完全治愈，而且不应该复发。果真如此，医生的成就感会大大打折的。不过，换一个角度来看，他对证的高标准、严要求，反映了一个完美主义者的上工追求，我们将其理解为"匠人精神"也未尝不可。

026 | 遗尿症（大塚敬节治验）

患者为4岁女孩，身材细长，面色土黄。小便次数很多，1小时要去2次厕所。每次的尿量也很多。不管吃多少，也不长胖。想解小便时，若不立即去厕所，会当场失禁。易疲劳，精神差，喜食刺激性食物。大便一天1次，软便。口渴，常饮水和茶。夜间睡眠尚可，有时遗尿。冬天手足发凉。

投予小建中汤治疗，1周后，小便间隔能到2小时，未再发生尿失禁。继续服药2月余，遗尿症消失，面色好转，身体也胖了起来。（《汉方诊疗三十年》）

患者的尿频可能与逼尿肌不稳定有关，推测小建中汤中的芍药或许对逼尿肌有一定的干预作用。尿量多与经常饮水也有一定关系，因此，需要限制液体摄入，要求患者在睡前2～3小时不要饮水，同时，晚餐不要进食含水量较多的食物。这些生活的细节同样影响治疗效果。患者"口渴，常饮水和茶"也是尿量多的原因之一。

本案使用小建中汤的思路是什么？《金匮要略·血痹虚劳病脉证并治》："虚劳里急，悸，衄，腹中痛，梦失精，四肢酸疼，手足烦热，咽干口燥，小建中汤主之。"患者既没有腹证，也没有腹痛等症状，仅有口渴，似乎小建中汤证不充足。如果将条文发挥来看，似乎可以找到更多的线索。该患儿的体质虚弱，可以视为"虚劳"，尿频、失禁可以视为"里急"，"梦失精"引申为梦失尿（遗尿）。患儿手足发冷而非手足烦热，有可能与冬季气温降低，末梢循环不佳有关，虽然与条文不符合，但不是主要证素，因此忽视这一点。

从"面色土黄"到"面色好转"，从"不管吃多少，也不长胖"到"身体也胖了起来"，可知小建中汤改善的不仅仅是遗尿症，更改善了体质。如果从宏观层面来看，遗尿症也应该属于体质虚弱的表现。因此，小建中汤治疗遗尿症，说到底还是强壮体质。

香苏散治验

027 | 荨麻疹（矢数道明治验）

27岁妇女，1个月前全身出荨麻疹，用各种注射剂不愈。身体一般，无特殊可记载。4个月前生产，月经尚未来潮。腹诊：全腹软，而脐旁略有抵抗。推断为由于血热之故，与桂枝茯苓丸少加大黄，毫无好转。手足及腹部等处红肿明显，痒甚如痛。于是，考虑发散方，改用葛根汤后，有呕逆感，病情再度恶化。当时脉并不十分沉，试服香苏散 [1] 加山栀后，精神非常良好，服药1周几乎未出皮疹，再1周治愈。另外，由鱼引起这种荨麻疹时，香苏散效果亦佳。其后，凡荨麻疹不用其他处方，以香苏散加樱皮、山栀子获得良效之病例很多。（《临床应用汉方处方解说》）

本案三易其方乃见效。用桂枝茯苓丸是以腹证为依据。抛开皮肤表现凭腹证用方，也是腹证优先的思路。无效后，又重新以

---

① 香苏散：出自《和剂局方》，由香附、苏叶、陈皮、甘草、生姜组成，主要用于感冒不宜过多发汗者、神经衰弱、瘾症、鱼中毒。

皮疹为目标用葛根汤发散，这是舍腹证，退而求其次从外证治疗。再次无效，采用香苏散。香苏散是治疗鱼中毒性荨麻疹之经验方，"试服"，可见医者心里也没底，希望这一经验方能够取效，这是抛开临床表现从病名选经验方的思路，或者说，是对香苏散治疗鱼中毒荨麻疹经验的借用。临证思路的轨迹可以归纳为腹证优先→从皮疹等症状辨方证→在经验方里选方或者借用某一经验。

"其后，凡荨麻疹不用其他处方"，这是对香苏散经验的扩大应用。医者可能意识到香苏散在荨麻疹治疗的高效性，将其作为高效方来优先使用。既然取效的概率极大，为什么要先选择那些命中率低的处方呢？因此，从临床思维角度来看，医者的做法是值得肯定的。对于那些把握不大的情况，需要排除一线方与二三线方药，一线方就是高效方。

028 | 感冒（山田光胤治验）

60岁妇女，患胃下垂。经常腹胀、腹痛，形瘦。用大剂量人参汤加减良好。由于春初去温泉疗养，除用人参汤加减之外，为了预防给香苏散3日量，并嘱若有感冒用此药。

其后报告，在山中感受风寒时，每服备用之感冒药，身体立感温暖，精神振作。类似这样患胃病者，感冒时用香苏散效佳。（《临床应用汉方处方解说》）

单纯感冒通常想到桂枝汤、桂枝麻黄各半汤、麻黄汤、葛根汤等处方。然而，对于胃病宿疾的病人来说，感冒时这些方子未必合适，一方面病人体质较弱，发汗可能带来不适，尤其是轻度感冒，更不适合发散过大的药物；另一方面麻黄等药物对胃肠有刺激，可能会加重胃部不适。香苏散发散解表不及麻桂剂之烈，为此类感冒理想的选择。每服香苏散后"身体立感温暖，精神振作"，提示本方有促进血液循环、兴奋神经等作用。

小半夏加茯苓汤治验

029 | 慢性胃肠炎（矢数道明治验）

25岁男子，数年来每日下利3～4行。食欲不振，常常恶心，全身疲倦感明显，体瘦衰弱，经各种治疗均无效。

胃内停饮严重，选用茯苓饮、六君子汤、真武汤、断痢汤①、人参汤、参苓白术散、桂枝人参汤等均无效，治疗棘手。以恶心及胃内停水为目标，投与小半夏加茯苓汤，胃内停水消除，食欲渐增，体力恢复。4年后结婚，婚后身体正常。（《临床应用汉方处方解说》）

本案以胃内停饮为目标选用7张处方，这些处方大都含有人参、茯苓、白术，以促进胃功能、驱除水饮为目的，有的兼顾下利，"均无效"，很显然，主症没有抓准！再次把恶心作为第一目标，结合胃内停水，并抛开下利，选用小半夏加茯苓汤而取效。

结合本案来讨论一下腹证优先的问题。胃内停饮在腹证方面

---

① 断痢汤：出自《外台秘要》，由半夏、茯苓、大枣、人参、生姜、黄连、甘草、附子组成，用于慢性胃肠炎、慢性痢疾属寒者。

表现为上腹部振水音。以胃内停饮为目标，实际上还是走腹证优先的路子。腹证优先本无可厚非，但如果把腹证作为唯一用方依据，忽视腹证之外的症状，必然导致方证辨识有误，恰如本案忽视"常常恶心"一样。腹证优先不代表腹证就是主症，如果以当下的腹证治疗无效，需要质疑该目标的合理性，必要时也应该果断放弃，而不是死抱着腹证不放，恰如本案连续用 7 张方治疗胃内停饮一样。事实上，腹证也好，外证也罢，包括舌脉，这些都是患病的人展现给医生的表象，有的是真的，有的是假的，一旦发现那些没有诊断价值的现象，就要毫不迟疑地弃之。这也是本案给我们的启示。

030 ｜ 幽门痉挛（矢数道明治验）

20 岁男职工。1 年半以前诊断为胃和十二指肠溃疡，据称胃切除三分之二。此后无特殊不适。大约 1 个月前开始，吃什么都吐，吐时非常痛苦。食后 20 分钟左右即吐，肉汁等流质 30 分钟左右吐出。

患者从埼玉县乘电车来医院就诊，全身严重疲倦，因不能站立，途中 4 次下车，坐在招待所长椅上休息，勉强地好不容易走到这里。现症发生于 1 个月之前，饮过量威士忌酒之故。经放射诊断，为幽门痉挛，经各种治疗，呕吐不止，致使体格瘦弱。

气色尚好，但消瘦，脉弱，腹软，手术瘢痕内陷。振水音不甚明显。口干，眩晕。余与小半夏加茯苓汤，第3日呕吐停止。1周后复诊时，精神振作，途中没下车，一直来到医院。前次回家途中很痛苦，在途中边休息边走，到家已夜晚，据说家里人对此很担心。继续服药20日，呕吐治愈，上班工作。（《临床应用汉方处方解说》）

本案为幽门痉挛导致的呕吐不止，使用小半夏加茯苓汤取得满意效果。小半夏加茯苓汤用于胃内有停水的呕吐，患者"振水音不甚明显"，应该与胃大部切除有关，胃容积减小，即使有停水也很少。本方所主的呕吐似乎以吐水为主，患者却是"吃什么都吐"，这不属于水饮范畴了。不过，我们不能把方证看得过于固定，那样无疑犯教条主义。小半夏加茯苓汤证应该出现明显恶心，即使呕吐也应该是伴随恶心，单纯的呕吐，如果恶心不明显，很可能是其他方证。本案没有恶心，并不妨碍使用本方。

案中有一些问题值得讨论。其一，患者为幽门痉挛，"食后20分钟左右即吐，肉汁等流质30分钟左右吐出"。如果不是胃切除，食物胃中停留的时间可能会更长，是不是会出现"朝食暮吐、暮食朝吐"的胃反症呢？因为胃切除，食物停留只能持续20分钟。如果从这个角度来看，大半夏汤似乎也有使用的机会。其二，"眩晕"看上去似乎是小半夏加茯苓汤证，但最有可能是摄入不足导致的低血压表现。当某一个症状可能由不同原因导致的，需要慎重地纳入方证的范围。其三，幽门痉挛属于功能性疾病，能够自行缓解。如果真是小半夏加茯苓汤起作用，估计不至于第3日呕吐才停止，即使是小半夏加茯苓汤起效，其发挥的也只是镇静、止呕作用，不一定干预幽门痉挛。这些问题只是提出来讨论，并非否定医者的治疗效果。

031 | 习惯性呕吐及食欲不振用小半夏加茯苓汤提取物粉末剂（矢数道明治验）

大某，16 岁，女。初诊 1980 年 2 月 22 日。体格、营养、面色均一般。主诉 3 年前起经常出现原因不明的恶心，严重时引起呕吐；终日处于类似晕车样的情绪中，胃中很不舒服。此外常伴有眩晕、耳鸣、全身倦怠，尤其在午前严重。平时易感冒，病院查明患上颌窦炎；有月经痛，常发生脑贫血，血压 120/70mmHg。平日基本上不用午饭。

因患者闻到煎药气味就会诱发恶心，故投给了小半夏加茯苓汤提取物粉末剂。服药后效果明显，3 年未愈的习惯性恶心、呕吐，很快好转，大便顺畅，胃口变好，精神良好，情绪日益开朗，恢复了学业。由于服药使胃肠情况好转，故连续服药 4 个月，终获痊愈。本患者未发现有胃内停水，也很少感到口渴。

《金匮》痰饮病处载有："呕家本渴，渴者欲解，今反不渴者，乃心下有支饮故也，小半夏加茯苓汤主之。"又云："卒呕吐，心下痞，膈间有水而眩悸者，小半夏加茯苓汤主之。"

《古方药囊》中指出："突感恶心而吐，胃处痞、似堵塞、眩晕、动悸者，用小半夏加茯苓汤可也。"（《汉方临床治验

精粹》）

  患者"经常出现原因不明的恶心，严重时引起呕吐"，可知以恶心为常态，呕吐只是偶发，主症当为恶心而非呕吐。《金匮要略》所云的"呕"，应该是今天所说的恶心。长期患有某种疾病的人称之为"某家"，患者恶心持续 3 年之久，可以理解为"呕家"。虽然未发现胃内停水，但"胃中很不舒服"，也是一个指征，也就是说，恶心、头晕／眩晕、心悸及胃部症状构成小半夏加茯苓汤证，其中，恶心是核心症状。

  "因患者闻到煎药气味就会诱发恶心，故投给了小半夏加茯苓汤提取物粉末剂。"剂型的选择受多种因素影响，因为患者对药味敏感而选用粉末剂，回避了煎药时药味的挥发，这个细节值得借鉴！目前的颗粒剂就是非常好的剂型。当然，如果使用胶囊剂型，效果可能会更好。

五苓散治验

032 | 偏头痛（矢数道明治验）

51 岁肥胖妇女，感冒后左侧偏头痛甚剧，甚或发狂。食欲欠佳，时有噫气、不眠症，白苔明显，有口渴。主诉疼痛自左侧颜面至耳周围，痛如剧烈之电击，午后至傍晚夜间尤剧，通宵哭泣。腹诊因有胸胁苦满，投与柴胡桂枝汤 1 周，偏头痛毫无好转。此时胃内无停水，口渴也很少，尿不利也不显著，可是投与五苓散，即日见效，5 日完全治愈。（《临床应用汉方处方解说》）

患者偏头痛，"痛如剧烈之电击"，应该是神经痛，推测存在神经水肿，或神经周围有水肿，从而对神经造成压迫，五苓散取效的机理应该是利尿消肿。虽然疗效明显，但五苓散方证并不典型，因此，本案五苓散的使用属于经验性治疗。腹诊有胸胁苦满，使用柴胡桂枝汤无效，此胸胁苦满有可能是假性的胸胁苦满，可能是剧烈头痛导致的紧张状态。当然，也有可能同时伴有柴胡汤证，属于两个方证共存的状态，但不是目前主要矛盾。

本案让人好奇的是，方证不明显时，矢数道明先生何以选中五苓散？想必是借鉴了五苓散治疗三叉神经痛等治疗经验。另外，五苓散还被用于带状疱疹。可知，对于神经疼痛因于炎症水肿者，可高度关注五苓散这一非常规用法。

033 | 踝外侧积水用五苓汤（矢数道明治验）

山某，64岁，女。初诊1983年8月10日。体格、营养一般。主诉2个月前右足踝外侧下方肿胀约蛤蜊大小，呈圆形。肿处软而有波动，似为积水，经外科穿刺后，抽出透明液体。肿处不红不痛。抽后不久，再度积水肿胀，先后3次均如此，乃改来本院求治。

触诊时，确有波动，似为积水无疑，属局限性水分偏在，故投给五苓汤1个月量。但患者走后未再来复诊。2个月后寄来感谢信，并称服药后不到1个月，肿块日益缩小，迅速消失，迄今未再发。

本症例并无明显的小便不利或口渴表现，但服用五苓汤似仍很对证，故能取得显著效果。（《汉方临床治验精粹》）

患者没有明显的五苓散证，因此也应该属于五苓散的非常规应用。在没有方证指导的情况下使用处方，自然是归于经验层面的使用。五苓散有利水之功，案中没有说明患者尿量是否增多，而局部水肿或积水使用五苓散取效，不能仅仅归于五苓散的利尿作用，有可能是通过抗炎或改善局部的血液循环来实现的。

本案将五苓散用于肢体局限性积液，确实具有一定的开创性，尤其是在五苓散证不明显的情况下使用，体现了矢数道明先生大胆实践的精神，也提示五苓散治疗局限性水肿不必拘泥于口渴、呕吐、小便不利等方证，因为局限性病证还不足以引起典型的方证表现。那么，在这种情况下又该以什么作为用方指征？值得古方研究者深入探讨。在方证不典型时的用方经验，更显得无比珍贵，也更有研究价值。

034 | 胸廓成形术后的剧烈呕吐（大塚敬节治验）

32岁高个子男性，为治疗右肺结核而在某医院行胸廓成形手术，术后随即口渴严重，无法忍耐而饮少量水，但水入后随即吐出，吐后又是严重口渴。医院禁止一切饮食，只是给予营养剂的静脉注射和经肠道补充，但口渴很厉害，无法忍受。给予少量米汤后还是被吐出，即使不进任何饮食也仍有干呕。

于是与我商量，问有无止住这种口渴和呕吐的方法。

我说，这个药很便宜，服用一次口渴与呕吐就会止住。便给予了五苓散粉末2.0g，嘱其用米汤送下，并又追加一句，只要药能过喉咙便不会再吐出来。

结果就像我说的那样，一剂五苓散解除了数日的痛苦。

该病人输注了1kg的葡萄糖，结果也没胜过1剂五苓散。

（《汉方诊疗三十年》）

本案对五苓散证口渴、呕吐的特征做出了详细的描述，口渴严重→少量饮水→随即吐出→严重口渴，如此周而复始。案中没有提到小便不利，但"只是给予营养剂的静脉注射和经肠道补充"，可知患者不应该存在脱水的状态，也就是说，患者可能不存在小便不利。经典的五苓散证包括呕吐、口渴、小便不利，那是在不能静脉补液的背景下出现的，现代医学治疗技术的参与，传统的方证可能会有所变异。

"便给予了五苓散粉末 2.0g，嘱其用米汤送下。"虽然没有像条文所述那样多饮暖水，汗出则愈，但使用粉末剂并用米汤送下，也是非常接近经典用法了。古人之所以不用汤剂，可能考虑到喝水过多容易呕吐，同时，散剂的气味也没有汤剂那样浓烈，对于呕吐病人来说刺激性较小。从药物成分来说，散剂没有经过煎煮的热力破坏，挥发油也没有过多丢失，因此，其成分保留比较全面，也不需要使用太大剂量。

"并又追加一句，只要药能过喉咙便不会再吐出来。"大塚敬节先生敢于说出这样斩钉截铁的话，背后一定有着丰富的经验。推测他使用五苓散止呕的样本很大，否则不会有这种底气的。同时，该患者的表现也非常典型，因此，他才把握十足。

《伤寒论》中用五苓散治发热之水逆，本案则用于无热的术后呕吐，治疗方向发生了巨大的转移。若持"古方今病不相能"的观点，断然不会想到如此用法的。由此可见，大塚敬节的临床思维是开放的、空灵的，不受条文限制的。只是能够达到这种虚怀灵变境界的医生实在太少！

加味归脾汤治验

035 | 痔出血所致贫血及高血压用加味归脾汤
（矢数道明治验）

内某，54岁，女。初诊1977年11月。

体格、营养一般，但面色苍白，带有贫血倾向。脉弦紧数而有力。初诊时血压210/110mmHg。过去曾是低血压，3年前起突然变成高血压，平时超过200mmHg以上的时间占多数，服内科的降压药很难奏效。

主诉头痛、呕吐、耳鸣、全身灼热感、出汗、上冲等。腹诊脐上动悸亢进，脐两旁有抵抗压痛。本例胸胁苦满虽不明显，但仍投给了柴胡加龙骨牡蛎汤合八物降下汤[①]。服后，血压稍有下降（185/90mmHg），但头痛却未缓解。其后，改用清上蠲痛汤，头痛方有较明显减轻，故连续服用此方1年以上。

自1979年6月起，面色日见苍白，自觉极度疲倦，体力不支，工作热情完全丧失，说话也感力不从心，但血压仍在

---

① 八物降下汤：大塚敬节经验方，由当归、芍药、川芎、地黄、黄柏、黄芪、钩藤、杜仲组成，用于虚证之高血压，伴有肾机能障碍者。

190～200mmHg上下。脉诊时感到搏动强而有力。在深入问诊中发现患者自7年前起患痔疮，每天几乎都有少量出血，但患者在主诉中从未提及，这就找到了贫血的原因，并立即改用加味归脾汤试治。服用仅1周，出血即基本停止，全身倦怠感明显好转。连服3个月后，精神明显好转，血压稳定在180/90mmHg，痔出血除偶有少量外，基本消失。

归脾汤原适用于心脾虚、胃肠弱、脉及腹均软弱之患者，但像本例高血压病患者，虽其脉象不甚相符，仅根据其高度贫血而投给归脾汤后，仍能获得明显效果。(《汉方临床治验精粹》)

患者的表现是高血压与贫血并存，过去曾是低血压，突然变成高血压，平时超过200mmHg以上的时间占多数，服内科的降压药很难奏效。据此，这种顽固性高血压极有可能是继发性高血压，需要进一步排除其他疾病。贫血为痔疮慢性出血所致，"自觉极度疲倦"应该属于中重度贫血。虽然高血压与贫血并存，但二者之间没有内在关系，因此，不能将这两个病的表现归为一个方证。

当找到了贫血的原因之后，立即改用加味归脾汤试治。难道之前就没有发现加味归脾汤证的蛛丝马迹？"全身灼热感、出汗"，不应该怀疑逍遥热吗？如果患者没有贫血，有"上冲"的情况下应该伴有面色潮红的，只是严重贫血掩盖了这个症状。看来医者使用加味归脾汤的目的还是针对痔疮出血的。

本案的脉象不符合加味归脾汤证的脉象，可能是被高血压所

加味归脾汤治验

干扰。在血压升高时，人体的血容量升高或血管紧张度增强，这两个因素可以使脉搏强而有力。贫血及高血压并存时，脉象的表现取决于占主导地位的那个状态，也就是说，影响该患者脉象的主要因素是高血压而非贫血，假如没有高血压，单纯的贫血其脉象可能会符合加味归脾汤证的。不过，贫血也不一定血容量就少，脉象未必就弱。另外，从理论上讲，当出现脉症不符时，其中一个可能是假象，需要做出相反的判断。因此，在整体虚弱的情况下，本案脉象的强而有力还是作虚证理解更合适。

036 | 囊肿肾及子宫出血（矢数道明治验）

39岁妇女。5年前因囊肿肾已行手术。尿蛋白持续阳性，有红细胞。两肾显著肿大。本症约始于1个月前，月经出血延长，血块多且不止，明显贫血。医院妇科诊为子宫肌瘤出血，需即刻入院行子宫全切术，否则有生命危险。体格矮小，面色贫血如白纸，动悸，呼吸困难，心下痞闷，眩晕，食欲不振，虽绝对安静中，但出血亦不止。脉沉细微，腹软弱，两肾肿大如小儿头。对此患者曾考虑选用芎归胶艾汤、黄土汤、十全大补汤、归脾汤，但发病前数月，患者身心过劳已极，重度贫血，以心脾两虚为目标，故与归脾汤。服用本方后第3日出血停止，食欲增加；服15日后，能够到百货公司买东西，贫血恢复，肾脏肿大亦缩小。（《临床应用汉方处方解说》）

本案预先拟诊了几个方证，最后以心脾两虚为目标考虑为归脾汤证。芎归胶艾汤、黄土汤能够止血，但对贫血的治疗不及归脾汤；十全大补汤补虚之力有余，但止血不足，而且，含有地黄的处方还有可能引起胃肠的不适，"心下痞闷""食欲不振"应该回避地黄。出血、贫血并见，同时身心极度疲劳者，归脾汤是最佳选项。事先拟诊几个方证，然后逐一排除，不断缩小包围圈，选出最合适的方证，这也是临证选方的常用思路。

"以心脾两虚为目标"，心脾两虚属于病机术语，涉及脏腑辨证。心虚应该包括心悸、失眠、健忘、精神不安等神经症状，脾虚包括饮食减少、贫血、出血及乏力等表现。因此，可以直观地概括为：加味归脾汤证＝贫血＋出血＋神经症状。

木防己汤治验

037 │ 心源性喘息和腹水（矢数道明治验）

　　63 岁男子，体重 70kg，胖人，腹部膨胀突出。乍见，面色紫而瘀血，鼓槌指，下肢中等度浮肿，且有腹水。主诉呼吸困难，步行时尤为严重。不能横卧，有腹水，四肢浮肿，腹围为 150cm。肝脏大，触之如半个覆盆状而坚硬，有压痛苦闷感。心律不齐，尿蛋白中等。血压 115/85mmHg。心、肝、肾均已恶化，已入院 4 个月。

　　此患者症状，完全如条文所述："其人喘满，心下痞坚，面色黧黑，脉沉紧。"

　　投与分消汤无效，再与木防己汤加茯苓。服用 10 日，呼吸困难、胸内苦闷消失。初诊时，扶家人肩来院；再次来院，行路平稳，途中已不休息。尿量增加，腹水、浮肿均已消失，心下已软，能横卧，亦能做轻工作。（《临床应用汉方处方解说》）

　　"此患者症状，完全如条文所述"，此言不妥！条文没有提到水肿，本案则有明显的浮肿；条文有脉沉紧，本案未提到脉象。不过，大部分症状与条文相合，如"面色紫而郁血"，即是条文的

"面色黧黑"；"呼吸困难"，即是"其人喘满"；"肝脏大，触之如半个覆盆状而坚硬"，即是"心下痞坚"，属于充血性肝肿大。综合来看，患者属于充血性心力衰竭（以右心衰为主）。因此，充血性心衰可视为木防己汤条文的最佳注解。

为什么先投与分消汤？可能是以腹水、四肢水肿及心下痞硬为目标，将其视为肝硬化的分消汤证。分消汤无效，说明腹水及四肢水肿不是辨方证的主要目标。在心下痞硬方面也判断有误，"如半个覆盆状"，其面积应该超出心下范围。另外，如果辨为分消汤证，则面色郁血及鼓槌指不能涵盖在内。本案也告诉我们，木防己汤证可以伴有腹水及四肢水肿。

从疾病谱的角度来看，似乎可以作如下的表述：分消汤所主为肝硬化之腹水，木防己汤所主为右心衰之腹水。

柴胡桂枝汤治验

038 | 患感冒辄畏寒不止（大塚敬节治验）

某患者，每次患感冒都特意从福井县来东京找我诊治。或许有人认为像感冒这样的病没必要如此费事，但是该患者每次感冒，必须服用我的处方才能治愈。

与该患者的交往可上溯到 1942 年，当时患者 30 岁左右，住在镰仓。有一次患感冒，持续出现低热、畏寒、头痛等症状不见好转而来我处就诊。当时给予桂枝汤治疗，病情立刻好转，后来每次感冒，给予桂枝汤或桂枝麻黄各半汤，便会很快治愈。

后因战争激烈化，该患者疏散到了福井县。每次感冒仍然是畏寒、低热、头痛等症状总不见好转，所以特意从福井县来东京就诊。

但是，患者近两三年身体渐胖。感冒后仍与桂枝汤或桂枝麻黄各半汤治疗后不见好转，而用柴胡桂枝汤可以治愈。症状未变，仍是畏寒、头痛、低热，但腹证发生了变化。腹诊时，诉右侧季肋部有抵抗感，有胸胁苦满症状，这是使用柴胡的指征，便使用了小柴胡汤和桂枝汤合在一起的柴胡桂枝汤。这表

明患者由可以使用桂枝汤的虚证体质变成了适用柴胡桂枝汤的实证。(《汉方诊疗三十年》)

通常认为桂枝汤证当有汗出，由此案可知，汗出并非桂枝汤证必见症状！畏寒、低热、头痛当为轻度感冒或感冒初期，这是体表血液循环欠佳的表现。使用桂枝汤以改善血液循环，温暖身体，从而改善这些不适。如果必见汗出才使用桂枝汤，则桂枝汤的使用范围必将大大受限。本案没有描述患者的脉象，对于桂枝汤证来说，脉浮弱的诊断意义也不容忽视。

本案使用柴胡桂枝汤的思路是桂枝汤证结合柴胡的腹证，是外证与腹证相结合的路子。事实上，柴胡桂枝汤的腹证不仅仅有胸胁苦满，还应该有腹直肌紧张。严格地讲，同时具备两个方证而进行合方只能称之为桂枝汤与小柴胡汤的合方，而不能称之为柴胡桂枝汤。就好像把石膏块与黄豆放在一起也不能叫作豆腐一样。不管从用药剂量还是方剂主治方向来说，柴胡桂枝汤都不是二者的简单相加，而是有它独自的内涵。

"但腹证发生了变化"，从这句话可以知道此前每次诊察患者，大塚敬节先生都是给予腹诊的，不然，又凭什么知道腹证发生了变化呢？作为表证的桂枝汤证，通常没有相应的腹证。按照汉方医家的经验，胸胁苦满大部分表现为右侧季肋部抵抗感，双侧同时出现的只占少数。正是根据右侧的季肋下抵抗感，敏锐地意识到存在小柴胡汤证。如果换作别人，也许拘泥于表证而忽视了腹诊。因此，即使表证也不要忘了腹诊，这也是本案给我们的启示。

柴胡桂枝汤治验

甘草浸膏末治验

039｜胃溃疡（矢数道明治验）

43岁妇女，约自20日前食欲不振，心下部胀满痛苦，绞痛，嗳气，烧心，恶心，同时有肩酸、腰痛，全身倦怠已极，不能食米饭，能吃辛辣味面条。

于医院经X线检查，诊为胃溃疡，并疑有癌变，劝其尽早手术，并已安排病室床位。

潜血反应强阳性，排黑便。

脉弱，腹软弱凹陷，满腹有压痛，小野氏臀部压痛点强阳性。曾考虑小建中汤、六君子汤、平胃散加减等，后来决定用甘草浸膏末，每次0.5g，1日3次。延期10天入院。在此期间服上药，胃部症状好转。服用2个月，经癌中心详细检查，已无手术之必要，可健康地工作。此种胃溃疡获得卓越效果之病例甚多。

附记：胃溃疡服用单味甘草煎剂、粉剂或浸膏末，可出现一时性浮肿。此者如前所述，乃甘草中有甘草黄甙及醋酸脱氧皮质酮作用，引起与肾上腺皮质激素类似之副作用。然而，使用甘草出现之浮肿容易消退，如甘草减量，或服用五苓散，大

部数日即愈。(《临床应用汉方处方解说》)

　　"此种胃溃疡获得卓越效果之病例甚多"，让我想到治疗消化性溃疡的生胃酮。生胃酮就是甘草次酸制剂，能够增加胃黏膜的黏液分泌，使胃黏膜上皮细胞存活时间延长、再生加快，防止氢离子的逆弥散，从而加强胃黏膜屏障。那么，本案使用甘草浸膏末是否也是通过这个机理起效的呢？值得讨论。

　　医者"曾考虑小建中汤、六君子汤、平胃散加减等，后来决定用甘草浸膏末"。放弃了这些处方而选用一味甘草汤，其间的心路历程又是如何呢？《临床应用汉方处方解说》甘草汤条下记载："自古以来，荷兰、德国、英国等，就以单味甘草煎剂或其流浸膏作为胃溃疡之治疗药。"这可能是矢数道明先生选择甘草的最直接动机。

　　附记部分说单味甘草煎剂可出现一时性浮肿，属于肾上腺皮质激素类似之副作用。从这一角度来看，《伤寒论》用甘草的目的在很大程度上是纠正脱水的。对于热性病来说，本身体液消耗就多，加上发汗、催吐及泻下等攻击性治疗，很容易造成脱水。甘草的"一时性浮肿"就是水钠潴留表现，也就是说甘草具有保水作用，这也是《伤寒论》汗、吐、下之后频繁使用甘草的原因。

甘草浸膏末治验

甘草附子汤治验

040│感冒（藤平健治验）

听日本医师医学讲座回家，突然连续喷嚏十余次，伴有流清涕。每诊一患者，擤一次鼻涕。

背显著恶寒，虽多加毛衣仍发冷，恶寒不除。不久出现感冒声，脉浮弱，足冷。

以前，如此流大量清鼻涕时，按小青龙汤"吐涎沫"之意，服用该方，立即治愈，但此次服用同样的药无效。与前不同之处，今次有背恶寒，故改用小青龙汤加附子1g，全无反应。

翌日病情相同，流涕更甚，似有水毒溢出之感，脊背寒冷如故，脊背如有水流，头痛加剧。

1个月以前，诊一妇女背恶寒之虚证，用甘草附子汤完全治愈。虽无骨节烦疼及汗出、气短，但"恶风不欲去衣""更有气逆上冲"，遂即作附子甘草汤，用附子1g，初服1/3量，20分钟后，不再流稀涕；约1小时好转，背恶寒减轻，服尽余药；正午时全部症状痊愈。（《临床应用汉方处方解说》）

本案的诊疗过程值得品味。先是根据既往老经验选用小青龙汤，然而无效。分析后发现两次症状不同，本次多了"背恶寒"，于是加了附子，又无效。最后从另一例背恶寒的病例得到启示，抛开流清涕，从"恶风不欲去衣"着眼，选用甘草附子汤很快治愈。先是被小青龙汤治疗流清涕的经验误导，后被甘草附子汤治背恶寒的经验所启发。可见，经验既可助人，也可误人。

"流涕更甚""脊背寒冷如故"这两个症状同时存在，到底还是选择前者继续使用小青龙汤，还是改弦更张另起炉灶？真的要考验医者的识证眼力。如果没有之前女患者的治验，医者又该如何选择？小青龙汤证应该治疗热证，对于明显恶寒者不适宜。选用麻黄附子细辛汤吗？脉浮弱似乎不合适。桂枝去芍加麻辛附汤似乎也可以。总之，能够把治疗关节炎的处方用于治疗感冒流清涕，这种打破病种界限的思维的确让人耳目一新！

"与前不同之处，今次有背恶寒，故改用小青龙汤加附子1g，全无反应。"医者加附子的思路是"添一证，则添一药"，认为背恶寒属于附子证，所以增加附子一味，这是建立在小青龙汤证前提下的认知。但添一证有时整个方证必须彻底改变。本案的"背显著恶寒，虽多加毛衣仍发冷，恶寒不除"，可知，恶寒不是普通的伴随症状，应该上升到主症的层面来认识。小青龙汤证不是以恶寒为主症，因此，需要重新考虑其他方证。

临证思维是有限度的，这种限度不仅仅取决于既往的底层认知能力、见识与灵感，更取决于自我突破的动力。对于大多数医生来说，从小青龙汤到小青龙汤加附子可以轻松做到，但大幅度切换到甘草附子汤，则存在一层难以突破的"天花板"。

041 | 多发性关节风湿病（矢数有道治验）

40岁妇女，约20日前发病。主诉全身关节作痛，尤以右膝关节、右肘关节、右腕关节肿胀疼痛更甚，不能小动，在草垫上走路之时也不能耐受疼痛。

右膝肿胀，其大如头，痛不可近。因右肘及腕关节肿胀疼痛，不能诊脉。上半身多汗，下半身干燥，微恶风，关门，卷在被褥内。体温39℃，脉弱。颜面微青，似无高热。小便不利，1日仅1次；大便秘结，8日1行，质硬。渴欲冷饮。腹壁软弱。舌中央苔黑湿润，手足微凉。

虽曾考虑猪苓汤、白虎加人参汤，但脉弱与体温不相称，自汗恶风、不觉发热、面色青、苔黑湿润、腹壁虚软等目标诊为阴证。此证最适合甘草附子汤，与附子1日0.9g。

服药后大便通畅，左侧关节疼痛增加，但右侧稍缓解，发汗甚多。第3日体温39℃，发汗如雨，被为之而湿，发汗中疼痛若失；6日内小便通利，关节痛解，体温38℃，附子量增至2.5g；第9日已热退，关节痛全止，再服本方20日。以后服舒筋立安散①2个月，毫无后遗症，完全治愈。（《临床应用汉方处方解说》）

---

① 舒筋立安散：出自《万病回春》，由防风、桃仁、生地、防己、茯苓、白芍、木通、威灵仙、羌活、南星、苍术、黄芩、川芎、牛膝、甘草、炮附子、独活、半夏、红花、连翘、白芷、木瓜、陈皮、龙胆草组成，治肢体百节疼痛、麻痹不仁。用于慢性关节炎、风湿病。

本案有几个方面值得深思：其一，根据关节症状结合阴证性质直接判定为甘草附子汤证，因为甘草附子汤证是最合适的选项，这是对证之阴阳性质的充分运用。对于本案来说，主症是关节肿痛，伴有发热、汗出、恶风等全身表现。其鉴别诊断应该包括桂枝加苓术附汤、白虎加桂枝汤证、桂枝芍药知母汤证等。而一旦确定阴证，这些属于阳证的方证都可以一票否决。至于猪苓汤证、白虎加人参汤证这些与主症无关的方证，更是不在考虑范围。从这个角度看，寻找那些"一锤定音"的诊断依据无疑是非常重要的工作。

其二，判定为阴证的依据包括脉弱与体温不相称，自汗恶风，不觉发热，面色青，苔黑湿润，腹壁虚软等。这些的确是重要信息，但有没有更强的阴证信号呢？有的！"微恶风，关门，卷在被褥内"，这个症状不仅暗示阴证，更具有直指甘草附子汤证的意义，简直就是条文"恶风不欲去衣"的活脱脱展示。显然，这个症状的价值被低估了。

其三，患者体温升高，但其人不觉发热，因此，从汉方医学角度来说，患者并没有发热的症状，即使体温再高，也不能以发热看待。既然不是发热，那么，建立在发热前提下的猪苓汤证、白虎加人参汤证也许从一开始就不应该考虑。再看看甘草附子汤条文，连"热"字都没有提。由此可知，体温计的数值升高≠发热，这个理念应该是本案给予我们的启示。

其四，医者对于附子的用量采取了异常谨慎的态度，从0.9g增到2.5g。附子用到2.5g，在汉方中已经是大剂量了。虽然附子止痛需要大剂量，但并没有一开始就把剂量用足，采取用量递增的方法无疑可以减少中毒的风险。相比之下，我国中医界附子的使用就显得信心满满了。如果附子剂量再大一些，疗程可能会有所缩短的。由此看来，行医环境限制了汉方疗效进一步提升的空间。

甘草泻心汤治验

042 | 持续 10 年的腹泻（大塚敬节治验）

患者为 27 岁未婚妇人，约从 10 年前起出现腹泻，一日二三次，腹泻时伴有腹痛，腹泻症状在月经期加重。早晨醒来必腹痛，且腹中胀气。无论腹泻程度轻重，均无口渴，尿量也少。

尽管一直腹泻，但患者血色良好，营养中等，腹部有弹力，右侧腹直肌略挛急。

对于这种病情，我投予了参苓白术散，服药 2 周未见任何变化。然后改投真武汤，也是服药 2 周未见任何效果。随即改用胃风散，也无效。此时患者诉一天腹泻 4 次，体倦无力。于是又回参苓白术散。但是，晨起胃里感觉非常不适，胃痛也加重，并且有心窝部痞塞感，食欲减退。

此时终于意识到使用甘草泻心汤，患者服药后效果很显著。星期日腹泻，4 次，从该日傍晚开始服药，星期一至星期四无大便，星期五有软便 1 次，星期六无大便，星期日大便 1 次，已成为软硬适度的自然便。并且心窝部无不适感觉，有饥饿感，饮食增加，但是早、晚餐后感觉腹痛。于是继服前方 1

周，自然便隔一天或隔二天1次，腹痛也减轻。继服前方，其后偶尔出现腹泻，但大体上排出为自然便，晨起的不适感也消失了。

甘草泻心汤是以心下痞硬、腹中雷鸣、腹泻为指征的方剂，常伴有恶心、呕吐，腹泻时多伴随口渴症状，但该患者无腹中雷鸣，也无口渴。(《汉方诊疗三十年》)

虽然腹泻10年，但患者"血色良好，营养中等，腹部有弹力"，提示消化吸收功能尚好，极有可能是功能性腹泻。案中没有描述大便的性状，这是本案的不足之处。但从投予参苓白术散来看，有可能是稀水样便或糊状便，应该不会是脓血便。

使用参苓白术散值得商榷。该方所主的腹泻一般不伴有腹痛，其大便次数可能不止2～3次/日。参苓白术散为补益方，用于虚证，因此，腹部当为软弱，不该有弹力，也不会出现腹直肌略挛急。

腹泻伴有腹痛，"早晨醒来必腹痛，且腹中胀气"，似乎使用含有芍药的处方更合适。因此，参苓白术散无效后改为真武汤。这两张处方也是彼此无效时相互换用之方。真武汤同样是用于虚证的处方，但该病人整体上看并不是虚证，因此，使用真武汤并没有说服力，只能看作是参苓白术散的一个"备胎"，是医者凭个人经验而使用之方。

再次无效改用胃风散。胃风散可能是胃风汤的散剂。胃风汤也含有芍药，所主也是腹痛、腹泻，伴有肠鸣。其腹泻通常为黏液或血便，且左下腹乙状结肠处有压痛。体力衰弱、腹部虚软是重要的客观体征。该患者的表现并不符合胃风汤证，可见，使用胃风汤也很勉强。"三板斧"砍过之后，又重新回到参苓白术散，至此，医者迷失了方向。

"并且有心窝部痞塞感，食欲减退"，这时，医者看到了甘草泻心汤证。需要注意的是，经过多次治疗后出现了该方证，而不是一开始就有，否则，凭大塚敬节的经验不会走这么多弯路的。也就是说，在此之前，甘草泻心汤证始终处于"潜伏"状态。是什么因素导致其明显化呢？是否与一系列的治疗有关？值得探讨。

前3张处方都是以补益为主，也就是说在实证不明显的情况下，选用补益性质的处方是稳妥的，而使用泻性的处方其风险性相对较大。但使用3张补益处方无效，此刻应该考虑不一定就是虚证了，虽然没有明显实证表现，但至少要考虑虚实夹杂证的存在。如果从这个角度来考虑，可能不会再次回到参苓白术散。

043 | 梦游病与着魔（中神琴溪治验）

近江之国大津人来此，与先生秘语。其云，余16岁独生女，已经订婚，患有奇病。每日夜间，家人入睡后，则暗自起床，翩翩起舞，其舞蹈姿势，绝妙闲雅，恰似名演员舞蹈。余偷观之，舞姿各式各样，随曲调变换而舞。时间一到即止，入床就寝，翌日早晨，照常起床，如一般人而无异常。即使与其提起此事，亦毫无记忆。祭狐仙与祈祷等均无用。唯恐婆家得知退婚，故前来请先生医治。

先生听后，认为此证即狐惑病（精神病之一种，此为梦游病）。诊察之后，与甘草泻心汤。数日此奇病治愈，平安结婚，已生小孩。

又一妇女不知柜中有猫，而加盖。2～3日后掀盖时，猫因饥饿而张牙舞爪，盯着妇女冲出。因过度惊恐，而患奇病，从起居动作直至发声，均酷似猫（此即着魔），先生朋友清水先生因听了先生上述的话，与甘草泻心汤，此病亦愈。（《临床应用汉方处方解说》）

前案应该属于异态睡眠中的夜行症。《默克诊疗手册》载夜行症是指睡眠中出现坐、行走或其他复杂的活动，通常患者双眼张开却没有自知力。发作时不伴随做梦，事后不能回忆。在年长的儿童或青春期多见，之前有睡眠剥夺和睡眠习惯不当者更容易发生。本案限于古人认识的局限，以为是狐仙附体，从而理解为"狐惑病"。其实，这与《金匮要略》的狐惑病是两种病，只是带有医者个人色彩的理解。但医者却使用《金匮要略》治疗狐惑病的处方，而且，甘草泻心汤用之也有效。如何理解？甘草泻心汤用黄连、半夏，有一定的镇静作用，此方服后发挥安神作用，通过促进睡眠而打断疾病发作。

后案属于惊吓所致的精神异常，有可能是癔病，使用甘草泻心汤也应该是发挥镇静作用。另外，如果使用甘草小麦大枣汤，也应该是有效的。对于癔病来说，暗示治疗非常重要，此刻服药的意义更多的是安慰剂样作用。

平胃散治验

044 | 胃溃疡（矢数道明治验）

24岁男子。3年来胃之情况恶化，诉心下部疼痛，胸部紧缩感，两肩剧烈酸痛，腹部胀气，多漉漉作鸣。经内科仔细检查，据云有胃溃疡及十二指肠溃疡。

经各种治疗无效来院。体格、营养皆中等，颜面苍白，贫血貌，脉弱，舌无苔。腹证：心下两季肋下部有轻度抵抗，既无胸胁苦满，又无心下痞硬。

从前用健胃剂无效。此时与平胃散加茯苓、白术、黄连、山栀。心下部疼痛减轻，体重增加，食欲增进，精神活动良好，约6个月痊愈而停药。（《临床应用汉方处方解说》）

本案为胃溃疡及十二指肠溃疡，所用的平胃散加茯苓、白术、黄连、山栀为一贯堂的平胃散加减，用于胃酸过多症及胃溃疡，有吞酸、嘈杂、空腹时疼痛、心下部痞满但不痞硬者。仔细来看，患者的症状与此方主治并不吻合，因此，可以视为该方的灵活运用。

"腹部胀气"，考虑厚朴类方之所治；"辘辘作鸣"，视为痰饮，茯苓、白术所用之依据。黄连、山栀应该是针对消化性溃疡的。"既无胸胁苦满"，可以排除柴胡汤证；"又无心下痞硬"则排除甘草泻心汤证。"颜面苍白，贫血貌"让人想到六君子汤，但"体格、营养皆中等"，似乎还没有虚到六君子汤证的程度。目前的主症是心下疼痛与腹部胀气，即使有虚证也应该急则治其标。

从中医角度来看，"舌无苔"恐怕不适合平胃散。平胃散的功用是行气化湿，多用于舌苔厚腻的情况。"经各种治疗无效来院"，病情比较复杂，有可能是寒热虚实错杂之病，如果用后世的三合汤，可能会更合适。"痛在心口窝，三合共四合"，顽固性胃痛，此方值得考虑。

十六味流气饮治验

045 | 全身凝块疼痛（土佐道寿治验）

余曾治一妇女。其人全身各处肿且痛，梅核状结核数十个，每年春夏之间，其中 5～7 个破溃流出脓血，继则排出如腐绵状之物，疮根随之脱落。翌年其他处破溃之旧根脱落，新根核渐次生出。如此之病状已持续 20 余年，其间历经内科、外科诸方治疗无效。余诊之，此病因气血之郁而生，宜用十六味流气饮①。患者当即言说："以前常用此方，好像无效。"余谓："此病为多年之慢性痼疾，必须坚持长期多量服用，只用少量药物不能奏效。"因而与前方 200 余帖，次年未生新核，旧核亦渐渐消散，虽未能完全消除病根，但确已奏奇效。药有缓效、速效，处方有大剂、小剂。剂量小，即使中病亦不能奏效；反之，病轻而药重，邪气虽去而正气亦伤，不可不慎。（《临床应用汉方处方解说》）

---

① 十六味流气饮：出自《万病回春》，由当归、川芎、芍药、桂枝、人参、苏叶、桔梗、白芷、黄芪、木香、乌药、厚朴、枳壳、槟榔、防风、甘草组成，治乳岩。

　　十六味流气饮适应于多种肿块性疾病，本案用于全身凝块疼痛而奏效，但本方的使用指征却不明确。"此病因气血之郁而生，宜用十六味流气饮。"此言实在没有参考价值！"气血之郁"属于病机名词，具体的内涵过于泛滥，操作中不容易把握。如果能够对所治疗的肿块进行大样本分析，明确疗效满意的疾病谱，对于十六味流气饮的使用无疑有积极意义。

　　案中的治疗理念值得重视。慢性瘤疾的疗效不仅取决于识证是否准确，还涉及用药剂量大小、疗程是否充足。此外，除了医者的辨证用药，患者的信心更是疗效的保证。病为瘤疾，药乃缓效，量则小剂，这些因素决定了短期内看不到疗效。阵地战、歼灭战、游击战都使不上，持久战才是取效之道！"扎硬寨，打呆仗"，一张方子守到底是唯一正确的做法。服药200余帖终获奇效，医者的坚定和患者的坚持都值得点赞！

　　患者的表现类似于结核杆菌感染导致的寒性脓疡，从中医学的角度来看，似乎阳和汤也有使用的机会。

甘姜苓术汤治验

046 │ 肢冷证男子的坐骨神经痛（大塚敬节治验）

这是一个使用甘姜苓术汤治愈顽固性坐骨神经痛的病案。

患者为 36 岁男性，1934 年 12 月 3 日初诊。

主诉 2 个月前发病，出现从左侧腰部至下肢痛，曾多方治疗，效果不明显，随着气候变冷，疼痛加重。

患者肤色白，消瘦，因肢冷证手足明显发冷。小便频，日 10 次以上，每次尿量也多，遇冷后小便次数增加，遇暖后减少。大便一天 1 次，软便。食欲尚可，口渴。

脉弱，腹部略凹陷、柔软，胃部有振水音。舌湿而无苔。

我诊断为坐骨神经痛，投予甘姜苓术汤治疗，以小便自利、腰以下冷痛为着眼点。但是问题在于口渴这个症状，虽然在《金匮要略》甘姜苓术汤条文中有"反不渴"的记载，可是没有更适合的处方了。服用本方 3 周后，疼痛完全消失，一度停药，但是第 2 年的 3 月 24 日，又因出现疼痛而来诊，仍投予前方治疗，连续服用至 6 月 1 日，痊愈。

该条文中"其人身体重，腰中冷，如坐水中""小便自利，饮食如故""腰以下冷痛，腰重如带五千钱"等表现是应用甘姜

苓术汤的指征，即使是坐骨神经痛，如果出现这些指征的话，也可以使用该方。(《汉方诊疗三十年》)

"以小便自利、腰以下冷痛为着眼点"，如果没有口渴，使用甘姜苓术汤是合适的，但患者有口渴，需要对此进一步探讨。

患者是真口渴吗？"小便频，日10次以上，每次尿量也多"，可知每天小便总量也很多，从而推测患者饮水量也很多，但饮水量多不一定是缘于口渴，有可能是因为天冷多饮热水以御寒。"舌湿而无苔"，舌湿，提示饮水很频繁，或者唾液分泌比较多，但前者的可能性更大。如果饮水非常频繁，那患者应该是真口渴了。

口渴在本案中有着重要价值。其一，结合患者消瘦来看，口渴、小便多这两个症状要考虑糖尿病的可能。其二，腰以下冷痛、小便自利、口渴，这一组症状要考虑肾气丸证。也就是说，本案使用甘姜苓术汤，但至少要与肾气丸证做鉴别诊断。就本案来说，患者的年龄并不支持肾气丸证，肾气丸证多见于老年人，但这并非绝对因素。"胃部有振水音"是使用茯苓、白术的重要指征，也是甘姜苓术汤证的有力支持，但在饮水频繁的情况下，这种振水音的真实性又有多少呢？因此，即便使用甘姜苓术汤有效的前提下，也不能完全排除肾气丸证，也许，同时存在这两个方证。

大塚敬节先生对"口渴"采取了放弃或者忽视的态度，没有深入追下去，这是非常遗憾的事！对口渴的描述太少，服药后口渴的变化也没有进一步观察，这是本案美中不足之处。另外，"遇冷后小便次数增加，遇暖后减少"，这一描述有为甘姜苓术汤证站台的味道，事实上，这是冷利尿，属于正常的生理现象，并不是使用干姜剂的理由。

白虎加人参汤治验

047 | 严重口渴、左手无力感而无所适从
（大塚敬节治验）

49 岁女性，绝经后肥胖，血压增高，服用了一段时间大柴胡汤。三四天前患感冒，左手疲惫无力，无论采用什么样的姿势也不觉得舒服，不知怎么搁置才好，并因此而影响睡眠。脉浮而有力，体温在 38.8℃以上，恶寒，未见汗出。

对此，我投予麻黄加术汤。服药后虽有发汗，但看不到病人轻松的样子，反而变得食不知味，明显口渴。于是改投白虎加人参汤，只服药 1 天便诸症皆除。

该妇人平素身体肥胖，湿（水毒）盛，外邪侵入，便成古人所谓风湿交集的状态，因而致左手的烦躁不安，基于这样的考虑而投予了麻黄加术汤。之所以使用白虎加人参汤，是以食不知味、明显口渴为指征的。

白虎加人参汤，与白虎加汤一样多用于急性疾患，在慢性疾患时应用的机会较少，在这一点上类似于四逆汤。

该方剂以口渴、脉洪大或大而有力为应用指征，因而经常用于急性热病。（《汉方诊疗三十年》）

本案的白虎加人参汤证是在使用麻黄加术汤之后出现的，因此，应该属于误治后的变证，或者说，这是一例人造的白虎加人参汤证。在疾病发展过程中，麻黄加术汤起到推波助澜作用，加速了病情向白虎加人参汤证的转化。

"食不知味"类似于白虎汤证的"口不仁"，但白虎汤对于口渴的治疗不如白虎加人参汤。患者服用麻黄加术汤之前的脉象是浮而有力，在服药出汗后，其人脉象又是如何？医者没有说明，既然使用白虎加人参汤，想必不会是虚弱的。

选用麻黄加术汤的思路有些问题。首先，认为平素身体肥胖的人有湿盛，有些臆测成分，并且，患者是绝经后的肥胖，可能与内分泌失调有关，与湿关系不大。其次，麻黄加术汤以身烦疼、关节疼痛为主症，而不是疲惫无力。最后，外邪侵入导致的风湿交集应该以一身尽疼、肢体沉重为主要表现。总之，支持湿证的证据太少。

使用麻黄加术汤不对证，那么，当初又该选用哪一张处方呢？病人发热、恶寒、无汗，从脉浮而有力来看，麻黄汤、大青龙汤、葛根汤都是备选对象。"左手疲惫无力，无论采用什么样的姿势也不觉得舒服，不知怎么搁置才好"，如果把这个症状理解为"烦躁"，是否合适呢？下文说"因而致左手的烦躁不安"，可见，视为烦躁是可以的。那么，大青龙汤应该是该患者的首选。作为麻黄与石膏的配伍处方，大青龙汤证要比麻黄汤证及葛根汤证更容易发展为白虎汤加人参证。

048 | 感冒（奥田谦藏治验）

1月15日，发病后第5日，服用葛根汤、小柴胡汤加石膏、小柴胡汤合白虎加人参汤，病情未见好转。因为痛苦，晨4时即醒来。严重口渴，一口喝下1玻璃杯水。心前区不适。高热达40.2℃，头面、身躯、四肢汗出如洗，然而，脊背寒如泡在冷水中。心下痞硬，鸠尾至脐腹满而上冲。晨5时不待天明即给奥田先生打电话，主诉胸中痛苦难忍，辗转反侧。8时热度为39.7℃。或感冒，或肠伤寒，或败血症，令人不解。

10时，奥田先生至而诊之，其脉洪大，烦渴，自汗，背恶寒，心下痞硬等。诊为典型三阳合病，完全符合白虎加人参汤证。

背微恶寒，微为幽微之微，即恶寒源于身之深处。服用白虎加人参汤1小时，恶寒、心下痞硬先消失，随之背中变温，心下轻爽。3个半小时，体温已降至37.5℃，诸症全部消失，有食欲，很快入睡。（《临床应用汉方处方解说》）

本案应该是藤平健先生患病的治疗经过。大热、大渴、大汗、脉洪大之"四大"症状非常典型，白虎加人参汤证如此明显，偏偏又扯出来"三阳合病"，有这个必要吗？细细一想，奥田谦藏与藤平健对《伤寒论》的合病与并病颇有研究，这是他们的学术擅长，怎么会舍而不用呢！因此，本案带有一定的学术特色，涉及六病辨证以及合病的诊疗思路。从研究者多寡的角度来看，合病、并病的研究属于小众范畴，因此，这些治验显得弥足珍贵。

值得注意的是，患者晨4时体温是40.2℃，8时热度为39.7℃，10时，奥田先生至，此后服药。很明显，服药时体温已经开始下降，也就是说，服药时体温应该处于下降期，这也是对治疗有利的时机。换句话说，如果处于体温上升期或平台期，白虎加人参汤还会有如此快的疗效吗？

另外，本案对"背微恶寒"的解释有新意。事实上，微的古意并非轻微一个义项，有"幽微"之意，与"彰显"相对而言。《史记·秦始皇记》有"微行咸阳"，后世也有"微服私访"之语，大致指幽深的、潜在的意思。另外，《伤寒论》有"身无大热"之说，此"大"与"微"相对，当指浅表部位。事实上，如果是轻微的恶寒，古人通常不会多费笔墨来描述的，那种情况没有多大临床意义，是可以忽略不计的。

瓜蒌薤白半夏汤治验

049 | 急性支气管炎（矢数道明治验）

34 岁妇女，恶寒发热，咳嗽，体温 39℃，辗转反侧，痛苦难忍，口干，无汗，用大青龙汤发汗，翌日体温虽降至 37℃，但此次频频咳嗽，喉中咝咝痰鸣，咳时胸痛如锥刺。

由于左乳上部剧痛，用小陷胸汤、小青龙汤和桔梗白散，但均无效。于发病后第 5 日，因胸痹、喘息、咳嗽、胸背疼痛、短气严重，与瓜蒌薤白半夏汤。服药后感觉胸中爽快，服用 3 日，胸部所见（症状）完全消失而痊愈。（《临床应用汉方处方解说》）

本案曾用过多张处方，有必要分析一下相关方证。用大青龙汤之后，体温降至正常，因此，发热不是主症。所剩的症状有咳嗽、痰鸣及胸痛。小陷胸汤证应该以心下压痛为主症，胸痛超出其范围，因此，选用小陷胸汤不合适，虽然不是绝对的，但在没有脉象等其他证据支持的情况下，使用小陷胸汤是勉强的。虽有咳嗽，但痰液不清稀，"喉中咝咝痰鸣"，有可能痰液黏稠不容易咳出，因此，选用小青龙汤也不合适，而且，如锥刺的胸痛明显超出小青龙汤证的范围。桔梗白散有祛痰、排脓之效，且泻下作用强，脉象及心下部有力才可以使用，但从案中看不到这些表现。

患者"左乳上部剧痛"，这种局限性剧烈胸痛应该属于干性胸膜炎的表现。瓜蒌薤白半夏汤治疗的主要方向是心绞痛或心肌梗死的疼痛，用于治疗胸膜炎也有效，提示本方的作用机理有可能是阻断神经对疼痛的传导，不一定是改善心肌供血。

050 | 喘息性支气管炎？肺炎？（矢数有道医案）

45岁妇女。感受风邪太重，引起支气管炎，高烧达40℃。呼吸困难，两肺听到哮鸣音，心下硬，按之诉有跳痛。初与大青龙汤，次用小青龙汤加杏仁石膏、麻杏甘石汤等无效。5日间持续苦闷，咳嗽不止，坐卧不安，并且左胸出现刺痛连及于背。

因其相当于"胸痹之病，喘息咳唾，胸背痛，短气"，与瓜蒌薤白半夏汤。服用1日，诸症减轻；2日后热退，喘咳、胸痛皆去，胸部所见亦消失而痊愈。（《临床应用汉方处方解说》）

本案没有谈到脉象，也没有提到恶寒，因此，使用大青龙汤是否合适不好判断。小青龙汤加杏仁、石膏，是小青龙汤与麻杏石甘汤合方，体表有大热，使用麻杏甘石汤是否合适？连续使用3张麻黄剂无效，是否可以考虑柴胡剂？从"心下硬"来看，大柴胡汤证也值得考虑。如果脉滑，小陷胸汤证似乎也不容忽视。

此前一直以喘息、发热为主症，当出现左胸刺痛连及于背时，医者开始修改主症，以胸痛为治疗目标改用瓜蒌薤白半夏汤。那么，可否认为之前的方证辨证有误？不可以！方证只是疾病发展过程中的一个片段，当我们看到这个方证时，疾病并没有停下来，病情还在进一步发展，向下一个片段演绎，对于外感病来说，其发展更为迅速。对于本案来说，病情发展到胸痛这个片段时可能进展有所减慢，停留的时间有所延长，因此，此前使用麻黄剂属于"追治"，而不是"截断"，疾病的本质已经向瓜蒌薤白半夏汤证转化。在相关方证没有出现时，谁有前瞻性眼光去用瓜蒌薤白半夏汤呢？

瓜蒌薤白半夏汤治验

半夏厚朴汤治验

051 | 分娩后上半身浮肿（大塚敬节治验）

一位很熟悉的朋友夜间打来电话，要我尽快往诊。

患者是该友人的妻子，妊娠期间浮肿，今天分娩后不久，胸部、颈部、颜面浮肿迅速加重，胸部苦闷，有一种呼吸将停，接不上气的感觉。最痛苦的是喉咙部位犹如有物自下向上冲塞，气流不畅，不停地咳嗽。随着咳嗽，咳出泡沫样痰。痰咳出后略减轻，然后又恢复原状。从早上至夜间，几乎无尿。颜面肿大，有平时的两倍，颈部也呈重度浮肿。

于是参考《金匮要略》水气篇"病者苦水，面目身体四肢皆肿，小便不利，脉之，不言水，反言胸中痛，其上冲咽，状如炙肉，当微咳喘"条文，给予半夏厚朴汤治疗。所煎汤药尚未全部喝下去，咽喉部如物冲塞的感觉即已消失。天快亮时，接连排出多量小便，数日后痊愈。（《汉方诊疗三十年》）

妊娠期间的浮肿一般以下肢明显，而且于分娩后会减轻。患者分娩后不久出现出现的上部水肿，可知患者的浮肿不是这一种。水肿急性发作，迅速加重，提示血管神经性水肿的可能性较大。

当喉头黏膜出现血管神经性水肿时，出现喉部不适、气闷、声音嘶哑、呼吸困难，严重者窒息。常因过敏、感染而诱发，也可因精神因素或内分泌改变而发病。

患者服用半夏厚朴汤后咽喉部如物充塞的感觉即已消失，应该是半夏厚朴汤的疗效。血管神经性水肿可自行消退，因此，天快亮时的多量小便不一定是半夏厚朴汤的作用，最有可能是疾病自愈的结果。

本案参考了《金匮要略》的条文，《皇汉医学》中将该条也列为半夏厚朴汤的主治。但本条的水肿与患者的表现还是有不同的。其一是水肿的范围广泛，头面、身体、四肢均肿，该患者则是上半身局限性水肿。其二是水肿为缓慢形成，并涉及吐下诸多治疗，本案则是急剧发病。虽然如此，但大塚敬节能够联系本条文而想到半夏厚朴汤，其临床思维的灵活性与广阔性还是值得学习的。

052 ｜ 胃下垂患者主诉悸动与眩晕（大塚敬节治验）

患者为 38 岁男性，曾患肺结核，现已愈。

这次所患疾病是胃下垂，手足颤抖，腹部的力量如被抽去一般。易疲劳，悸动，眩晕。食欲一般，大便一天 1 次。腹诊：左侧腹直肌拘挛，脐上方悸动显著。我投予了半夏厚朴汤治疗，服药 2 个月余，腹部力量增加，手足震颤、悸动、眩晕诸症均减轻。

半夏厚朴汤用于胃下垂、胃迟缓症等，并且对于这些疾病所伴随的神经症状有良效，但对于腹部软弱无力者则不宜使用，也可以这么认为，使用半夏厚朴汤应以存在一定程度的腹力为指征。总而言之，有厚朴配伍的方剂，重度虚证是禁忌。该患者虽然自觉腹部力量如被抽去，但腹诊切得腹部仍有一定程度的力量，又因腹直肌处于拘挛状态，便使用了半夏厚朴汤。当然，即使无腹直肌拘挛，腹部并不是软弱无力的状态时，也可以使用该方。(《汉方诊疗三十年》)

"半夏厚朴汤用于胃下垂、胃迟缓症等"，但并非可以不加选择地使用。胃下垂、胃迟缓只是病名，可以表现为半夏厚朴汤证，也可以表现为其他方证，唯有"悸动与眩晕"才是使用半夏厚朴汤的依据。这里的悸动、眩晕与半夏厚朴汤条文的咽喉部异常感觉一样，都是神经症状，也就是说，半夏厚朴汤治疗的目标是神经症状，没有这些神经症状，使用半夏厚朴汤也就失去了抓手。方证是"演员"，病名只不过给"演员"提供一个表演的"舞台"罢了。

除了神经症状以外，案中还特别指出使用半夏厚朴汤应以存在一定程度的腹力为指征。腹力是腹壁的紧张度与按压时的底力，往往是判断体格虚实的客观依据。如果腹部软弱无力，则属于明显的虚证，应该选择含有人参、白术的方剂。另外，该患者"腹直肌处于拘挛状态"，是否要考虑芍药甘草类方？如果患者以急迫、疼痛为主症，见到这种腹证应该如此考虑。但目前的主症是悸动与眩晕，还是应该首选含有半夏、茯苓的处方。

清心莲子饮治验

053 | 慢性肾盂肾炎（矢数道明治验）

52 岁男子，主诉自半年前发热，尿频数，尿涩痛，诊为大肠杆菌所致之肾盂肾炎，服药不久即愈。数日后再度恶寒发高烧，经注射与内服药，热解。不久又出现同样症状，发热，尿混浊，排尿涩而不快。其后虽未出现高热，尿仍混浊，排尿不适。大小便后皆残留不尽，因无力排出之故。

颜面苍白，体瘦而衰，周身倦怠甚，无精神。皮肤肌肉软弱而弛缓，脉弱，舌苔白。腹部软弱凹陷，脐下更无力。拟与八味丸，但由于胃肠虚弱，故与清心莲子饮方为宜。

自服用清心莲子饮，食欲增，倦怠解，小便清澄，体充实，服用 3 个月废药。（《临床应用汉方处方解说》）

本案医者认为是八味丸证，但因为胃肠虚弱而改用清心莲子饮，也就是说，医者一开始就不认为是清心莲子饮证。按照作者的意思，是胃肠虚弱限制了八味丸的使用。可以理解为胃肠虚弱是八味丸的禁忌症，换言之，胃肠虚弱在八味丸证的判断过程中具有一票否决权，即只要有胃肠虚弱就排除八味丸证，即使存在典型的方证也应该否决。事实上，典型的八味丸证因为胃肠虚弱服用八味丸导致胃肠功能更加衰败，最终不得不停掉八味丸，即使八味丸有效也没有现实意义。从这一角度来看，清心莲子饮就是八味丸的"备胎"。形成这样的定式，即诊断为八味丸证，但存在胃肠虚弱者，即定为清心莲子饮的机会。

不过，话又说回来，真正符合八味丸证的患者应该有较强胃肠功能的。从脏腑辨证的角度来看，八味丸证属于肾气虚，并非脾虚证，如果出现脾虚证，则超出八味丸证的主治范围，至少，需要考虑合并其他方证了。

小陷胸汤治验

054｜感冒（荒木性次治验）

7岁男孩。受风邪有热象，咳嗽数日不愈。病之初给与麻黄汤热不去，以调胃承气汤下之亦不解，由于渴欲饮水给予白虎加人参汤亦不愈，再与小柴胡汤也无效。发热38.5 ℃。主诉咳引腹痛，按之胃脘处痛，不欲食，心烦，哼哼呻吟，夜不入睡。脉浮滑。考虑其心情过于郁闷，哼哼呻吟，难以入睡之状，正是黄连所治之心烦症，再结合脉浮滑与心下痛等症状符合小陷胸汤证，故与之，获得意外之疗效。（《临床应用汉方处方解说》）

患者的脉浮滑与发热的状态是相应的。滑脉提示血容量升高，如果不发热，有可能难以见到滑脉。"按之胃脘处痛"是咳嗽导致的，不能认为就是胃病之疼痛。本案使用多个处方无效，其后从"心烦"找到线索，由黄连所主的心烦到定位小陷胸汤证，由点到面，完成了从"药证"到"方证"的飞跃。

作为一种临床思维，辨方证也难免出现认知盲点，一旦思维陷入其中，熟视无睹通常是司空见惯的事，恰如唐代无尽藏比丘尼所作的偈语:"终日寻春不见春,芒鞋踏破岭头云。"从调胃承气汤、白虎加人参汤、小柴胡汤到小陷胸汤,何尝不是这样艰辛呢?!"归来偶把梅花嗅,春在枝头已十分。"偶尔嗅到春梅的气息,才恍然大悟,春已来,人未觉。同样,医者直到看出黄连证的心烦,才意识到小陷胸汤证是如此明显。黄连证不正像这朵梅花吗?不同的是,老尼是无意中发现了梅花,荒木性次则是敏感地抓到黄连证。说到底,辨方证就是一场寻春之旅——头上岭云飞,脚下芒鞋泥。举目四野顾,梅花何处觅?如何寻找破局的突破口,这是经方医生重要的思维品质。

四味芎归胶艾汤治验

055 | 子宫出血用四味芎归胶艾汤（矢数道明治验）

28 岁妇女。结婚 3 年至今未妊娠。有慢性胃肠虚弱、消瘦、寒证、贫血。4 个月来经期延长，每月持续 20 余日。子宫内膜糜烂，于 12 月行刮宫术，但无效果。本月月经已持续 14 日，其量更多，下血块；眩晕，动悸，倦怠，动则疲乏无力。

医院已注射止血剂及生血剂，但毫无好转。消瘦、颜面㿠白如蜡，唇、甲端及眼结膜灰白，心音有明显贫血性杂音，但脉不仅大而且有力。

既考虑芎归胶艾汤证，又考虑脾胃虚弱，故与归脾汤。此胃肠虚弱者，如与地黄剂，则既下利又食欲衰退。因此，按西冈氏发表报告，初用四味芎归胶艾汤。

当归、川芎各 8g，阿胶 5g，艾叶 3g。

上药同时煎，不加酒。服此药 2 剂，第 3 日出血全止，有食欲感，全身情况显著好转。服此方后，已中止医院之一切治疗。继服 2 个半月，贫血痊愈，元气恢复。其后月经正常，7 日即止。服至 3 个半月停药。（《临床应用汉方处方解说》）

患者为子宫出血、重度贫血及胃肠虚弱，刻下第一要务是止血，以今天医疗条件来看，还应该积极输血以改善贫血症状。对于子宫出血的选方，大致从虚实两个方面考虑。很显然，该患者属于虚证，虽然脉大而有力，但不能认作实证。用于虚证的处方大致有温经汤、黄土汤、归脾汤、温清饮、芎归胶艾汤、十全大补汤等，医者主要考虑芎归胶艾汤与归脾汤两张处方，二者之间，还是倾向于前者。考虑到地黄不适宜脾胃虚弱，于是，选中精简版的四味芎归胶艾汤。如果此方无效，应该会使用归脾汤。

"第3日出血全止，有食欲感，全身情况显著好转"，出血停止后，治疗的目标应该是改善贫血。四味芎归胶艾汤完成了使命，改用归脾汤是否更为合适呢？毕竟，止血是四味芎归胶艾汤的擅长，但改善胃肠功能还是应该使用归脾汤。这个时候医者是否有过更方的念头呢？想必是有的！可最终还是选择了效不更方。那么，到底是什么左右了他的思维？也许是西冈氏的某些观点吧，或许担心更方之后再次出血，因此宁可守成，也不冒险。"千方易得，一效难求"，大多数医生都是这样想的。路子走得顺，谁又愿意瞎折腾呢？

芎归胶艾汤治验

056 | 痔疮疼痛出血（大塚敬节治验）

患者为 43 岁肤色浅黑的男性，曾患痔疮，近来排便时疼痛并有出血，酒后出血加重。傍晚两足乏力。

我投予芎归胶艾汤治疗，服药后第 5 天出血减少，第 10 天出血便完全停止、疼痛也消失。但不知什么原因，却出现腹泻。于是给予真武汤 3 日量，服药 1 天后腹泻即止，遂愈。

该患者后来又两次出现痔疮出血，均投予芎归胶艾汤治愈。

除痔疮出血外，芎归胶艾汤还用于子宫出血、肾脏出血、衄血（鼻衄）及其他出血证。（《汉方诊疗三十年》）

芎归胶艾汤原本是治妇人出血，被广泛用于其他出血证。"该患者后来又两次出现痔疮出血，均投予芎归胶艾汤治愈。"可知芎归胶艾汤的疗效经得起重复，因此，可以将本方视为高效止血剂。虽然止血广泛，本案却没有给出具体的使用指征，这是美中不足之处。"傍晚两足乏力"又传递什么信息呢？是下焦亏虚？是使用地黄的暗示？也许是这个意思吧。

《金匮要略》芎归胶艾汤条文说"有半产后因续下血都不绝者",《类聚方广义》云"治肠痔下血，绵绵不止……"由此可见，芎归胶艾汤用于病程比较长的慢性出血，出血量通常不是很大。因为慢性失血，患者多伴有贫血，面色大多苍白。本方多用于子宫出血、痔疮出血及肾出血，可知，所治以下部出血多见。另外，《皇汉医学》将芎归胶艾汤置于太阴病篇，可知本方所治的出血属于虚寒证。虽然地黄是凉性的药物，但通过配伍之后得到制约，整个方剂呈现的寒热属性不再明显。

当归芍药散治验

057 | 妊娠肾所致高血压用当归芍药散料
（矢数道明治验）

饭某，31岁，女。初诊 1985 年 3 月 1 日。体格、营养中等，面色一般。脉沉细，但有力。初诊时血压 150/100mmHg，据称通常多在 160/90mmHg 左右。患者于 3 年前分娩第一胎，当时曾被诊断为妊娠中毒症，血压升高，至今尿蛋白仍为（＋）或（±），有时尚可检出红细胞。体重 53kg。其他自觉症状有肩凝、头重、头晕目眩、早晨手脚发麻、浮肿。腹诊：两侧腹直肌紧张，有轻微瘀血证。

根据上述所见，投给了当归芍药散料加桃仁、牡丹皮各 3g。服药后，各种自觉症状减轻、血压也逐步降至 130/80mmHg，尿蛋白及潜血完全消失，精神饱满。开始服药时，毛发脱落很严重，对此曾担心，但随着服药的继续，脱发也完全停止，体力恢复正常，服用整整 1 年后停药。（《汉方临床治验精粹》）

当归芍药散以循环障碍与水液潴留为治疗目标，且偏于虚证，血色不佳，常见的症状有疲劳倦怠、腹痛、水肿、月经异常、腰腿冷、尿频量少等，常伴有眩晕、耳鸣、头重、肩凝、心悸、失眠等神经症状。患者体质不虚，但存在循环障碍与水液潴留的表现。早晨手脚发麻是循环障碍所致。夜间活动减少，末梢血循环减慢，水液易于潴留手足，导致组织间隙水分增多，从而影响感觉功能，表现为手脚发麻。起床活动后，血循环加快，潴留的水液很快被吸收，神经感觉功能恢复，手脚发麻消失。有浮肿则是明显的水液潴留。头重、头晕目眩则属于伴随的神经症状。腹诊"有轻微瘀血证"似乎也提示循环障碍。因此，除了体质不虚，患者的表现符合当归芍药散证。

除了上述症状之外，肾脏疾病还导致尿检异常及高血压。值得注意的是，这些是通过器械检查得到的异常表现，并不能作为使用当归芍药散的依据。但当归芍药散起效后，这些表现也同样消失。应该可以得出这样的结论：当归芍药散改善了肾脏血液循环，促进了病变的修复，而不是单纯的活血利尿。

058 | 慢性肾炎（大塚敬节治验）

第1例，53岁妇人，1938年6月27日初诊。3年前被诊断为肾炎，一直治疗未见好转。

该患者既往有哮喘病史，苦于咳嗽、呼吸困难，但是数年前开始出现头痛、肩凝、背凝、头晕、耳鸣、悸动、失眠等症状，大便2天1次，小便日四五次。面色苍白，无浮肿。尿蛋白强阳性，血压最高达 200mmHg 左右，腹软弱，脉弦。

对于上述症状，投予当归芍药散治疗。

4 个月后的 11 月 7 日再诊，此时哮喘完全缓解，解除了数十年来的痛苦，同时头痛、头晕症状好转，食欲也增加了。

11 月 28 日来诊时，说简直忘记了病痛，每天工作也不感觉疲倦。继续服药 1 年以上，精力更加充沛，血压也稳定在 150mmHg 左右，但是蛋白尿并未消失。

第 2 例，35 岁妇人，1939 年 2 月 12 日初诊。这名患者去年 12 月生产，妊娠中患肾炎未愈，住院治疗了 70 天，身体反而更加虚弱，出院后邀我往诊。

主诉头痛，甚至疼得不能抬头，饮食一般，睡眠尚可。血色欠佳，脉弦。

投予当归芍药散 7 日量。其后 2 月 19 日、2 月 27 日分别给与前方 7 日量。3 月 5 日患者坐车来诊。此时已可以帮着干些家务，无明显不适。3 月 13 日来诊时经检查尿蛋白阴性。就这样便治愈了。

我的母亲也患有慢性肾炎，经常服用当归芍药散，每次服药后头痛、头晕减轻，足转温暖，身心感觉舒适。(《汉方诊疗三十年》)

第 1 例患者出现的头痛、肩凝、背凝、头晕、耳鸣、悸动、失眠等一系列症状应该是神经症状，也是当归芍药散证的一部分。面色苍白不排除贫血，也支持该方证。"说简直忘记了病痛"，说明治疗后神经症状消失了。血压也明显降下来。蛋白尿并未消失，可能是肾脏损害比较重。"尿蛋白强阳性"应该是++++，恢复到正常的难度太大。上一案（057）的尿蛋白很轻，因此恢复也比较快。再说，血压如此之高也加重肾脏损害。以今天的治疗来看，应该使用普利类或沙坦类降压药，既可以降压，又可以治疗蛋白尿。再回到汉方来，对于肾性高血压及肾损明显者，病情稳定之后，可否改用七物降下汤呢？

三例病人都是慢性肾炎，都有头痛症状，似乎可以得出这样的结论：慢性肾炎，身体虚弱者，血色不佳、头痛、头晕、下身冷，适合当归芍药散治疗。其实，如果以更宽松的标准来看，只要不是实证，血色不佳，伴有神经症状者都可以使用本方。至于水肿、高血压、尿检异常等表现，其差异性比较大，不必强求俱备。

059 | 无月经用当归芍药散（矢数道明治验）

涩某，24岁，女，未婚。初诊：1978年11月。体型瘦弱，虚证体质。

主诉无月经。本年2月赴欧洲旅行后，月经停止。经激素治疗，在8、9月虽一度有了月经，但其后再次停经。

腹部平坦、柔软，无抵抗或压痛。血压为128/82mmHg。初诊时，投给当归芍药散提取物粉末剂2g，1日2次。服药后于12月恢复了月经。但因未继续服药，自1979年1～8月又无月经。9月开始继续服用当归芍药散后，1980年1月及2月又有了月经。1981年继续服用该方，每年可有6次月经。1982

年10月结婚，1984年3月5日顺产一女。可以认为这是当归芍药散的效果。（《汉方临床治验精粹》）

闭经分为原发性与继发性两大类，很显然，患者属于后一类。从病因又可分为排卵性与无排卵性，无排卵性最常见，该类为功能性病变，卵巢功能完好，下丘脑－垂体－卵巢轴亦正常。在促性腺激素分泌减少时，可以导致轻度雌激素不足。经激素治疗，在8、9月一度有了月经，推测患者的闭经极有可能属于这种情况。那么，使用当归芍药散后月经出现，其治疗机理也应该与激素有关，可能本方有调节激素作用，事实上，当归本身就有类似雌激素样作用。

本案没有出现明显的当归芍药散证，"体型瘦弱，虚证体质"是仅有的支持证据，因此，应该属于经验用方。当然，这种情况也可以使用排除法，把其他方证排除掉，也能得出本方证。另外，患者是年轻的未婚女子，这是否也有一定的参考价值呢？在当归芍药散证的年龄分布方面，也可能有一定的倾向性。

当归四逆汤治验

060 | 长期的习惯性冻伤用当归四逆汤
（矢数道明治验）

池某，81 岁，女。初诊 1985 年 12 月 20 日。近 10 年来，每年 11 月至翌年 3 月间，手足必生冻疮，十分困扰，手足尖端冰冷，整个下肢均感到发凉。另外，高血压，易便秘，手指关节肿胀，早期手指发硬，右膝关节疼痛。病院诊断为变形性膝关节症。还有时出现荨麻疹。生育过 3 胎。

体型肥胖，面色偏红，脉沉实，初诊时血压 155/100mmHg。腹部稍膨满，但不太硬；手足尖端及耳壳处有冻伤，发红并有痒感，但并未达到糜烂。无舌苔，不口渴。

《伤寒论》厥阴篇中指出："手足厥寒，脉细欲绝者，当归四逆汤主之。"本例脉虽实，但此方一般均认为系治冻伤妙药，故投给了本方。服药 3 日后，足趾尖、耳壳冻伤开始好转，1 个月后几乎全部治愈。继续服药 1 个月，足部温暖，血行转佳，不仅冻伤治愈，而且继续服药到翌年 7 月时，全身状况均好，荨麻疹已不再发生，为预防今冬再犯冻伤，建议自 10 月开始再度服药。（《汉方临床治验精粹》）

本案为长期的习惯性冻伤，用当归四逆汤后取得满意疗效。但脉象与条文不符，如何看待这个问题？"手足厥寒，脉细欲绝"，手足代表末梢，手足厥寒是末梢血液循环不良；脉细欲绝是桡动脉狭窄或痉挛，桡动脉又可以作为了解整个上肢动脉的窗口，因此，当归四逆汤条文描述的应该是外周血管疾病，比如大动脉炎、血栓闭塞性脉管炎、闭塞性动脉硬化等，既可能是双侧，也有可能是单侧。冻疮是寒冷因素导致的局部组织损伤，虽然多见于末梢部位，但动脉血管不一定狭窄。从条文可以知道，当归四逆汤有改善末梢循环的作用，有利于冻伤组织的修复，因此，被认为系治疗冻伤妙药。毕竟，治疗冻疮是当归四逆汤的延伸使用，对于脉象的要求不应该过于严格，脉只是"象"，改善末梢循环则是"意"，治疗冻疮则是"得意忘象"。

本案还提出了预防冻疮的建议，提前服用当归四逆汤以治"未病"，从治疗转为预防之用，也是古方活用的一个方向。冻伤治愈之后，"而且继续服药到翌年7月时，全身状况均好"，很显然，服用这么长时间是出于改善体质的考虑。"近10年来，每年11月至翌年3月间，手足必生冻疮"，这种情况可以理解为"内有陈寒"，因此，冻疮治愈后还应该继续服药一段时间。

当归四逆汤治验

当归四逆加吴茱萸生姜汤治验

061 | 寒证（矢数道明治验）

37岁主妇，体瘦，面色苍白，贫血症。从年轻时起，体质即虚弱，32岁方结婚，1960年7月开始服用中药。

当时之症状为头沉、眩晕，肩酸痛，全身倦怠严重。因恶心而无食欲。面部肌肉痉挛且肿胀。经医院各种检查，均无异常。因为婚后做过2次刮宫手术，故诊为血脉症。体虚弱，血压仅100/60mmHg。由于血压偏低，故有眩晕和倦怠。

观其初诊以来之病历，常持续用当归芍药散、钩藤散、半夏白术天麻汤、苓桂术甘汤加牡蛎、清上蠲痛汤、半夏泻心汤等，至冬即常用当归四逆加吴生汤。

总之，这些处方各有其效果，患者心情愉快，健康好转。

然而，易疲劳和寒证，实难治愈。今年9月下旬，天气逐渐变凉时，无其他不适感。为此，求治疲劳和寒证。

于是，服用当归四逆加吴生汤粉末1g，加附子0.5 g为1次量，每日口服1次。

服药2个多月，来院主诉身体得温，疲劳亦减轻，颜面红润，食欲增进，体重增加。

此方对该患者之体质颇为适宜，故令其继续服用之，精神愈来愈好。

观此类治验，本方对妇女冻疮及其他寒证疾病有良好的疗效。(《临床应用汉方处方解说》)

患者以疲劳和寒证为治疗诉求。从病史来看，这两个症状应该与贫血有关。当然，血压偏低也会出现疲劳，但一般不会怕冷。除了疲劳之外，还会伴有头沉、眩晕。9月下旬，天气逐渐变凉时无其他不适感，可知没有头沉、眩晕，则目前的疲劳不是血压偏低所致。另外，天气变凉时血压通常会升高，因此，这两个症状不考虑血压因素，甲状腺功能低下也可以出现这两个症状。"面部肌肉痉挛且肿胀"也需要排除黏液性水肿，但该病通常体重增加，该患者消瘦，不支持这个诊断。

"若其人内有久寒者，当归四逆加吴茱萸生姜汤主之。"本案选用当归四逆加吴茱萸生姜汤应该是着眼于"内有久寒"。所谓的"内有久寒"应该是一种怕冷的体质，代谢处于低下的状态。当归四逆汤可以改善末梢循环，吴茱萸、生姜为温热药，再加附子，促进代谢的作用应该很强。每日仅用 1g 粉末，而且只服 1 次，可知应该是改善体质的服法。

值得一提的是，患者为贫血症，在没有使用铁剂的情况下依然取得满意的效果。本方没有补铁作用，而是改善整体代谢状态，促进食欲，营养得以增加而贫血好转。如果单纯补充铁剂，可能有一定的胃肠刺激，且对于整体之代谢无促进作用。因此，本方的治疗要优于单纯的补充铁剂。

当归四逆加吴茱萸生姜汤治验

111

062 | 冻疮（矢数道明治验）

27岁未婚女子，艺术大学毕业之琴师。该患者在十数年前开始，每年冬天，自11月至翌年4月期间，患严重冻疮，影响练琴。形体消瘦，有胃下垂，颜面黄褐无血色，食欲不振，易疲劳。其母云：她毫无姑娘的姿色，甚为忧虑。因是富裕家庭独生女，虽经过各种治疗亦未治愈。

去年4月在某大学附属医院就诊时，冻疮仍然未愈，诊查时手肿，呈紫黑色，为冻疮演变所致。夏天手指仍然发黑。

脉软弱，但不沉细小。腹部凹陷无力，胃内停水。

与当归四逆加吴茱萸生姜汤后，翌日起，日趋奏效，冻疮之痛苦渐缓解，紫色渐退，黄褐色面孔渐润有血色，食欲欠佳，但已有增进，稍见胖。不仅本人高兴，家属亦感惊奇。

当年夏天，紫黑色手指恢复正常颜色，腹部亦丰满有力。就诊前化妆时不易着附，现在化妆效果良好，已变得令人不认得的漂亮女子。此后，该患者一直坚持使用此方。（《临床应用汉方处方解说》）

本案同样是冻疮，按常规可以使用当归四逆汤。但患者除了冻疮之外，"形体消瘦，有胃下垂，颜面黄褐无血色，食欲不振，易疲劳""腹部凹陷无力，胃内停水"，这些症状已经超出冻疮的范围。4月份时"冻疮仍然未愈""夏天手指仍然发黑"，这的确要考虑"内有久寒"了。总之，患者并非单纯冻疮，要从体质层面来考虑，这应该是医者选用当归四逆加吴生汤的原因。

遥想先民们在制方过程中应该遇到这样情况：使用当归四逆汤效果不明显，后来发现病人体质虚寒，遂加了吴茱萸、生姜。虚寒体质的表现可能具有多样化，不便于提炼主症，因此笼统地说"内有久寒"。从功用上看，这两张处方只是温通的程度有所不同，一个是初级版，一个是加强版。冬天来了，水管如何防冻？最常用的方法是包一个保温层。如果把外周动脉比作水管，那么，当归四逆汤就像这个保温层。如果水管里流淌着温水，根本不需要保温层。和当归四逆汤相比，当归四逆加吴茱萸生姜汤就像直接放热水。也许这个比喻不恰当，但对于理解二者的作用力度还是有所帮助的。

当归四逆加吴茱萸生姜汤治验

防己黄芪汤治验

063 | 特异之多汗证（矢数道明治验）

49岁妇女，生来多汗，近3年来尤甚，在冬季每天也要忙于换衣服，夏天当然更重。初诊于1964年6月，越发苦于多汗。

汗出之状，经常先于早晨4时身热，第1次开始出汗，赶紧擦汗更换睡衣。于是变冷，需要被炉，又抱起怀炉。夏日亦同。其汗出每隔4小时反复发作。夜间更甚，上床之后，几次更换睡衣已成常规。此乃与众完全不同之多汗症，所以容易伤风感冒、头痛、全身倦怠、眩晕等。曾患风湿病，现在有坐骨神经痛。

肥胖型，肌肉坚实，皮肤不白，并不太柔软。然而，水毒停滞严重。有3个小孩，月经停止3个月。全身发冷。本来，防己黄芪汤使用于虚胖肌肤松软洁白之人，但是也不必局限于此。与本方加茯苓、牡蛎。

服此方15日，尽管将至暑夏，但出汗非常少，1个月后不再擦汗，亦不用更换衣服，全身爽快，像秋季晴朗之天空，实在舒适，极为高兴。

这个叫做不幸之癖，多年之多汗症完全好转，其后半年期间继服同一处方而完全治愈。(《临床应用汉方处方解说》)

多汗症是交感神经过度兴奋引起汗腺分泌过多的疾病。虽然诊断为多汗症，但患者为 49 岁妇人，"近 3 年来尤甚"，目前"月经停止 3 个月"，出汗之前有身热，出汗程度如此严重，这些表现要高度考虑围绝经期综合征。多汗症与交感神经兴奋有关，但夜间是迷走神经兴奋为主，因此，多汗症通常睡眠时不出汗。该患者夜间出汗更甚，不符合多汗症的诊断，即使既往是多汗症，目前还是考虑围绝经期综合征。

从围绝经期综合征角度来看，使用加味逍遥散加牡蛎应该更合拍。防己黄芪汤使用的目标是皮肤白、肌肤松软、肥胖、水肿或水肿倾向，属于水肥体质，在此基础上伴有出汗多，那才是合理的应用，也就是说，本案使用防己黄芪汤有些勉强。牡蛎有止汗之功能，是本案取效的关键药物。因此，从这一角度来看，防己黄芪汤加茯苓、牡蛎有效，换用桂枝加龙骨牡蛎汤，甚至使用牡蛎散也应该有效。

064 | 狐臭腋窝多汗症（矢数道明治验）

30 岁未婚妇女，为治疗狐臭而来院。听其主诉，从 14 岁起，即开始腋下出汗，自己感到其臭气难闻。经皮科治疗不愈，并说此病做手术亦徒劳，甚为悲观，拒绝结婚。患者肌肤洁白，肥胖，皮肤肌肉松软，虚胖，面颊潮红似苹果。初诊时2月下旬余寒虽烈，但从其厚毛衣上一看就知道必定濡湿变色。脱掉上衣，有数条汗液从腋窝流出。冬夏皆如此，夏季更重，不敢到人前。其他自觉症有全身倦怠、动悸不眠、肩酸痛、下半身冷、喝牛乳不久变胖等。

余诊之为风湿所致之防己黄芪汤证，即与此方。于是开始服药，翌日起大量排尿，出汗减少，自己亦甚感惊奇。服至15日时，已不担心腋窝出汗之苦。患者如同复活似地喜悦，因担心夏天再犯，半年期间服药到7月，在严酷暑夏季亦无变化，曾经苦恼15年之腋窝多汗症完全治愈而停药。(《临床应用汉方处方解说》)

患者存在两个疾病，即腋臭与腋窝多汗症。腋臭是腋窝大汗腺分泌的臭味物质，或分泌的有机物被细菌分解产生的臭味。腋窝的大汗腺属于顶浆分泌腺，其分泌功能在青春期开始活跃，青壮年时达到顶峰，老年阶段则减退。其分泌物多脂，呈油性黏液性，被细菌或酵母菌分解成短链脂肪酸与氨，这是臭味的主要成分。手术治疗主要是切除大汗腺。腋窝多汗症属于局限性多汗症，通常在焦虑、兴奋等紧张情况下出现。患者"面颊潮红似苹果"，可能存在交感输出增加的因素。从"脱掉上衣，有数条汗液从腋窝流出"来看，患者属于重度多汗症。因此，促使患者就诊的主要原因应该是多汗症，而不是腋臭。

"肌肤洁白，肥胖，皮肤肌肉松软，虚胖"，这是标准的防己黄芪汤体质。"全身倦怠、动悸不眠、肩酸痛、下半身冷"，这些都是伴随症状。"于是开始服药，翌日起大量排尿，出汗减少"，那么，大量排尿与出汗减少之间是否有必然联系？是排尿之后组织间隙水分减少，影响了汗腺分泌吗？如果是这样，那么，选用其他具有利尿作用的处方也应该有效。显然，这个猜测不成立。合理的解释应该是，防己黄芪汤干预了汗腺的分泌，先是出汗减少，后才有尿量增多。汗与尿是水液外出的两个途径，汗多则尿少，汗少则尿多，但反之未必亦然，尿量多，汗液不一定少。因此，大量排尿是汗出减少的结果。

另外，腋窝多汗症治愈后，腋臭是否也治愈？案中没有明示，推测也应该有所减轻。

065 | 肾病（藤平健治验）

21 岁妇女。1952 年 1 月中旬，因下肢浮肿和尿量减少而发病。3 月上旬在大学医院住院，下肢浮肿和严重之尿蛋白未消失。

全身倦怠，尿量减少，脉浮弱，舌润苔白不太厚，腹胀满略软。初与当归芍药散、五苓散、小柴胡汤、桂枝茯苓丸料、小半夏加茯苓汤、防己茯苓汤，平均每方用 1 周，但 5 个月间尿蛋白依然强阳性。以腰以下作肿及于阴部，且难于屈伸为目标，投与防己黄芪汤。经过半年，尿量增加，尿中蛋白减少，3 周来尿蛋白完全消失。因而故意停服中药，从第 2 天开始，尿量减少，又现蛋白尿。

再与防己黄芪汤内服，第 3 日尿量增加，尿蛋白也变成微量。前后服用 60 日，诸症消退。(《临床应用汉方处方解说》)

肾病是肾小球基底膜损害，导致大量蛋白尿漏出，引发低蛋白血症。低蛋白血症造成血浆胶体渗透压下降，从而出现凹陷性水肿。大量水液潴留在组织间隙，加之病人限制水分摄入，有可能血容量不足，肾小球滤过减少，从而出现少尿。防己黄芪汤治疗半年，尿量增加，尿中蛋白减少，可知本方有利尿作用，同时对肾小球基底膜的修复应该有促进作用。有趣的是，中途故意停药后病情反复，再次用药病情又好转，这无疑是对本方疗效的有力证明。

本案之前用了当归芍药散、五苓散、小柴胡汤等处方，具体用方思路没有叙述。"但 5 个月间尿蛋白依然强阳性"。作者如此强调尿蛋白，难道是以尿蛋白为用方指征? 不得而知了。最后"以腰以下作肿及于阴部，且难于屈伸为目标，投与防己黄芪汤"取效，很显然，用方指征非常明确。可见，方证的识别有时是一件困难的事，即使汉方名家也难免不走弯路。

为了提高防己黄芪汤的使用成功率，我们有必要对本案的经验进行升华。患者腰以下肿及阴，为整个下半身水肿。"腹胀满略软"，有可能伴有腹水，伴有腹水应该属于高度水肿。高度水肿通常都有大量蛋白尿。因此，本案经验可以升华为：肾病综合征出现高度水肿、小便少、尿蛋白强阳性，无其他不适者，首选防己黄芪汤; 不效者，再考虑其他处方。这是选择高效方的用方思路。

麦门冬汤治验

066 | 头面轰热和咽喉堵塞感
（大塚敬节治验）

一位高个子、大骨架、消瘦的 21 岁男青年。自称患神经衰弱，诉曾在某汉方医处进行治疗。

面色不佳，有时出现潮红，足冷，头面时有轰热感，头面轰热时咽喉部有变狭窄的感觉。睡眠亦差，连日睡眠不佳时，后头部会出现一些小的皮疹。食欲一般，大便 2 天 1 次。脉浮大，腹诊触得脐上明显悸动，胃部有振水音。

以脉浮大、脐上悸动、头面轰热、失眠为指征，投予了桂枝加龙骨牡蛎汤，但服药 2 周无任何变化。于是又加用半夏厚朴汤，期待能够对咽喉狭窄感有效，但还是无效。又以失眠为目标改投酸枣仁汤，因而睡眠好转，却又出现口中唾液积聚的症状，因而改投人参汤。服药后，唾液积聚和脐上悸动症状消失，胃部感觉舒适，但头面轰热和咽喉部症状仍未见好转。反复考虑之后，投予了麦门冬汤，服药后，头面轰热和咽喉部狭窄感一起消失了。

麦门冬汤以大逆上气、咽喉不利为应用指征，有降泻上逆之气的效果，所以逆气上冲的症状得以消除，咽喉部异感亦愈。

麦门冬汤也可用于肺结核和咽喉结核。(《汉方诊疗三十年》)

本案使用麦门冬汤是对《金匮要略》条文的活用。"大逆上气"本义应该指剧烈的咳喘，这种情况可以伴有面部潮红及轰热感。"咽喉不利"则是指咽喉部分泌物增多，痰黏不容易咳出。本案既没有咳喘，也没有痰黏难咳，与条文所载相差甚远。但大塚敬节先生对条文进行了灵活借用，一样取得满意疗效。巧思如彼，慧心变通，无人能出其右。

患者症状较多，因此，以哪些症状为主症并非易事。开始用桂枝加龙骨牡蛎汤，使用指征有"脐上悸动"。脐上悸动需要结合胃部振水音来看，这两个症状在部位上比较接近，组合在一起更合适。脐上悸动与胃部振水音合而观之，更符合苓桂术甘汤证。加用半夏厚朴汤，期待能够对咽喉狭窄感有效。但咽喉部狭窄感是伴随头面轰热出现的，不该作为独立的主症，这两个症状不该被分裂。使用酸枣仁汤也只是一时的权宜之计，只能单纯改善睡眠。口中唾液积聚有可能是酸枣仁的刺激，导致唾液腺分泌增多。服用人参汤后脐上悸动症状消失，胃部感觉舒适，振水音有可能也减轻或消失，从这个角度看，应该存在人参汤证，只不过处于次要地位，被酸枣仁汤刺激后才变得明显，其主要矛盾还是麦门冬汤证。

对于经方医生来说，临证之难在于方证识别。识别之难在于抓主证及鉴别诊断。在众多症状中，到底以哪一个或哪一症候群为主证，这的确考验医生的眼光。"反复考虑之后，投予了麦门冬汤"。在排除桂枝加龙骨牡蛎汤等方证之后，可选之方的范围无疑大大缩小了。这种"反复考虑"是建立在较多的前车之鉴上的。因此，从这个角度来看，对于疑难病的治疗，每一次的用方都是一种试错。有效，乘胜追击；错了，再另寻他径。

吴茱萸汤治验

067 | 头痛呕吐（矢数道明治验）

今年2月14日晨，一友人来求火速出诊，乃由舍弟立即前往。2小时后他来电话告知，患者系该友人之妻（36岁），1周前似有轻度感冒，昨起病情加重，在苦闷呻吟中彻夜未眠。现症为一切药物服后即吐，腰部及腓肠肌痛，两眼结膜发红，便秘，口渴，虽未发现明显黄染，但根据病情怀疑为钩端螺旋体性黄疸（外尔氏病）之重症例。特别是目前脉象不佳，随时有出现险情的可能。急遽之间，很难判断阴阳，故试探着投给了一剂大柴胡汤加石膏。服药后半小时，虽曾恶心，但未呕吐，看来似乎还能耐受，但脉象却越来越坏。由于不能确诊，下一步的治疗方针也无把握，因而要求笔者亲自前往处理。

笔者于午后抵达患者家，当时友人全家均以沉重心情聚集在病情不断恶化的患者周围。此时首要的是判明是否为外尔氏病，若证实确为此病，则只能建议接受不致造成遗憾的治疗术。据西医内科书记载，外尔氏病的主要症状首先是：急性恶寒、发热、腰痛，突发性重笃病态，眼结膜充血、淋巴腺肿胀、肌肉痛、腓肠肌痛等。发病后5～6天时出现黄疸，往往伴有皮肤点状出血或黏膜出血。重症者可引起脑症，发生谵语、过度兴奋，情绪极不稳定，终至陷入嗜眠、昏睡。如前所述，本患者几乎具备了重症外尔氏病的 80%～90% 症状。

为了进一步确诊，对患者做了仔细诊察。此时，患者虽呈昏昏欲睡状态，但却以十数秒的间隔，不停地摆动头部，就像要将附着的苍蝇赶开那样。据家人称，约 1 周前有轻度感冒倾向，但来客甚多，不得不带病应酬，在呻吟中操持家务。又因大便秘结，服用下剂，致使食欲更为减低。2 天前开始呕吐，昨夜似乎又做了噩梦，不断说出一些令人毛骨悚然的谵语，几乎整夜未曾合眼。但体温不高，未超过 37.1℃。

其后，经家人唤醒后，患者张开双眼时，结膜充血很明显，面色也稍呈潮红，似乎有阳证之象，而脉象却呈沉细微数，如漂浮的蛛丝一般，似乎随时都会消失。确实属于危急证候，心中不免暗暗吃惊。患者口唇微开，呼吸促迫。腹诊上，心下部肿胀痞满，却无任何挛急状态，腹部全体软弱，触压各处均喊疼痛。在腹诊即将结束时，患者突然感到苦闷增强，不断痛苦地扭动身体，最后将所服的大柴胡汤等约几百毫升液体全部吐出。同时，患者边呻吟边诉说：难受，腰不能动或下肢丧失了感觉等。触摸患者足部，确实有明显的冰凉感。但虽经反复认真察看，却未发现黄疸，也无淋巴腺或肝脾肿。因此，虽有很大的怀疑，但总感到不像外尔氏病，可是听、叩诊上均无异常，又找不到其他与现症相符的病名，不免也有些焦急。正在此时，患者对在枕边吵闹的子女，大声叱责了几句，其声音却颇为有力，这一有力声音，使笔者反而镇静下来。继续问诊中，了解到此时患者的最大痛苦是头痛欲裂，左乳房下方内部痛感及无法忍受又无法形容的疼痛。患者表情危重，语气近乎哀鸣，面对这有明显心脏衰弱征兆又不知病名的病例，确实感到棘手。但正在准备与患者家人进一步商量如何处理的瞬间，在潜意识中忽然似乎有人提醒说，这不正是吴茱萸汤证吗？这种潜意识的产生，不是别的，而正是治愈第1例患者时的记忆得到复苏而已。这以前只在找合适病名上钻牛角尖，而忽略了从汉方角度去找适宜的处方。想到这里，头脑顿时豁然开朗，愁眉舒展，语气也立即充满自信地告知患者家人，此病既不像外尔氏病，也无须拘泥于西医病名，自信可用吴茱萸汤治愈之。并当场从《类聚方广义》一书中，找到了进一步的说明：如舌无苔，口渴激烈且喜饮热水的原因等；而且乳房下方的胸内痛，也可按照有关厥阴病的描述"脉微细欲绝，四肢厥冷，消渴，气上冲心，心中疼热，下利呕哕"这一明确的汉方之有名诊断标准，得到解释。可以认为，本患者乃因误下而致病情迅速转至厥阴；根据《类聚方广义》中吴茱萸汤的条文"治呕而胸满、心下痞硬者；吐利、手足厥冷、烦躁欲死者；干呕、吐涎沫、头痛者。此方以呕吐、烦躁为主，四逆汤则以下利、厥冷为主"等内容，不仅诊断肯定，而且治法也十分明确。

于是，立即调制了1剂吴茱萸汤。第1次服药时，先令服约30mL，并立即用白开水漱口，以防残留苦汁诱发呕吐。结果很顺利；共分3次，服完1剂后，患者很快就入睡，并无任何烦躁苦闷表现。于是令家人备好保暖汤罐，放入被内加温。

随着时间的推移，病情开始见轻，脉逐渐浮起，速度减慢，呕吐未再发。乃嘱家人于黄昏前再令患者服完第 2 剂，并尽量保持环境安静，以保证充分睡眠。由于患者好转，家人十分振奋，笔者也像进入秋高气爽天气一样，心情舒畅。实际上，当思想中闪出吴茱萸汤证的念头时，甚至已经感到此病必定能治愈了，又一次清晰地体验到诊断即治方这一汉方医学的妙处。

其后，病情迅速好转。有趣的是，服用 2 付吴茱萸汤后，原来秘结不下的大便，连续 4 次排出了腹泻样便，同时四肢也转为温暖。但其间患者又发生了一次噩梦及呓语，经深入了解，乃悉源于家庭纠纷。在笔者的认真开导下，终于解开了双方心中的疙瘩，疾病从此走向痊愈。由此可见，妇女气滞所造成的危害竟如此严重！

到初诊后第 8 天时，患者已可正常进食并起床活动，约 3 周后一切恢复常态。所用处方除 1 天试用当归四逆加吴茱萸、生姜汤（效果远不如吴茱萸汤）外，全部服用单一的吴茱萸汤。本例病情更比前例严重，属于一步也不能大意的危重患者，幸而当时判断正确，方能取得上述良好成绩。（《汉方临床治验精粹》）

这则验案写得非常精彩！验案并非单纯的病史叙述，还有医者对患者病情的入细观察，对自己内心所想的坦荡表白。患者病情跌宕起伏，医者心情也由焦急转自信，到舒畅。通篇蕴含着诸多元素，如外尔氏病、西医的鉴别诊断、灵感思维、《类聚方广义》、家庭纠纷及开导等。整个场景扣人心弦，给人以强烈的带入感，有着浓郁的可读性。细细读来，不像是一则验案，倒是一篇汉方版的小说。不由得感佩矢数道明先生的细腻文笔，字里行间流淌着暖暖的人情世故，不愧是文学博士！在我看来，汉方验案写得最有文采的非他莫属了。

从本案还读到矢数道明先生的"入细"，这是上工的必备品质。一方面是观察入细。"患者虽呈昏昏欲睡状态，但却以十数秒的间隔，不停地摆动头部，就像要将附着的苍蝇赶开那样""患者对在枕边吵闹的子女，大声叱责了几句，其声音却颇为有力"。另一方面是治疗入细。"第1次服药时，先令服约30mL，并立即用白开水漱口，以防残留苦汁诱发呕吐""于是令家人备好保暖汤罐，放入被内加温"。对这些方面的关注，说明他在患者身上的确用心了。当然，也有美中不足之处。"面对这有明显心脏衰弱征兆，又不知病名的病例，确实感到棘手。"既然考虑心脏衰弱，至少要测量血压，并对心脏进行听诊检查吧？案中始终没有这些信息，对于中医来说，可以被原谅，但对于经受现代医学教育的现代汉方医生来说，确实有些说不过去。

案中这两句话颇能引人深思。"这以前只在找合适病名上钻牛角尖，而忽略了从汉方角度去找适宜的处方""也无须拘泥于西医病名"。由此引出这样的问题——西医的病名对汉方的诊疗有用吗？从本案来看，不知道西医的具体病名并不妨碍患者的诊疗，因为汉方医学是在症状（广义的症状）上找方证，不是在病名上找用方依据。远古的先民没有病名的概念，一样可以用方治病。因此，无须拘泥于西医病名的做法是对的！但如果把这个观点进一步引申，认为西医的病名毫无用处，这显然不对了。西医的病名对诊疗有一定的参考价值。某些方证在某些疾病中有较为集中的分布，而少见于其他疾病。病名对方证的识别有一定的指向性，因此，完全抛弃病名的做法也不值得提倡。南山的竹子，砍下来，削尖了，可以当作兵器使用。如果再安装一个铁制的矛头，是不是更好呢？

068 │ 头痛剧烈（矢数道明治验）

男，40岁。平素易感冒，有慢性支气管炎加答儿倾向，常有轻度咳嗽、咯痰。近二三年来，频繁服用磷酸双氢可待因复方制剂Brocin。平时面色及肤色虽带有苍白倾向，但总的外观印象为体格魁伟肥满，身体健壮。

平时虽常有感冒样感觉，但未卧床休息，只有时顿服某些解热西药，或洗澡发汗，带病坚持工作。初诊当天清晨发病，头痛剧烈，苦闷难耐，午后乃请笔者出诊，自称病情不断恶化。诊察所见：患者虽卧床，但时刻不停地转动，或屈膝或伸腿，或辗转反侧，或摆手摇头，极不安宁，这正是明显的烦躁状态。面色苍白，毫无精神，但无热状。笔者立即意识到绝非普通感冒，乃进行了详细问诊。

先问头痛部位，回答自两耳向上，恰好是戴帽部位，疼痛无法忍受，表情十分苦闷，自觉脑中有问题，全身很不得劲。这显然不是桂枝汤或葛根汤证的头项强痛。再问恶寒状况时，回答为足部冷感极重，几乎丧失感觉，虽使用取暖汤罐，但毫无温暖感。家人告知体温多次检查，均未高出 36.9℃。一般发热有恶寒者为阳证，无热而有恶寒者为阴证，故本病例应属阴证。患者脉象正如预期那样，呈沉迟微弱之象；舌无苔而润，从而可进一步认定为阴证。患者虽感口渴，但若进饮食，必立即吐出，自晨至午粒谷未进，即使一口茶水也全部吐出。腹诊时，心下部稍呈痞满状态（即皮肤表面并无拘挛、紧张，仅自觉内部有轻度发胀、堵塞、停滞感）。小便次数无异常，但尿少。大便今晨 1 次，为腹泻便。足部触诊确有凉感。

综上诸症，判断为病入少阴，当无大误。与前述少阴病，吐利、手足逆冷、烦躁，以及厥阴篇之干呕、吐涎沫、头痛等基本吻合。因而不再踌躇，投予了吴茱萸汤，并告知可根据情况，不必每次定服 1 剂，可分几次服用，以防呕吐。同时将服药后 2 日内情况随时告知，以便考虑下一步治法。

2 天后，据家人说，服第 1 付药后并未呕吐，而且身体产生温暖感，头痛亦逐渐缓解。再服 1 付后，当夜得获安睡。因而又令患者继续日服 2 付。第 5 天时患者已可下地，改为每日 1 付。10 日后身体状态已复原，开始正常工作而停药。其后患者再来复诊时，苦笑着说：真是良药苦口利于病啊！（《汉方临床治验精粹》）

本案辨方证采用的是分析法。分析法是对有关信息进行提取、分析、加工后做出判断的方法。患者以"头痛剧烈，苦闷难耐"为就诊的主要原因，医者通过初步观察，敏锐地发现患者处于烦躁状态。烦躁既可以见于阳证，也可以见于阴证，单纯的烦躁不能确定什么方证，但对于鉴别诊断有很大帮助。烦躁提示病情比较重，恰如医者所言绝非普通感冒。也就是说，如果头痛属于太阳病，出现烦躁需要考虑大青龙汤证，而不是桂枝汤证。

　　烦躁是对患者整体精神状态的把握，接下来则是对主症头痛的分析。通过问诊，知道不是头项强痛，从而排除桂枝汤证与葛根汤证，这两个方证的头痛多涉及颈项部。除了头痛之外，感冒最常见的症状还有恶寒与发热，因此，围绕这些进行问诊，得知极度恶寒而不发热，由此判断为阴证。一旦确认为阴证，则排除了一大部分方证，可供选择的范围大大缩小了。"但若进饮食，必立即吐出"，随着呕吐这一症状的出场，目标开始明朗化了。阴证，头痛、烦躁、呕吐、足冷，这几个要素很容易想到吴茱萸汤证，就像三个不在一条直线上的点，轻而易举地连成了三角形。如此层层分析，吴茱萸汤证如剥洋葱般地逐渐显现。

　　"其后患者再来复诊时，苦笑着说：真是良药苦口利于病啊！"由此可见，并非所有的病例都是合证嗜味的。是否嗜味，与病情、患者饮食喜恶以及药物气味等因素有关，不仅汉方药如此，西药也是这样，所不同的是，对于苦口难咽的西药，可以采用胶囊剂型，这一点值得汉方借鉴。

069 | 有偏头痛病史的胃迟缓症
（大塚敬节治验）

　　患者为45岁男性，肤色黑，消瘦型体格。过去曾患有中心性视网膜炎、肾炎、阑尾炎等疾病。初诊是 1958 年 7 月 1 日。

主诉为约一周发作 1 次的偏头痛，自数年前胃部不适以来一直持续存在。头痛总是发生在右侧，发作时食欲减退，恶心，但不呕吐，并且也不是疼得抬不起头来的剧烈疼痛。大便一天 1 次。

脉略沉，血压 120/80mmHg。腹诊：胃部有振水音，腹壁无弹力。

此时可以选择的方剂有五苓散、半夏白术天麻汤、川芎茶调散、吴茱萸汤等。如果使用五苓散，必须有口渴和小便不利，但该患者无此症状。川芎茶调散作为治疗头痛的方剂是有名的，但我曾用于胃弱的病人遭失败，所以觉得对该患者也不适宜。吴茱萸汤所适用的偏头痛属于疼痛剧烈而烦躁伴严重呕吐者，但该患者头痛较轻，也无烦躁和呕吐，也先置于一旁。因该患者平素胃弱、胃部有振水音而头痛，便以此为指征，投予了半夏白术天麻汤治疗。服药 1 周、2 周，未见明显变化，服药 3 周后，诉恶心和食欲不振，并且胸脘痞闷，嗳气，有时口中出现如水样唾液。因似乎头痛减轻，便又给予上方 1 周量，但服药过程中又出现了头痛，恶寒。

于是，改投吴茱萸汤，吴茱萸一日用量为 1.0g。

这次效果显著，仅服用 1 天，胸脘已觉通畅，食欲增加，身心感觉轻松，头痛全部消除了。继续投予吴茱萸汤，治疗 3 周后痊愈。

我想一开始就应该给予吴茱萸汤。半夏白术天麻汤的头痛和吴茱萸汤的头痛鉴别并非易事。（《汉方诊疗三十年》）

"此时可以选择的方剂有五苓散、半夏白术天麻汤、川芎茶调散、吴茱萸汤等。"先根据基本病情建立一个"方证池"，把最有可能出现的方证纳入其中，然后再进一步进行鉴别诊断，逐一排除，最终找到合适方证。恰如捉鱼，在江河里捉鱼不容易，建一个鱼池，把鱼儿放养其中，需要时去捉拿岂不更容易？因此，画地为牢，事先缩小思考的范围是不错的选择。

建好"方证池"后，下面的工作就是鉴别诊断了。本案根据患者无口渴和小便不利排除了五苓散，以胃弱回避了川芎茶调散，以"头痛较轻，也无烦躁和呕吐"暂时悬置了吴茱萸汤，最后凭"平素胃弱、胃部有振水音而头痛"使用半夏白术天麻汤。服药后发现疗效不明显，又重新启用吴茱萸汤。总之，就在这几张处方里琢磨，是很容易搞清楚方证的。虽然"螺蛳壳里做道场"的格局狭小，但能选择三尺高的栏跨过去，又何必选择一丈高的杆跳过去呢？

070 | 头痛、呕吐（矢数道明治验）

60岁妇女。剧烈头痛并反复呕吐，干呕从夜至天明，头顶百会部、太阳穴处贴有梅干，用毛巾缠头，在床上呻吟，痛苦不已。极烦躁，睁眼即眩晕。诉说若一想到痛苦，宁死不欲生。脉沉微迟，颜面微潮红，因不眠而眼结膜充血。腹诊：心下部膨满，感有停滞，压之不适，即作噫气。舌湿润，手足冷。全身乏力，苦于身无置处。此乃"少阴病，吐利，手足厥冷、烦躁欲死者"，为吴茱萸汤证。即与吴茱萸汤1剂。

10多分钟后，如雾放晴，头痛去，嗳气止。2小时后出诊观之，患者之缠头布已去除，卧位，正与探视者谈笑、吸烟。用此方2日痊愈。（《临床应用汉方处方解说》）

患者的剧烈头痛伴有呕吐要考虑偏头痛。偏头痛有时也表现为双侧头痛，以额颞叶多见，疼痛程度为中度至重度，持续数小时到数天，恶心、呕吐、畏光等自主神经症状明显。"太阳穴处贴有梅干"，应该是颞部疼痛。梅干是日本传统的咸菜食品，有消除疲劳、缓解晕车作用，外贴可能是希望缓解头痛。"睁眼即眩晕"，有可能存在畏光而不敢睁眼。

"即与吴茱萸汤一剂"，虽然有呕吐，但却没有分次服药，也许是呕吐时间比较长，胃中已经无物可呕，不必担心药物呕出吧。"10多分钟后，如雾放晴，头痛去，嗳气止"，如此短的时间内头痛缓解，让人不能不质疑药物的作用，其中，有没有疾病自身缓解的因素呢？

引用条文也是重要的用方思路。吴茱萸汤的条文一共有3条，都有呕或吐，其中，阳明病篇的是"食谷欲吐者"；少阴病篇的是"吐利，手足逆冷，烦躁欲死者"；厥阴病篇的是"干呕吐涎沫，头痛者"。本案引用的是少阴病篇条文。"吐利"应该是有实物的，本案为干呕，且没有下利，而且，少阴病篇的条文没有头痛，因此，引用厥阴病篇的"干呕吐涎沫，头痛者"更为贴切。

苓甘姜味辛夏仁汤治验

071 │ 支气管炎（和田正系治验）

此为自身之体验。年末严寒之季，连续 3 日夜半出诊，身体冷却而引起支气管炎。无热，咳嗽频发，咯吐大量黏稠痰，咳时伴有噫气，时时呕吐。全身似有恶寒之冷象，遇寒与小风即感身冷，已处于功能衰弱、无元气之境地。

既不是阳证，又非附子证，故服用苓甘姜味辛夏仁汤。

服用 1 次，即觉体温、咳消、精神振作，1 周痊愈。（《临床应用汉方处方解说》）

一般来说，苓甘姜味辛夏仁汤用于咳嗽剧烈，伴有多量稀薄容易咯出的痰液，本案"咯吐大量黏稠痰"，依然可以使用本方，为什么？"无热恶寒者，病发于阴也"。因此，从整体上来看，本病属于阴证。在寒热的判断方面，局部症状需要服从整体表现，虽有黏稠痰也不能视为热证。退一步讲，即使患者咳吐黄脓痰，但只要全身没有热象，也可以使用本方。

"又非附子证"，何以见得？推测没有手足逆冷及脉沉微等表现，案中省略了这些信息。如果有附子证，此病当用何方？真武汤加姜辛味的可能性很大。如果是阳热证出现"咳嗽频发，咯吐大量黏稠痰"，则要考虑小青龙加石膏汤了。

072 | 支气管喘息（矢数道明治验）

43 岁妇女。去年曾患肺炎，8 个月前患感冒，之后持续咳嗽、咯痰，两侧胸痛，X 线检查数次均无所见。医院诊为喘息症，治疗无效。食欲不振，呼吸困难，行走不便。每夜 11 时、1 时、4 时咳嗽发作，甚为苦恼。发作时动悸，尿频，咳吐淡痰，背肩酸痛严重。

颜面苍白，微现浮肿象，脉沉细小数。全腹软而凹陷，心下微紧，胸部可闻及笛音与小水泡音。舌无苔而生皲裂如荒。非热证，为寒证。全身呈现疲劳无力、贫血、寒冷之虚寒证等。依据痰稀、尿多、冷汗等症分析，此为水邪停滞之故。

投与苓甘姜味辛夏仁汤。服药 1 周诸症消失，食欲增进，1 个月后从事轻工作，体力不感疲乏，体重增加，颜面红润。3 个月痊愈。据人传说，称为奇迹之不再复发治愈患者。（《临床应用汉方处方解说》）

本案让人想到《金匮要略》的名言"病痰饮者，当以温药和之"，这就是典型的痰饮病。肺部痰饮病的治疗离不开温化，核心药物是姜辛味。本案是单纯的肺部痰饮，如果兼有表证发热等，则是小青龙汤的主治；痰饮进一步化热，又有加石膏汤的必要。

支气管喘息与支气管痉挛有关。"胸部可闻及笛音与小水泡音"，笛音很容易让人想到支气管痉挛，进一步产生使用麻黄的想法。笔者曾有过这样的念头，如果使用桂姜草枣麻辛附汤是否可以呢？但很快就打消了。原因是该方所主为气分，而本案则为痰饮，从疾病的性质上给予排除。

另外，"舌无苔而生皲裂如荒"容易被认为阴虚而不敢使用干姜剂。痰饮多是水滑苔，伸舌水液欲滴，那么，对于该舌象又该如何看待呢？这种舌象有可能是舌头本身的疾病，与痰饮病关系不大。不是所有的疾病都反映到舌象来的。再说，判断舌象也需要排除舌头本身疾病，比如，先天性的舌头裂纹。还有，如果舌表现为发红而皲裂的热象，但整体上为虚寒证，此刻，不妨用手指触摸按压舌面，体会舌体的温度，如果舌温不高，也应该视为假的热象。总之，这种舌象容易迷惑人。

肾气丸治验

073 | 游走肾（大塚敬节治验）

一位看上去很健康的男性，诉身体容易疲劳，活动后、倦怠后出现腰痛、腹痛。曾被诊断为胆结石、肾结石、慢性阑尾炎等疾病。最近在某医院进行了仔细检查，确诊为右侧游走肾。腹诊：坐位于右季肋下很容易触及肾脏，但是仰卧位时则难以触到。饮食正常，二便尚可。

根据《金匮要略》"虚劳腰痛，少腹拘急，小便不利者，八味丸主之"一条，投予肾气丸治疗。服药1个月后，疲劳感大部分减轻，腰腹痛也感觉不到了。

此后不久，有一妇人诊断为游走肾，虽然觉得使用肾气丸有些勉强，但前述游走肾患者取得了很好的疗效，还是给予肾气丸治疗，结果出现了呕吐和食欲不振，服药2天便停药了。

该患者全腹软弱，胃部有振水音，脉弱，食欲不振，并伴有腹痛、背痛、腰痛，无法正常工作。肾气丸用于胃下垂、胃迟缓症而具有食欲不振、腹泻、呕吐诸症者，往往会引起副作用而难以被患者接受。所以《金匮要略》中也在肾气丸条下有"饮食如故"的记述，提醒肾气丸应用于没有胃肠障碍时。虽然论述如此，但对该患者仍然投予了肾气丸，这是无视辨证，被病名牵制的结果。

于是改投良枳汤治疗，有效地控制了症状，腹痛、背痛、腰痛减轻。

该患者有明显的脐部悸动。和田东郭（1744—1803，日本江户时期医家——译者注）曾述脐部悸动亢进是地黄剂的腹证，但使用配伍龙骨、牡蛎和桂枝、甘草的方剂，也是以脐部悸动为指征的。所以仅仅以脐部悸动为指征而使用肾气丸有草率之嫌。

良枳汤为苓桂甘枣汤加枳实、半夏、良姜而成，我以悸动亢进、腹部有硬块、向上攻举样疼痛为指征使用该方。（《汉方诊疗三十年》）

游走肾又叫游动肾，是肾脏的固定装置发生异常，肾脏失去有效固定，能够在腹膜后间隙内自动活动的现象，多见于右侧，也可为双侧。游走肾可以出现腰酸背痛、肾区叩痛、牵拉痛等表现，一般情况下多无症状。本案"活动后、倦怠后出现腰痛、腹痛"应该是游走肾的症状。医者将"倦怠后出现腰痛"理解为"虚劳腰痛"，并以此为依据使用肾气丸。但患者没有"少腹拘急，小便不利"，因此，肾气丸证的表现并不典型。最终症状减轻，但没有说明游走肾是否还能触及，这是本案的不足之处。肾气丸对于改善肾脏的位置恐无效果，其作用也只是改善游走肾带来的不适，而非起到固定肾脏的作用。

第2例病人的失败与其说"这是无视辨证，被病名牵制的结

肾气丸治验

果"，不如说是被稀缺记忆误导的结果。人们对于稀缺性的东西记忆相对深刻，而常见的现象大都熟视无睹。游走肾不是常见病，其治疗的经验也非常少，自然留下来的也是稀缺性记忆。大脑有它惰性的一面，许多时候我们认为的思考只不过是大脑在搜索历史的记忆而已。对于该患者来说，医者没有思考，只是轻而易举被记忆所支配。

"脐部悸动亢进是地黄剂的腹证"，这是汉方医家总结的经验，值得重视。脐部悸动应该是腹部大动脉搏动，脐部悸动亢进就是腹主动脉搏动亢进。如果因为心脏输出量增加而引起腹主动脉搏动亢进，那么，可以使用大剂量地黄抑制心脏，比如炙甘草汤。换言之，适合地黄的脐部悸动亢进应该是代谢增强的状态。除了腹证之外，脉搏或心率的加快也是重要的参考。因为精神或其他因素导致的脐部悸动亢进，可能适合桂枝甘草剂或龙骨牡蛎剂。总之，脐部悸动亢进只是一种现象，我们不该满足于此，否则，也就失去了进一步探寻背后原因的动力了。

074 | 两下肢麻木不能行走（大塚敬节治验）

1948 年到琦玉县某医生家出诊时，从邻村用三轮车拉来了一名患者，请我务必诊治。

患者为面色浅黑、看上去健康的男性，自 1 年前起两下肢麻木不能行走。医生诊断为脊髓疾患，肌注青霉素治疗，无效。食欲尚可，无膀胱和直肠的异常症状。

对于这种情况，我投予了肾气丸治疗。1个月后，患者能够独自站立起来，至第5个月，患者已能骑自行车了。

某日，该患者骑自行车途中，遇见了以前的经治医生，医生看到他健康的样子吃了一惊，询问是如何治愈的。患者便详细回答了找某医生、服汉方药、如何治愈的过程。于是这位年轻医生来访问我，询问给患者治疗用的是什么药物。

我让他看了肾气丸。这名医生说："想问一下这种药为什么对该患者有效，其理由是什么呢？"我没能做出这名医生能够理解的解释，因为他完全没有汉方的基础知识，再加上那时对肾气丸的现代药理研究几乎没有。我认为对于该患者使用肾气丸的道理，有必要从汉方医学病理和诊断方面来说明。

我盼望着这一天的到来，无论对谁都可以清楚地解释汉方的方药和药理。(《汉方诊疗三十年》)

本案凭什么指征用肾气丸？案中没有明示。肾气丸可以治疗少腹不仁，不仁有麻木的意思，难道是将少腹不仁借用于下肢麻木？不得而知。《圣济总录》有地黄饮子，主治"肾气虚厥，语声不出，足废不用"，所用药物有熟干地黄、巴戟天、山茱萸、石斛、肉苁蓉、附子、五味子、官桂、白茯苓、麦门冬、菖蒲、远志，其中有5味药与肾气丸相同。由此可知，这些补肾药物对于脑、脊髓疾患的恢复有一定的疗效。

"我盼望着这一天的到来，无论对谁都可以清楚地解释汉方的方药和药理。"这是一句让人为之心动的话！这句话可以说是大塚敬节为汉方医学指明了发展的方向！我们不妨叫它"大塚敬节之盼"！把汉方取效的机理搞清楚，明明白白地展示给大众，而不是雾里看花般的解释。从事汉方医学的都是经过现代医学教育的人，这位年轻医生之问也是汉方界的共同心声。从这一角度来看，盼望这一天到来的又何止大塚敬节一人。从这句话里，我们也可以看到未来的趋势，那就是汉方的发展不断地现代医学化，这何尝不是与时俱进呢？站在汉方医学金字塔之巅的大塚敬节，一路走来一定历经无数坑坑注注，有弯路，有困惑，更有艰辛，他一定不希望后来人重走当年路。

　　学术的发展方向在很大程度上取决于领军人物。斯人的眼界、胸怀、见识、操守、大局观等品质无疑起到重要作用。大塚敬节的"无论对谁都可以清楚地解释汉方的方药和药理"自然也包含了全球观与国际化的意味，体现了一个老汉方医的深远眼光。

075 ｜ 老年性白内障（矢数道明治验）

　　某，女性，65岁。5年前患白内障。主诉视力差，口渴，手足冷，腰痛。患者食欲正常，有时失眠，并有肩凝症及大便秘之倾向。给予八味丸，服用2周后大便好转，服药2月后视力恢复，此后续服1年经过良好。（《汉方辨证治疗学》）

　　白内障是晶体混浊性眼病，可以影响视力。白内障分多个类型，《汉方辨证治疗学》说："糖尿病性与老年性白内障使用汉方药治疗有一定的效果，而其它以手术治疗为好。"八味丸治疗白内障又以什么为指征呢？眼部的表现同质化较高，不可能作为辨证的要点，还是要归于其他症状。本案八味丸证体现在口渴、手足冷、腰痛。"大便秘之倾向"有可能属于老年性便秘，不能作为辨证依据。

对于白内障而言，患者视物模糊的程度与晶体混浊的部位和程度有关。本案视力恢复后晶体混浊情况如何？案中没有提及，这是治验的不足之处。

076 | 巴塞杜氏病（浅田宗伯治验）

40岁妇女。伤寒后，心中动悸甚，咽喉时迫急而少气，咽喉外臃肿如肉瘤（甲状腺肿大），脉虚数，形体羸瘦如柴，腹内虚软如贴，饮食不进。余曰：舍炙甘草汤加桔梗，余无适方也。连服其方，数旬动悸渐安，肌肉大生，咽喉臃肿自减，气息爽快，悠闲散步，云之后无恙。（《临床应用汉方处方解说》）

本案应该是甲状腺功能亢进症，虽然没有"脉结代"，一样使用炙甘草汤，可见，炙甘草汤证的关键是心动悸，而不是脉结代。此处的心动悸是甲状腺素对心脏的刺激所致。出现房颤时则表现为"脉结代"。因此，可以认为甲状腺功能亢进出现的高代谢综合征是炙甘草汤证的最佳病理模型。

"数旬动悸渐安"，说明炙甘草汤可能有抑制心脏收缩的作用，或者有对抗甲状腺素之功。"肌肉大生"，《神农本草经》云地黄"长肌肉"，当是针对消耗性体质而言。本案为什么要加桔梗？可能是为了兼顾"咽喉时迫急"。本案服药数旬后动悸才渐安，见效之慢，可能与汉方剂量偏小有关。

077 │ 肝脏肿大、黄疸、浮肿、气短、耳鸣、头晕

（大塚敬节治验）

黄疸多用茵陈蒿汤和茵陈五苓散治疗，下面举 1 例用炙甘草汤治疗黄疸的病案。

患者为 49 岁男性，大约从 1 年半前出现全身浮肿，以下肢为甚，易疲倦，半年后又出现耳鸣、头晕、气短等症状。在某医生处就诊，上述症状不见好转，2 个月前又出现黄疸、纳差。

1936 年 3 月 24 日初诊。除上述症状外，还有胸部膨满、手足烦热（这种烦热是使用地黄剂的指征之一）、烧心感、口渴等，大便一天 1 次，小便日四五次。腹诊：肝脏肿大，左下缘达到脐上三横指处。脉浮大，舌红无苔。

从以上的经过和症状看，感到预后不良，在治疗上投予了炙甘草汤。服药后症状明显减轻，其好转程度出乎意料，气短、浮肿、头晕、耳鸣等症状消失，黄疸消退，食欲也好转。肝脏眼看着缩小，5 月 16 日就诊时，肝脏已经不能触及了。

炙甘草汤是以悸动、气短、脉结代、手足烦热等为应用指征的方剂，这是个使用炙甘草汤使肝脏缩小、黄疸消失的很少见的病例。（《汉方诊疗三十年》）

黄疸只是一个症状，由多种原因引起。"黄疸多用茵陈蒿汤和茵陈五苓散治疗"，这种黄疸属于肝性黄疸，因为肝脏本身疾病导致对胆红素的处理能力下降所致。本案的黄疸则是一个继发症状，

炙甘草汤治验

是长期水肿之后出现的。从长期水肿及气短等表现来看，患者应该是慢性右心功能不全，黄疸与肝脏肿大无疑是心功能不全的表现之一。肝脏缩小，黄疸消失也是心功能不全被纠正的必然结果。也就是说，本案使用炙甘草汤是纠正心衰，不是直接治疗黄疸及缩小肝脏。同时，"气短、浮肿、头晕、耳鸣等症状消失"也足以说明黄疸不是炙甘草汤的主治目标。不论黄疸是如何严重，永远不可能"挤进"炙甘草汤证的。

通常使用地黄需要考虑胃肠功能，但本案有纳差，一样使用含有地黄的炙甘草汤。此纳差不是消化道疾病所致，而是心功能不全导致胃肠及肝脏淤血使然，可以随着心衰的改善而好转，因此，这里的纳差不应该成为使用地黄的禁忌。

三黄泻心汤治验

078 | 鼻衄不止（大塚敬节治验）

有一年岁末的一天，接到了一位很早以前就熟识的患者的电报，称"鼻血不止，很严重，请速来"。于是就急忙出诊了。

该患者为 51 岁男性，十几年前因类风湿性关节炎来诊，其后稍微有些不适便来就诊。这次是在公司上班时突然出现鼻衄，就近在医院做简单治疗后回家，请附近的医生到家里诊治。该医生给予药物纱条压迫鼻腔、注射止血药物治疗，并嘱其尽量多食动物胶质。但 4 天过去了，鼻衄仍不止，患者非常不安，恐怕这样下去会有生命危险。这种不安感也是使用泻心汤的指征之一。

患者肤色偏白，鼻头部压以冰袋，但颜面仍潮红，脉浮大。进流食，大便每天 1 次。因为一活动鼻血加重，便卧床不起，连小便也使用便器。即使不进食也有心下痞塞感，但无胸胁苦满和腹直肌的拘挛。

因为具有这些症状，便投予了三黄泻心汤。服药三四天便基本上治愈。3 天后的 12 月 31 日，患者派人来取药，说还有少量出血，便又给予 3 天药物。

正月初六，收到了患者的贺年卡，写有一首俳句："未成骸骨去，庆幸合掌举额间，元旦之日出。"

三黄泻心汤可应用于伴有颜面潮红、烘热感和不安感的出血症，但出血时宜冷服，如果服用刚煎好的热药，有时会发生出血加剧的情况。前些年，我也曾患鼻衄，服用刚煎好的三黄泻心汤，好像加了一把火，出血犹如喷出，势头很猛，一直流到喉咙里。

另外1例是一位妇人肺结核的咯血，服热药后，一时出血量反而增加了。

三黄泻心汤里的大黄，比起泻下作用，更主要的治疗目的在于疏导炎症和充血状态，宜以此为着眼点来加减使用。(《汉方诊疗三十年》)

从本案可知，三黄汤证的实质应该是上部充血状态，因为充血，可以表现为鼻部、肺部等出血不止、面色潮红，伴有不安感等神经症状。在脉象上，体现为脉有力。三黄汤中黄连有镇静安神作用，应该能够消除不安感；黄芩则有止血及降血压作用；至于大黄，"治疗目的在于疏导炎症和充血状态"，有可能是通过扩张盆腔血管以诱导血液下行，从而缓解上部充血。另外，大黄含有鞣质，有收敛作用，有助于止血。

案中还提到三黄汤止血需要冷服的问题，这个经验值得借鉴！热药可以促进血液循环，从而加重出血。其实，不仅仅是热药，喝热茶甚至白开水也可能如此。基于这种认识，如果把药液温度再次降低，低于人体温度，是否会促进止血呢？这个问题值得临床观察。另外，冷服或许能安慰患者情绪，对缓解不安感有帮助。从这一角度来看，也是值得提倡的。

概括一下本案使用三黄汤的辨证要点：精神不安感、心下痞塞感、颜面潮红、脉浮大、血证。

茵陈蒿汤治验

079 | 少年肾病综合征（大塚敬节治验）

我曾经使用茵陈蒿汤治疗肾病综合征和肾炎。

1939 年 5 月我接诊了 1 例 8 岁男孩的肾病综合征。患者浮肿，贫血，尿少，尿中蛋白多量。

我投予了五苓散治疗，结果患者嫌药物难喝，只喝药 2 天便放弃了。3 年过去了，我也把该患者的事情忘记了。

可是，1941 年的 5 月 18 日，突然接到该患者家的往诊要求。

患者的祖母介绍说，上次诊治以后便在附近的医院住院治疗，使用了多种方法，仍未痊愈。更换药物后，四五天里尿量增加，浮肿减退，但使用的利尿剂减量后，很快浮肿就又加重了。一直这样反复，什么时候能够治好我看不到希望。

所以，这次一定要他好好吃药，他自己也打算服药了，请务必多费心治疗。

我往诊的时候患者并没有高度浮肿，主要在面部和腹部有水气。我当时这样想，对于直到今天早晨还持续服用西药的患者，无论怎样仔细地诊察，还是难以把握病证的本态。便做了简单的诊察后给予了 3 天量的分消汤就回去了。随后打电话对介绍该患者的人说:"今天看了 S 君，给予了一些药物，但二三天后浮肿会迅速加重，小便排出困难。到时也许会向你抱怨，请你这样说，之所以停用那些药物是因为它们根本就治不好这样的难病。"

可能被我猜中了。第 3 天的早上，患者家里来电话说，从昨天开始尿量减少，一昼夜的尿量不到 200mL，全身肿得都圆了，胸部非常难受，昨夜一夜未眠，请赶快来一趟。

当天下午，我到了患者家中，在上二楼的楼梯上就听见患者"难受、难受"的呻吟声。患者在哭，因为浮肿，眼睛肿得只剩一条缝，眼泪从眼缝里流到脸上。腹部显著膨满，心窝部可以看到几条青筋。口渴明显，无尿，并且 3 天均便秘。

于是，我根据上述症状，确信其为茵陈蒿汤适应证，决定使用该方。

茵陈蒿汤虽然一般被认为用来治疗黄疸，但该方实际上是应用于古人所谓"瘀热在里"状态的方剂，以口渴、小便不利、尿色赤褐、便秘、胸内苦闷和腹部膨满为指征，并不以黄疸为必须的存在。中神琴溪（1743—1833，日本江户时期医家——译者注）对于多种治疗无效的顽固性子宫出血而里有瘀热者使用该方而获效。村井琴山（1733—1815，日本江户时期医家——译者注）用该方治疗脚气病（维生素 B_1 缺乏症——译者注）肿胀发热而获速效。堀均氏使用该方治愈了荨麻疹。

目前患者虽然有高度浮肿，但并不能认为是应用苓术类利尿剂的证候。另外也不像麻黄剂适应证。

该患者除有浮肿外，还诉心胸苦烦（胸口痞闷不畅）、口渴、小便不利、便秘和腹满。并且患者最痛苦的症状是心胸苦烦，因此而难以入眠。这不正是栀子剂证所见的心中懊侬不得眠证吗？茵陈蒿汤证中"心胸不安"所指的就是这种状态。另外，茵陈具有去除在里之瘀热、疗口渴和增加尿量的功效。茵陈蒿汤即是在这二味药物基础上加大黄而成。

基于这样的考虑，便投予了茵陈蒿汤。令人惊叹的奇效迅速出现了，第二天尿量达到 1500mL，心胸变得舒畅，饮食增加。服药 20 天时，只剩下腹部的浮肿，其他自觉症状消失，基本上已无任何苦痛；心下部的青筋和腹水略有减轻，但还不到完全消除的程度；这时的尿量又有所减少，日尿量约 700 ～ 800mL。因为此时患者的身心的感觉尚好，我便考虑在治疗上静守现状。

但是，在投药第 26 天的凌晨 2 点左右，患者突然诉剧烈腹痛，像是阑尾炎。患者家属来电话，邀我紧急往诊。我觉得不可思议，紧急赶到，看到患者眉间紧皱，在流泪，面色苍白。

脉浮而略数。疼痛从回盲部扩散向右肾的区域，对按压敏感，略移动右腿或翻身时腹痛便加重。但因为腹部还有相当程度的浮肿，难以充分触摸到深部的情况。体温为 39.6℃。

我请患者的父母到另外的房间，对他们说："这次腹痛可能是阑尾炎所致，但我并没有对肾病综合征合并阑尾炎的治疗经验，所以对疾病的预后没有把握，如果不进行治疗观察，不能断言能治好还是不能治好。我可以努力地积极治疗，但现在一般的倾向是阑尾炎必须做手术，如果你们决定做手术，我不会有异议。但我不认为手术的结果会给肾病综合征带来有益的影响，在这一点上请反复考虑后做决定。"说完这些我便回去了。

其后还不到 1 个小时，患者家属来取药，并这么对我说："一切拜托先生了，即使发生死亡之类的事情，也决不怨恨你。这是我们反复考虑后的决定。"

于是，我投予了大黄牡丹汤。下午 3 点左右，我打电话询问病情。回答说，体温为 37.8℃，腹痛好像也略有减轻。

我安心了一些，在去另外一患者处出诊途中，于晚 7 点左右拐到该患者家。此时患者在睡觉，脉已静，腹部仍有压痛，但看上去自觉性腹痛已经去八成。翌日清晨，我又去看该患者。让我感到惊奇的是，一直膨满而青筋显现的腹部一下子小了下去，青筋也消失了。家属说从昨天早上到现在尿出有 1500mL 以上。因为几乎没有摄入饮食，而尿量如此之多，的确在意料之外。患者腹部仍有压痛，移动腿脚时腹痛有所加重，但体温恢复到了正常水平。此后又连续 6 天投予大黄牡丹汤，阑尾炎的症状完全消失，每日尿量 1500 ～ 2000mL，尿中蛋白基本上为阴性了。

该患者一直有腹部青筋症状，所以也许从一开始就应该投用祛瘀血剂。因为发生了阑尾炎而使用了具有祛瘀血作用的大黄牡丹汤，对肾病综合征也产生了有益的作用，可能正是这种作用使青筋消失、尿蛋白转阴、尿量增加，加快了病情转愈。青筋是瘀血的一种证候，我却忽略了它，这一点应该反省。

该患者现已大学毕业，成了一名青年绅士。(《汉方诊疗三十年》)

茵陈蒿汤治验

本案有许多东西值得学习与思考。

其一，注重疾病本态。服用西药利尿剂导致浮肿减轻，疾病原本的状态变得不典型。这种情况下采取停药观察，排除西药因素的干扰，以等待方证真实面目重新出现。也就是说，在强行利尿的情况下，目前的水肿减轻只是假象，第一手资料已经失真，如果依此来辨方证，得出的结论肯定不可靠。大塚敬节先生经验老到，由此可见一斑。

其二，从"象"到"意"的思维提升。口渴、小便不利、尿色赤褐、便秘、胸内苦闷和腹部膨满，这些是茵陈蒿汤证。"瘀热在里"则是其证的病理状态。黄疸、子宫出血、脚气病、荨麻疹是茵陈蒿汤的治疗对象。从理论上讲，治疗对象的范围可以无限大，其方证则相对稳定，而其病理状态则是唯一的哲学归因。从症状考虑用方属于"象"的层面，从病理状态来思考则是"意"的层面，由"象"到"意"类似于禅宗的渐悟过程。排除其他状态后，直接判断为"瘀热在里"而径用茵陈蒿汤，这种思维模式则类似于顿悟。中神琴溪等人的思维可能属于这一类。

其三，"但并不能认为是应用苓术类利尿剂的证候。另外也不像麻黄剂适应证。"那么，对于高度水肿来说，应用苓术类利尿剂的证候又是什么？麻黄剂适应证又表现在哪些方面？结合防己黄芪汤证来看，适合白术的水肿应该侧重于下身。茯苓、白术通常以心下停水为使用目标，因此，水肿伴有胃内振水音时，使用苓术类利尿剂比较合适。越婢汤主治风水，可以认为麻黄剂适应于外有表证的水肿，同时，风水的水肿通常是全身水肿。从现代医学角度来看，苓术类利尿剂更适合心功能不全、肾病综合征等水肿，麻黄剂则适合于急性肾小球肾炎的水肿。案中没有细说二者的鉴别要点，这些只是笔者个人的理解。对于大塚敬节来说，这些鉴别有可能是出于他的直觉判断。

其四，关于心窝部青筋的思考。青筋无疑是静脉血管，但心窝部青筋是腹壁静脉曲张还是正常的血管？这一点值得探讨。腹壁静脉曲张常见于门静脉高压、上下腔静脉回流受阻。门静脉高压时，腹壁静脉曲张以肚脐为中心向四周放射；下腔静脉阻塞时，曲张的静脉大多分布在腹壁的两侧。患者青筋的部位在心窝部，不符合这两条标准。上腔静脉阻塞时，可以出现胸壁或上腹壁浅静脉曲张，心窝部青筋符合这种情况，但患者没有上腔静脉阻塞的其他表现，因此也不考虑此病。排除病理性情况，心窝部青筋最有可能是正常的静脉。正常人不容易看到腹壁静脉，在腹压增加的情况下才能显现，比如大量腹水。患者"腹部显著膨满"，即是大量腹水的表现。治疗后，"一直膨满而青筋显现的腹部一下子小了下去，青筋也消失了"，可知青筋与腹水密切相关，其消失不是大黄牡丹汤祛瘀血的结果。由此可见，把青筋理解为瘀血的证候，这个观点值得商榷。在此，不是否定青筋在诊断瘀血中的价值。不能一见青筋就定为瘀血。什么情况下的青筋才能定为瘀血？这需要进行严格的界定！

其五，服用茵陈蒿汤后期尿量有所减少，使用大黄牡丹汤尿量又增加，如何看待这种现象？茵陈有利尿作用，服药20天后尿量减少，是否出现耐药性呢？大黄牡丹汤中的芒硝也有利尿作用，比如木防己去石膏加茯苓芒硝汤，这一阶段，芒硝可能是尿量增多的原因。茵陈、芒硝、苓术、麻黄以及西药利尿剂，它们都可以引起小便增多，但利尿的机理未必相同。因此，从这个角度讲，如果使用某一利尿剂效果不佳，可以考虑换用其他利尿剂。对于本案来说，因为出现阑尾炎的大黄牡丹汤证，不自觉地使用了芒硝来利尿。

利膈汤 ① 合茯苓杏仁甘草汤治验

080 | 呼吸时胸部阻塞感用利膈汤合茯苓杏仁甘草汤（矢数道明治验）

铃某，71岁，女。初诊1987年12月17日。体格、营养、面色均一般。

患者的主诉颇有奇特之处。自本年9月起，呼吸时感到空气在胸部被阻塞而停止流动，经X线检查后称食管似有炎症，可能使呼吸道变狭窄所致。胃镜检查却未见异常。同时，不仅呼吸时，而且进食中也感到食物在中途被阻，部位约自咽头经正中线直到脐部之间，尤以咽部似有丝绵缠绕，食后2小时以内咽部始终不适，有麻辣感，想咳嗽。晚间卧床后，上述症状就不明显了。本人担心为食管癌而陷入悲观状态，自称总像要打嗝却又打不出来，只在食管中上下移动，十分不舒服。

曾考虑本例为半夏厚朴汤证，但又认为可能是由食管炎引起的咽下困难，最后决定先投给利膈汤合茯苓杏仁甘草汤（附

---

① 利膈汤：日本经验方，由半夏、栀子、附子组成，多与甘草干姜汤或茯苓杏仁甘草汤合方。治咽喉痞塞感，咽下困难，通过障碍者。用于食管癌、食管痉挛、食管狭窄等。

子1g）观察经过。结果，服药后，自觉症状逐渐消失。1个月后，阻塞感已基本消除，睡眠也好转，能正常从事家务活动。服药3个月后痊愈。(《汉方临床治验精粹》)

利膈汤与茯苓杏仁甘草汤的合方是汉方治疗食管疾病的常用方。就本案而言，患者自9月发病，12月就诊，3个月来体格、营养、面色均一般，摄入饮食方面应该没有问题。对于该患者的食管病证而言，充其量是食管炎。患者担心食管癌，情绪悲观，因此，案中的诸多不适更应该视为神经症状。方中栀子、半夏、茯苓等有镇静作用，对解除患者焦虑状态有帮助。

咽喉等部位有异常感觉，应该考虑为半夏厚朴汤证。半夏厚朴汤用于非炎症的精神神经症状。"经X线检查后称食管似有炎症"，这个因素阻碍了该方的使用。对于食管炎来说，栀子类方更合适一些。从栀子豉汤条文来看，"胸中窒"应该是食管炎的症状。虽然食管炎的诊断没有明确，还停留在"可能"的层面，矢数道明先生却采取宁可信其有的态度，从炎症的角度选用栀子剂。取舍之间，也让人看到了上工的谨慎品质。

良枳汤治验

081 | 慢性胰腺炎（矢数道明治验）

　　45 岁男子。初诊于 1959 年 9 月 18 日。战时曾患严重黄疸。患者发病前体胖，发病以来消瘦 10kg，现体重为 57kg。素日嗜食油腻，每日不可缺肉食。本病发生于 4 年前。

　　主诉心窝或右上腹部有剧烈疼痛，左脐旁疼尤剧。此痛白日虽有时发作，但多发生于夜间。每当发作时，需家属 3 ～ 4 人压之，按摩其背部、抚摸腰部等处方缓解，轻则 30 分钟，重则持续 5 小时以上。因发作时身体僵硬、麻木，所以有时活动手足可以缓解。疼痛严重时，身如粉碎；或抱于柱，悬挂于梁下；或乱闹，夜半在户外到处驰跑。疼痛更为剧烈时，有自杀念头。发作不久开始吐酸水，待吐后则徐徐缓解，良久后霍然如暴风已过而转入平静。

　　平素从事于家业，也开汽车，但患者在此 4 年之间，每隔 3 日以上必发作 1 次，已完全谢绝治疗。其家属曾一度与亲戚商议，强迫其到大学医院检查，因提出必须进行手术治疗，故从此之后，死也不再就医。据说患者信仰于某宗教团体。

　　经过详细检查，此证为慢性胰腺炎发作。腹诊：不仅心下有抵抗和压痛，而且左脐旁上方亦有抵抗性及压痛。初与柴胡桂枝汤，但无效。

改用良枳汤[①]方后，病情显著好转，疼痛发作也减少，全身发冷治愈。以前每晚因有冷感影响入睡，但近来上床后即觉身暖，往年冬必盖3床厚被，今年只盖1床。4年来之疾苦，如恶梦方醒。10个月后停药，大体已治愈。(《临床应用汉方处方解说》)

慢性胰腺炎最常见的症状是腹痛。腹痛位于上腹部，可放射到左右季肋部及背部。疼痛程度甚为剧烈，性质为钻痛或钝痛，极少有烧灼痛。酗酒或进食油腻可诱发腹痛。本案"心窝或右上腹部有剧烈疼痛，左脐旁疼尤剧"，且心下、左脐旁上方有抵抗和压痛，符合慢性胰腺炎的腹痛特点。慢性胰腺炎除了腹痛之外，还有其他症状，但患者没有相关表现。

良枳汤由苓桂甘枣汤加枳实、半夏、良姜组成，大塚敬节先生以悸动亢进、腹部有硬块、向上攻举样疼痛为用方指征。悸动亢进应该是苓桂甘枣汤证，剧烈腹痛时可能会出现腹部大动脉搏动亢进。腹部有硬块，应该是实质性包块。慢性胰腺炎出现假性囊肿时可以摸到包块，不过呈现波动感，不会是硬块。向上攻举样疼痛应该属于钻痛的表现。本案在腹证方面只有抵抗与压痛，因此，医者没有首选本方，而使用柴胡桂枝汤。无效后，重新考

---

① 良枳汤：出自《疗治大概》，由茯苓、半夏、桂枝、大枣、枳实、甘草、良姜组成，治心下或腹部发生痉挛性疼痛，伴有呕吐者，用于胃扩张、胃溃疡、十二指肠溃疡、胃下垂、胆结石、胰腺炎等。

虑本方，其选方思路又是什么呢？推测有可能是根据腹痛的剧烈程度来选择的。

另外，还有两个问题值得一说。一是腹证。对于发作性腹痛来说，症状剧烈时与缓解期其腹证的表现不同。本案的腹证有可能是在缓解期诊察的，不会如大塚敬节所言的那样典型。因此，这种腹证的参考价值有所下降。二是饮食习惯。高脂血症是慢性胰腺炎的发病因素之一，患者"素日嗜食油腻，每日不可缺肉食"。由此可见，患者胰腺炎的反复发作可能与饮食习惯有关。除了使用良枳汤以外，应该力促患者改变之，采取低脂饮食，这也是重要的将息措施。

良枳汤治验

苓桂术甘汤治验

082 | 阵发性心动过速症（矢数道明治验）

33 岁男子，数年前心脏已肥大，但心不衰。2 年前进行棒球比赛时，由于心情不佳，心动过速而倒下。此后胸有重压感，短气不畅，心跳过速，结代脉，动悸，呼吸困难，起立则晕眩、噫气、尿频、多汗等。

投与苓桂术甘汤加牡蛎 4g，病情逐渐好转，3 个月后复工。（《临床应用汉方处方解说》）

患者有可能是室上性心动过速。室上性心动过速在无器质性心脏病的年轻人身上，大多数仅表现为突然心悸，有时伴有多尿；对于有器质性心脏病患者来说，除了出现心脏本身的症状外，还可以出现心脑等重要器官供血不足的表现，比如，引起血压下降、头昏、黑蒙、晕厥等。患者心脏肥大，应该有器质性心脏病，因而病情发作时症状比较多。这些症状，有的是原发性的，有的是继发性的。继发性表现中，有的是血流动力学改变所致的，还有的是伴随的神经症状。

"起立则晕眩"，符合条文的"起则头眩"，是使用苓桂术甘汤的重要眼目。苓桂术甘汤加牡蛎可能是定悸饮或针砂汤的精简版。定悸饮由苓桂术甘汤加牡蛎、李根皮、吴茱萸组成。针砂汤由苓桂术甘汤加牡蛎、针砂、人参组成，二者都用于心悸亢进。苓桂术甘汤常用于心脏瓣膜疾病，推测该患者属此类病变的可能性较大。

苓桂术甘汤治验

栀子豉汤治验

083 | 食道炎和食道息肉（大塚敬节治验）

我喜欢吃糯米黏糕，而且不管吃什么速度都很快，是急性子。在宴会上或者和朋友一起吃饭，我搁下筷子时，再看周围的人，一般刚刚吃一半。鉴于这种情况，我努力让自己慢慢吃饭，可是这种小时候形成的习惯，很难改变。因为这种急性子，就不时有被热茶烫嘴或喉咙被烫疼的事情发生。

一次，当急急忙忙地吃下1块热的烤年糕时，感觉食道疼痛，大概是引起了食道烫伤。随后即使进流食也感觉胸口堵塞样疼痛。我想起了《伤寒论》栀子豉汤条对"胸中窒者"和"心中结痛者"应用栀子豉汤的论述，便想试用栀子豉汤治疗。栀子豉汤为栀子和香豉二味药物组成，但不凑巧手头没有香豉，便代之以甘草入了药，之所以用甘草是想到了它具有的镇痛作用。没想到服药一次就感觉到了显著的效果，为其如此好的效果吃了一惊。

基于这次的实际感受，我写了一个栀子豉汤治疗食道炎有效的报告，发表在1933年春阳堂发行的《汉方临床提要》上。三四年以后，福冈一位名叫栎本的药剂师读到了《汉方临床提要》，对 1 名在九州大学被诊断为食道息肉、只有牛奶等流质才能通过食道、必须手术治疗的患者，采集自家庭院栽种的栀子的果实（栀子），制成煎剂，成功治愈。我看到了这篇刊登在药学杂志上的报告，该病案也是以"胸中窒者"为应用指征的。（《汉方诊疗三十年》）

　　本案很有趣！不仅医者使用栀子甘草汤有效，而且发表后有人进行了验证。不同的是前者治疗食管炎，后者治疗食管息肉。这 2 例共同诠释了栀子对于食管疾病的良好治疗作用。对于药剂师来说，不可能像医师那样进行辨方证，只是依葫芦画瓢地照搬经验。从这个角度来看，栀子治疗食管疾病的经验很直接，也很单纯，不需要进行复杂的辨证分析。事实上，古方有许多经验就是来自于野蛮的试验，有些功效，就是药物的特异性治疗，没有那么多道理可讲的。

　　从用栀子、甘草二味药治食管炎，到只用一味栀子治食管息肉，可知栀子为食管疾病之要药。后世治食管吞咽困难的利膈汤，即以栀子配伍半夏、附子，并未用豆豉及甘草。

栀子甘草豉汤治验

084 | 痔疮术后肛门瘙痒（大塚敬节治验）

57岁男性，连续3次痔疮手术后，出现肛门周围瘙痒。手术医生给予了某种软膏，外涂后仍不见效果，瘙痒程度丝毫未减，甚至影响夜间睡眠。无蛲虫，大便无特殊异常。肛门周围干燥，略显青色。

投予栀子甘草豉汤，治疗3周左右，基本痊愈。

《伤寒论》论述到：栀子豉汤治疗"身热不去""虚烦不得眠""心中懊恼"等证。栀子甘草豉汤用于上述症状而处于急迫状态者。我从以上各点得到启发，而对该患者使用了栀子甘草豉汤。(《汉方诊疗三十年》)

《默克诊疗手册》记载肛门周围瘙痒的原因很多，有皮肤病、细菌或真菌感染、寄生虫、局部刺激、食物刺激、局部疾病、全身性疾病、卫生不佳等。本案"无蛲虫，大便无特殊异常，肛门周围干燥，略显青色"，可知上述原因存在的可能性不大，应该考虑精神因素所致。当然，也未必与手术有关，如果是手术导致的，可能会出现肛门相关功能的异常。"手术医生给予了某种软膏"，想必应该是肾上腺皮质激素类的药膏，这是现代医学常用的方法。

栀子甘草豉汤原文治栀子豉汤证伴有少气者，《皇汉医学》注曰："少气者，虽为浅表性呼吸，然不外急迫症状，故欲缓和之，新加甘草也。"大塚敬节沿袭其师之说，认为本方用于栀子豉汤证的急迫状态。但仔细想想，栀子豉汤证的"虚烦不得眠"难道不是急迫状态吗？理解为急迫状态，多少有些牵强。总之，本案取效应该是栀子甘草豉汤发挥了镇静作用。

085 │ 急性肺炎（矢数道明治验）

49岁妇女。体温高达40℃，持续数日，因脑症发谵语狂乱之状。根据患者主诉，胸苦，由胸正中线至右乳下苦闷，咳嗽，咯铁锈色痰。舌苔褐而厚，尚有津液；脉沉迟。腹诊：右季肋、心下有抵抗，压之苦闷，诱发咳嗽。右胸遍及浊音与大小水泡音，诊为大叶性肺炎。

柴胡桂枝汤、桃核承气汤小量兼服，未能好转。翌日出诊，口渴，水一刻亦不离口，喘急并有呼气性困难，呼气有如呼噜呼噜奇异之声，处于烦躁闷乱状态。颜面潮红，无因由而胸烦苦闷。体温39℃。

因有"发汗吐下后，虚烦不得眠，反覆颠倒，心中懊恼"急迫之状，根据大塚敬节建议，与栀子甘草豉汤。服后时余，黏痰排出，奇异呼吸音消失，热解，食欲增进，咳嗽亦显著好转，数日痊愈。（《临床应用汉方处方解说》）

大叶性肺炎为链球菌感染，通常需要抗生素来治疗，了了3味药竟起到如此明显疗效，让人匪夷所思！能想到栀子甘草豉汤证，恐怕也只有大塚敬节这样天才级的人物才能为之。以笔者的认知水平，能够想到的处方有小柴胡加石膏汤、麻杏石甘汤，总不离柴胡剂及麻黄剂；想得再深一些也就是小陷胸汤。急性感染性炎症多选用柴胡剂，呼吸系统以咳喘为主症多用麻黄剂，有热离不开石膏，这的确也是一般的临证思路。由此看来，高手是不受俗套限制的！

单就发热39℃而言，大部分医生在选方时可能就把栀子类方屏蔽了，从潜意识中就不相信栀子类方这种小方子能够退热。回过头来再看栀子豉汤的条文，"发汗若下之而烦热，胸中窒者，栀子豉汤主之。""伤寒五六日，大下之后，身热不去，心中结痛者，未欲解也，栀子豉汤主之。""阳明病，下之，其外有热，手足温，不结胸，心中懊恼，饥不能食，但头汗出者，栀子豉汤主之。"有关发热的描述赫然在目！就连栀子干姜汤的条文也都有"身热不去"。从这个角度来看，今天的医生可能小瞧了栀子类方了。

厚朴生姜半夏甘草人参汤治验

086 | 下后腹胀满鼓胀（矢数道明治验）

73 岁男子。患半身不遂已数日。因为平素便秘，很希望用下剂，并已服过大承气汤，如此持续数日，腹部膨满，其大宛如妊娠临月。叩诊鼓音，充满气体。食欲减退，时时呕逆。脉弦，舌黑苔干燥。言语不明了，意识稍模糊。

经一内科医师诊断为并发腹膜炎，病情危笃，坚决不予治疗而辞走。

余认为此证由承气汤下后，引起胃气虚而鼓胀。按本方（笔者按：即厚朴生姜半夏甘草人参汤）之证和诊断，服本方 1 剂呕逆立止，腹满 2 日内烟消雾散。

患者从半昏迷中恢复了意识，感叹有如此有效之药物。本患者以后入院治疗，全身症状恢复，读书、写作等恢复如前。（《临床应用汉方处方解说》）

随年龄增长，直肠的容受能力增加，但结肠动力下降，尤其是长期卧床与运动不足者。该患者为高龄老人，平素便秘应该与结肠无力有关。半身不遂限制了病人的活动，也是便秘的加重因素。

使用大承气汤等强泻剂可能导致电解质丢失过多，出现低钾血症。低钾血症是引起麻痹性肠梗阻的原因之一。麻痹性肠梗阻为全部肠管均膨胀扩大，表现为腹胀明显。患者"腹部膨满，其大宛如妊娠临月。叩诊鼓音，充满气体"，其表现符合麻痹性肠梗阻的特征。肠梗阻可出现脱水，患者"言语不明了，意识稍模糊"是否与此有关？值得探讨。

厚朴生姜半夏甘草人参汤原治"发汗后，腹胀满"，前人有移治泻后腹胀，本案即是这一经验的重复。发汗后、泻后属于虚的状态，因此用人参、甘草来补虚。参、草用于汗、吐、下之后，这是《伤寒论》的定式。真正起到行气除胀的应该是厚朴，用量也特别大。使用生姜、半夏是为什么？止呕吗？降逆吗？协助厚朴行气吗？《皇汉医学》引《类聚方广义》说："治霍乱吐泻后腹犹满痛，有呕气者，腹满，非实满也。"引吉益东洞的话"治胸腹满而呕者"。两位重量级人物都认为有"呕"，既然如此，为什么条文中不明示呢？事实上，肠梗阻病人几乎都有呕吐，对于麻痹性肠梗阻来说，肠腔的膨胀可以引起反射性呕吐，本案的"时时呕逆"应该属于这种情况。条文虽然没有明说，但从用半夏、生姜来看，已经暗含了这种意思。

087 | 腹膜炎（藤平健治验）

49岁男子。初诊于1955年9月26日。8月中旬开始腹胀满，逐渐严重。国立医院诊为腹膜炎，劝其入院。

有便秘倾向，小便少，全无食欲，足冷，腹胀且痛。消瘦，面色不佳，近似土色，皮肤枯燥。脉略浮弱；舌周围覆干燥白苔，中部红呈镜面舌。腹诊：全腹胀满，上腹部稍软，而下腹部微硬，触之内部有肿瘤感；腹围72cm；心窝部有中等度抵抗及压痛，证实有波动。

综合以上考虑为虚象颇甚，与厚朴生姜半夏甘草人参汤。服药后第3日，小便由1日2次增至5～6次；5日后腰痛、腹痛、腹部膨满感等全部减退，食欲增加；11月7日腹围减至66cm，面色良好。完全治愈。(《临床应用汉方处方解说》)

"证实有波动"是什么意思？推测应该是腹部触诊的波动感。波动感又叫液波震颤，是腹腔内有大量游离液体时，用手指叩击一侧腹部，对侧手掌有液体波动冲击的感觉。这是检查腹水的方法，达到3000～4000mL的腹水量时才能查出，少于1500mL的腹水在体格检查时可以不被发现。由此看来，患者为腹膜炎伴有大量腹水，不是单纯的肠胀气。形成腹胀的因素应该包括腹水与肠胀气两个方面。服用厚朴生姜半夏甘草人参汤后症状明显好转，"小便由1日2次增至5～6次"。何来如此多的小便？应该是腹水的吸收。

本案尚有一些美中不足之处。比如，下腹部触之内部有肿瘤感，腹胀减轻后应该再次触诊以了解其变化。服用厚朴生姜半夏甘草人参汤后肛门排气是否增多？镜面舌是否好转等。另外，5日后症状全部减退，食欲增加，可否考虑换用其他处方？毕竟，本方对于肠胀气效果明显，对于腹水则并非所长。

桂枝人参汤治验

088 | 习惯性头痛（藤平健治验）

35岁男人。自4岁前患严重之习惯性头痛，甚为苦恼。胃亦不适。苔白薄，脉软弱。腹软而膨满，心下微痞，未闻振水音。因由于经常便秘，头痛时引起呕吐。即与此患者桂枝人参汤，历时4年之习惯性头痛转轻，共服药17周，呕吐及便秘同时治愈。

桂枝人参汤用于习惯性头痛之目标，要遵从"人参汤证而上冲急剧者"之意，所以：①虚证；②脉沉、细、软等；③舌干湿不一致，但一般多为湿润，微白苔；④腹力偏弱，上腹部正中线轻度抵抗压痛；⑤上腹部是否有振水音不定；⑥下利、发热时有时无，但习惯性头痛时，大多无下利。（《临床应用汉方处方解说》）

桂枝人参汤治疗表热里寒者，本案不论表热，还是里寒都不明显。"人参汤证而上冲急剧者"，此恐为吉益东洞之言。在人参汤证基础上出现"上冲急剧"，可知"上冲急剧"为桂枝所主，由桂枝的平冲降逆发挥而来。"上冲"在本案表现为头痛。人参汤证在此表现不典型,"腹软而膨满,心下微痞"可以视为人参汤证。总之,本案表现与条文相差甚远。

案中总结了桂枝人参汤用于习惯性头痛的辨证要点,逐条罗列了6条用方标准,这无疑是本案重要的看点。一方面,这些标准涵盖的范围广泛,涉及疾病的虚实、舌、脉、腹证,以及伴有的或然证等,比较全面而重点地阐述了用方指征,简洁明了,便于临证对照应用,对读者而言无疑有较大的帮助;对医者本人来说,也是对用方思路的清晰梳理,是对经验的高度总结。因此,在治验写作时,这种方法值得提倡。

089 | 伴有高热的腹泻(大塚敬节治验)

患者为肤色浅黑、消瘦的8岁男孩。该患儿的家庭成员都是汉方医学的信赖者,不论患了什么病都来我这里就诊。

这次家长来求药,诉患儿前半夜体温曾达39.0℃,并有腹泻。我便未加诊察,给予了一日量的葛根汤。到了晚上接到电话,诉体温上升至39.5℃,腹泻又加重,邀我往诊。

往诊,患儿体温高于39.0℃,但脉弱,至数较少,呈迟弱脉象。微恶寒,口不渴。大便如水下注,无里急后重。问及服用葛根汤后有无汗出时,回答说没有。第一次服药后很快就吐出来了。无食欲,精神萎顿。

于是,从恶寒与发热而知有表热,从脉迟弱、腹泻和口不渴而知里寒,于是便诊断为桂枝人参汤证。服药2天后便痊愈了。桂枝人参汤治疗表热里寒的腹泻，以桂枝去其表热，人参汤散其里寒。

桂枝人参汤证脉象浮弦，稍按似乎有力，重按则底力弱。（《汉方诊疗三十年》）

本案是比较典型的桂枝人参汤证。一开始用葛根汤，应该是按照一般的胃肠型感冒来处理的。葛根汤证有发热，也可有腹泻，因此，处以葛根汤也符合常见病的处理思路，但最终因为没有亲自查看患儿而失败。好在只给予一日量，并没有导致变证，而且药液很快吐出，可能并没有发挥作用。对发热的急症，大塚敬节先生采取非常谨慎的态度，换了别人，也可能会开3剂葛根汤。

患者脉象迟弱，直接否定葛根汤证。体温39.0℃，脉搏应该呈数脉，患者非但脉搏不快，反而减慢，这种脉搏与体温不一致的情况，不支持阳热证。"微恶寒，口不渴"，支持里寒证。也就是说，患者脉象反映的是里寒，表热的反应不在脉上。但这不是桂枝人参汤证脉象的常态。因为发热，脉象应该数，有表证，脉应该浮，但里虚寒，脉象的力度应该弱，因此，"桂枝人参汤证脉象浮弦，稍按似乎有力，重按则底力弱"应该是常见的脉象，患者的脉象应该是变异状态。

090 | 慢性下利症（荒木性次治验）

50岁妇女。约10年前患肋膜炎，1年许治愈。今年春又患腹膜炎，缠绵不愈。有微热，时头痛，虽有食欲，但食已即吐，心下不适。腹略膨胀，时有限局性辘辘鸣音，微痛。手足冷，一派寒象。大便日数行似水。以脉略数而无力、手足冷、腹中雷鸣为主症，与当归四逆汤，逐渐好转，精神未衰，但下利仍然不止，小便难出时则下利必多。因而与桂枝人参汤，服3～4日，一夜吐利大作，至晓不止，手足厥冷，犹如死者，众人皆惊。次晨吐利全止，诸症尽消。次日起大便日1行。服桂枝人参汤1周，身体复元。(《临床应用汉方处方解说》)

"以脉略数而无力、手足冷、腹中雷鸣为主症，与当归四逆汤。"手足冷与腹中雷鸣原本分属不同条文，此处合在一起看待。不过，当归四逆汤证可以有下利，但难以涵盖食已即吐。从吐、利及一派寒象来看，还是要考虑干姜证。服当归四逆汤后下利不止，遂考虑人参汤证；"有微热，时头痛"，视为桂枝证。合而观之即桂枝人参汤证。

服用桂枝人参汤后出现吐利大作，从汉方医学角度来看，应该属于"瞑眩"反应。瞑眩反应的特点是发作出人意料，发作停止后原有疾病常常霍然而愈。从现代医学来看，"犹如死者"应该是重度脱水，出现循环衰竭了。"次晨吐利全止"，吐利一夜，到这份上已经是无物可吐，无液可下了！继续服用桂枝人参汤1周，这时候方证已经变化了，桂枝人参汤证还存在吗？其实，在"众人皆惊"时，就应该使用四逆加人参汤。方证已变，还用原方，过于呆板了。因此，本案收官阶段并不完美。

桂枝茯苓丸治验

091｜产后下肢血栓症（大塚敬节治验）

对于产后下肢血栓症，桂枝茯苓丸有良效。

一位 27 岁女性，2 个月前流产，后进行了清宫手术。但数日后发生左下肢浮肿，渐渐肿大，约为正常时的两倍，局部有明显的胀满感，坐位、起立都感觉困难。妇产科医生诊断为产后下肢血栓症并进行治疗，但未见任何效果。大小便及食欲均无异常。我诊断为瘀血所致，投予了桂枝茯苓丸。服药后数日，肿胀开始渐渐消退，20 天后痊愈。由于收效过于迅速，患者感到很惊奇。

另外有一人，为 25 岁妇人。产后左下肢肿大，以至于左脚沉重而不能久坐。病程已超过了半年，仍无明显好转。对此我投予桂枝茯苓丸治疗。一直到患肢肿胀全部消除，用了半年以上的时间，同时，颜面部的粉刺也消除了。（《汉方诊疗三十年》）

手术可以增加凝血机能，术后需要长期卧床，也增加了下肢深静脉血栓形成的风险。"左下肢肿胀"即为下肢深静脉血栓的表现。"我诊断为瘀血所致",案中没有关于瘀血的其他描述,比如舌脉、青筋等,诊断瘀血的依据应该来自现代医学的诊断,血栓的本质就是瘀血。的确,从发病机制上讲,下肢深静脉血栓属于真真切切的瘀血。

两例都用了桂枝茯苓丸,为什么要选用桂枝茯苓丸?单凭瘀血而没有腹证或其他指征,用方的依据并不充足,毕竟,汉方治疗瘀血的处方很多,桂枝茯苓丸只是其中之一,下瘀血汤、桃核承气汤等也有祛瘀血作用,又该如何鉴别诊断呢?案中没有做相关说明。对此,我们认为本案选用桂枝茯苓丸的原因,更多的是大塚敬节先生个人的用药经验。

第2例用桂苓丸后症状减轻,可否认为就是桂枝茯苓丸的治疗作用?不一定!从时间顺序来看,服药在前,肿胀全部消除在后,二者有先后关系,但未必有因果关系。我们知道,本病的后期,血栓可以机化、再通,堵塞的静脉可以恢复一定的通畅度,水肿也会相应地消退。因此,不能一口认定就是桂枝茯苓丸的疗效。

下肢深静脉血栓的危害不仅仅体现在肢体肿胀,如果血栓脱落,容易出现肺栓塞。在今天,本病有更多方法可以选择,比如抗凝、溶栓、手术取栓、植入下腔静脉滤器等,桂枝茯苓丸的选择余地明显小了很多。

092 | 痛经的未婚女性(大塚敬节治验)

25岁的未婚女性,诉每月为痛经所苦而来诊。妇产科的医生说，子宫向右侧倾斜，与卵巢有粘连，必须手术治疗。

腹诊触得右下腹部有牵拉性压痛，血色不佳，便给予了当归芍药散，服用了2个月，疼痛未见变化。

于是改投桂枝茯苓丸治疗，该月经期丝毫未觉疼痛，1年后缔结美满婚姻。（《汉方诊疗三十年》）

案中的"牵拉性压痛"当作何解？有可能是按压局部引起周围疼痛，提示器官之间有粘连。《临床应用汉方处方解说》引《腹证奇览》记载此方腹证为脐旁拘挛，压之则腰、背刺痛，这种情况可能也属于牵拉性压痛，说白了，就是按压 A 点引起 B 点疼痛。

"右下腹部有牵引性压痛，血色不佳"，医者判断为虚证，选用当归芍药散还是合理的。使用当归芍药散无效，说明病情不是单纯的虚证，或者是血色不佳掩盖了实证的本质。既然按虚证治疗不效，就应该转为按实证治疗。当归芍药散是治疗瘀血虚证的处方，桂枝茯苓丸则是治疗瘀血实证的处方。按照虚证治疗不效，转为按照实证治疗，也是很自然的思路。

093 | 不妊症（矢数道明治验）

1948 年，山梨县由不孕症患者领来 3 人，3 人皆治疗成功。这些人因为婚后 4～8 年间，一次未妊娠。皆体胖，外观健壮。

颜色亦佳，下腹脐旁有压痛及抵抗，且有子宫内膜炎与卵巢炎等既往史。断定为瘀血，3 人皆服桂枝茯苓丸，1～2 月内

妊娠，非常愉快幸福。(《临床应用汉方处方解说》)

"一次未妊娠"，说明是原发性不孕症。3人均用桂枝茯苓丸，1~2月内妊娠，都是桂枝茯苓丸的疗效吗？笔者表示质疑！不孕症病因复杂，3人乍看应该是生殖系统炎症，有可能炎症影响输卵管功能，但不孕的真实原因不是这么简单。因此，本案的用方思路值得肯定，但其疗效需要谨慎地接受。我们通常会陷入"结果偏误"的认知误区，在疗效判定上出现夸大化乃至神话的不利走向。

094 | 乳腺症 (矢数道明治验)

45岁妇女，5个月前自觉乳房内疼痛，触之有梅干大之肿瘤，虽接受各医院之诊察治疗，但日益增大。曾做组织标本检查，一直劝其手术为佳。

肥胖体质。乳房可触及梅干大多个肿瘤重叠，诸肿块合之较鸡卵大，有明显压痛，无粘连。淋巴结亦不肿大。嘱其如果服药一个月不缩小，再行手术。与桂枝茯苓丸料加薏苡仁10日，肿块10日间几乎均已消失，甚为惊奇。20日痊愈，数年未复发。(《临床应用汉方处方解说》)

本案用桂枝茯苓丸料加薏苡仁快速治愈乳腺症，但为什么用桂枝茯苓丸？矢数道明先生没有明示。对此，笔者做如下的理解。

患者为肥胖体质，因此属于实证的可能性比较大。桂枝茯苓丸用于实证的治疗。也就是说，患者的体质是支持桂枝茯苓丸证的一个证据。当然，这个证据远不如腹证可靠，但本案没有提供腹证信息。桂枝茯苓丸原文治疗妇人癥病。癥为包块性疾病，尤其是实质性包块。患者乳房内触及鸡卵大包块，从类比思维来看，与癥应该属于一类疾病，只不过一个在腹部，一个在乳房，部位不同而已，也就是说，把治疗腹部癥的处方借用于治疗乳房包块。当然，病程比较长的包块，有明显压痛，视为瘀血也未尝不可。

这些也只是个人的猜测，无非是为桂枝茯苓丸的疗效找一个堂而皇之的理由。到底矢数道明先生是如何想的，不得而知，或许，只是灵光一现的刹那念头。"嘱其如果服药一个月不缩小，再行手术"，这句话传达的是什么信息？在笔者看来，矢数先生对治疗的信心指数并不太高。从这个角度来看，治疗有时就是试错，成功了，经验自然记载下来；失败了，我们也根本看不到它们。

095 | 白内障及中心性视网膜炎（矢数道明治验）

30岁妇女。主诉去年11月视力障碍，一般认为白内障及中心性视网膜炎。历访各医院眼科及眼科名医，均宣告为失明不治之症。头痛，肩酸痛显著，月经期更为剧烈。反复数次人工流产。腹部脐旁有显著瘀血症状。

服桂枝茯苓丸料10日，肩酸痛、头痛及头颈酸均消失。20日后视力恢复，1个月后能够打乒乓球。此后继服2个月后，

可以读报，4个月后视力恢复至0.9。经治医师甚为惊奇，大家确认系中医之效果。(《临床应用汉方处方解说》)

　　患者病情"均宣告为失明不治之症"，但结局又出人意料，如何看待这种情况？假设是桂枝茯苓丸的疗效，那么就是有药可治，就不是不治之症；假设不是桂枝茯苓丸的疗效，那就是自限性疾病，那么，之前的诊断就是误诊。现实的情况是病情恢复，因此，不论是不是桂枝茯苓丸的疗效，都推翻了之前的结论。

　　白内障不是不治之症，可以手术治疗。中心性视网膜炎可以出现视网膜黄斑区水肿或黄斑下积液，轻症有自愈倾向，多次复发可以导致视力永久性损害。患者有显著瘀血腹证，可能与反复人工流产有关，不大可能是中心性视网膜炎在腹部的投射。使用桂枝茯苓丸的依据是腹证，但真正取效的机理未必在此，有可能是桂枝茯苓丸改善了视网膜的血液循环，促进黄斑水肿的消退或积液的吸收。如果这个推测成立的话，那么，即使没有瘀血的腹证也照样可以使用桂枝茯苓丸。

桂枝加芍药汤治验

096 ｜ 下腹部隐隐作痛用桂枝加芍药汤
（矢数道明治验）

相某，51 岁，男。初诊 1978 年 6 月。由东北地方专程来东京求诊，体型肥胖。

当时主诉为 20 余年的鼻茸，经常喷嚏不断，鼻涕、鼻塞，病院建议手术，本人不肯，忍受了 20 年之久。投给小青龙汤加云芝 3g 之后，鼻病明显好转。患者属神经质，曾大量翻阅汉方医书，并坚决要求告知所服处方名称，告知后，颇为满意。后因结果良好，故停药 2 年。

今年 3 月又来信称，2 个月前，两侧下腹部及胁腹部有不适感，原因不明地腹胀并隐隐作痛，发作次数日见增多。右下腹部可触及板结样硬物，腹中积气，腹胀，大便每日 1 次。据此，寄出桂枝加芍药汤并注明处方内容。

服药 1 个月后又来信称，服药第 3 天起，下腹部的隐隐作痛已减轻，其后不久完全消失；胁腹部不快感也已基本消除，睡眠很好。认为本方十分有效。（《汉方临床治验精粹》）

"原因不明地腹胀并隐隐作痛"，符合桂枝加芍药汤条文"腹满时痛"的描述。厚朴生姜半夏甘草人参汤也治腹胀满，但所主没有腹痛，且"右下腹部可触及板结样硬物"非其所主范围。腹痛伴有腹肌发硬多为芍药证。古方用药中，不仅厚朴除胀满，桂枝含有挥发油，可促进肠蠕动，也有利于消除腹胀满。既有胀满，又有腹痛，桂枝加芍药汤最为合适。

从本案中不难看出矢数道明先生深谙人情世故。对于神经质患者来说，需要照顾到其脆弱的内心感受。2 年后还记得患者当时的情况，本次寄出药物后依然不忘"注明处方内容"。当然，也可能是患者信中有所要求。假设不这样做，疗效是否又是另一个结局呢？由此可见，了解病人是什么样的人，与清楚他患什么疾病一样重要。"汝欲学诗，功夫在诗外"，对于医生来说，疾病之外的细节也不容忽视。

097 | 月经痛用桂枝加芍药汤（矢数道明治验）

中某，23 岁，女。初诊 1983 年 4 月。

主诉月经痛。每次经期，下腹及腰部均感疼痛，第 1 天最重，必须卧床休息。

营养一般，面色不佳，脉弱，血压 100/70mmHg，食欲、大便正常。另外，两侧肩凝较重，自肩井至两侧背部发酸、发硬、有压痛，手足冰冷，全身倦怠，有起立性头昏，右眼深处有沉重感。颜面有粉刺，皮肤易变粗糙。腹部脐下两侧有抵抗压痛，经期中脐下两侧及背腰部疼痛难忍。舌无苔而润。

以上表现属虚证，有冷症及贫血倾向，应为当归芍药散证，但因尚有中等程度的瘀血腹证，故最初投给了当归芍药散与桂枝茯苓丸提取物粉末剂合方，1日5g，分2次服。服药2个月后，背部酸痛及眼深处沉重感虽减轻，但主诉月经痛却毫未见效。

按照两脐旁抵抗压痛为太阴病腹拘急的表现来看，根据"腹满时有疼痛"口诀，本例虽无腹满，但仍试用桂枝加芍药汤提取物粉末剂5g，分2次服，以观察经过。服此方后次月经期时，果然基本上未感疼痛，连续服用3个月后始终未发生疼痛，腹证也见好转。

对于虚证而有冷症的月经痛，脐旁脐下拘挛、有抵抗压痛患者，用桂枝加芍药汤治愈的病例，为数还是相当多的。（《汉方临床治验精粹》）

本案有3个问题值得探讨。第一，使用当归芍药散合适吗？"以上表现属虚证，有冷症及贫血倾向，应为当归芍药散证"，笔者认同这个诊断。不管是从患者整体的体质来看，还是局部的痛经等症状来看，都可以被当归芍药散证所涵盖，也就是说，还是要把当归芍药散证作为第一诊断。从手足冰冷来看，可以把当归四逆加吴茱萸生姜汤证作为第二诊断。

第二，有没有合方桂枝茯苓丸的必要？"腹部脐下两侧有抵抗压痛"，医者认为是"中等程度的瘀血腹证"，从而合用桂枝茯苓丸。桂枝茯苓丸用于实证，血色良好或者呈现充血的状态，很显然，患者不属于这一类。合用的想法是基于求全兼顾，事实上属于败笔！

第三，取效的关键是什么？痛经与子宫痉挛有关，芍药有缓解子宫痉挛的作用，可能是治疗痛经的机理之一。本案抛开方证，从芍药用量来看，当归芍药散与桂枝茯苓丸提取物粉末剂合方的药味比较多，共10味药，其中芍药为两方共有之药，当取剂量最大者，1日5g的剂量，芍药含量占比很少；桂枝加芍药汤一共5味药，芍药用量最大，每日5g的粉末剂，芍药剂量的占比很大。因此，就上述合方与本方相比，都是每日5g，芍药的剂量悬殊却较大。就缓解痛经来说，即使不用桂枝加芍药汤，用芍药甘草汤之大剂量也应该有效。可以认为，本案取效的关键就是芍药的剂量！

098 ｜主诉腹胀、腹痛、便秘（大塚敬节治验）

43岁妇人，1950年1月25日初诊。素来身体健壮，好像从来没有生过病。数年前丈夫病故，现与双亲、女儿4人生活。

1月21日傍晚，突然剧烈腹痛，请附近的某胃肠道专科医生到家出诊，注射了药物。医生考虑轻度阑尾炎，嘱其冷敷盲肠部。

但是，夜间又腹痛难忍，医生出诊又予以注射治疗。第2天注射2次，第3天注射了3次镇痛剂。然后嘱其服用驱

桂枝加芍药汤治验

虫剂。

从那时开始，腹部出现严重膨满，背部和腰部疼痛，口渴。

此日予以灌肠，但只是药物逆流而出，没有排出大便样东西。

翌日腹痛加剧，医生出诊数次，又予以注射治疗，并嘱用湿薄荷敷在腹部，然后灌肠，结果出来的仍只是药物。

又过了1天，也就是发病的第5天，邀我往诊。

往诊时症状如下：患者因腹痛呈痛苦表情，4天来几乎未眠，也几乎没有进食，但看上去不太虚弱，面色也较好。脉大而缓，体温37.0℃，无汗出恶寒，无下肢发冷等症状，但也在使用暖水袋。因口中无唾液而发音困难，用水湿润口腔后，才能说话。

腹部膨隆，各处按之疼痛，回盲部并无明显压痛。

诊断为阑尾炎有些奇怪，这种症候并不能断定是阑尾炎。若是肠扭转，脉搏和一般情况都过于好，不相符合。因而考虑开始不是很重的疾患，是不是因误治而出现了这种状态。

在汉方医学，即使病名诊断不明确，也能确立治疗方案。

该患者有腹满、腹痛、便秘、口干等症状，其中便秘可能是某医师持续使用镇痛剂抑制肠管运动所致，口干也可能是服用莨菪流浸膏所致。严重腹满，大概是便秘5天引起的。基于以上的考虑，虽说有腹满、便秘等症状，但轻易使用大承气汤也是很危险的。其证据在脉象上表现出来，大而缓之脉不是使用泻下剂的脉象。但是在这里必须注意的是，《金匮要略》中有

184

"病者腹满，按之不痛者为虚，痛者为实"的条文，该患者腹满疼痛，不就是实证吗？若是实证应该用泻下法。根据自己以往的经验，结核性腹膜炎等病也有腹满，也有按之疼痛等症状，但是几乎没有作为实证使用泻下剂的。既然这样，此条文也不能无条件地参考。

基于以上的考虑，我让患者服用了桂枝加芍药汤。该方剂见于《伤寒论》太阳病篇，用于腹满、腹痛、呕吐、腹泻者，即使无呕吐、腹泻，但有内虚者也可用之。

该患者不是用大黄类攻下的实证，诊断为虚实夹杂，使用桂枝加芍药汤。如果手足冷、脉弱，也许可以使用真武汤，但该患者无手足冷、脉大而缓，所以否定了真武汤。

患者服药3小时后，接二连三排气，腹痛缓解了许多。翌日仍有腹痛，但是间断发作且变得很轻。至晚上8点，排出了大量黑褐色软便，身体舒适了许多，晚上睡得很好。

第2天有了食欲，此后每天有自然正常的大便，腹满消失，心口窝仍有压痛，少许痞塞感，遂改服半夏泻心汤。服药5天，心口窝处压痛、痞塞感消失，但是又出现便秘、下腹胀。再给予桂枝加芍药汤，服药7天，治愈，患者已可坐电车来诊。（《汉方诊疗三十年》）

本案应该是误治出现的变证，医者对于病情的分析也很到位。关于便秘，医者认为是持续使用镇痛剂抑制肠管运动所致。这只是一个方面，患者几乎没有进食，大便生成少，也会被误认为便秘。关于口干，医者认为可能是服用莨菪流浸膏所致。从案中描

185

述来看，患者仅仅服用驱虫剂，没有服用其他药物，基本上是注射治疗。难道驱虫剂含有莨菪类药物？推测患者可能注射了阿托品之类药物，这类药物不仅导致口干，还可以导致腹满、便秘。脉大可能是莨菪碱的扩张动脉所致；脉缓则是血管松弛，不是脉搏次数减慢，相反，莨菪碱使脉搏加快。很显然，从现代医学角度来看，患者属于莨菪碱中毒症状，可以使用 M- 受休兴奋剂，如新斯的明之类以促进胃肠蠕动。

案中对大黄剂、真武汤的使用做了相关鉴别，最后使用桂枝加芍药汤。"患者服药 3 小时后，接二连三排气，腹痛缓解了许多"，这句话传达两个信息：一是桂枝加芍药汤有促进肠蠕动作用，二是患者腹痛可能与腹满有关。也就是说腹痛不是主要症状，是继发于腹满出现的，主症还应该是腹满，虽然一开始表现为腹痛。既然主症为腹满，那么，本案可否使用厚朴生姜半夏甘草人参汤呢？如果是笔者临证，可能会选择该方的。

大塚敬节还对《金匮要略》"病者腹满，按之不痛者为虚，痛者为实"的条文提出了自己的看法，认为此条文不能无条件地参考。的确如此！疼痛是一种主观感觉，除了病情轻重以外，患者的耐受性也是不可忽视的因素，以有无腹痛作为虚实的判断标准，并非严谨的做法，如果改为"按之不硬者为虚，坚硬者为实"，倒是合理的表述。

099 | 乙状结肠溃疡（疑似癌症）用桂枝加芍药汤（矢数道明治验）

笹某，53岁，男。初诊：1981年5月25日。1980年7月患乙状结肠溃疡，当时主医曾私下告知家属，并非单纯溃疡而疑似恶性肿瘤。因有肠梗阻而做了手术及人工肛门。9月再做手术并缝闭人工肛门。出院时因有粘连，故又在门诊治疗了一个阶段。

体格、营养、面色大致均一般，体重55kg。舌有薄白苔，湿润，脉沉细弱。血压160/76mmHg。主诉腹胀积气，无腹痛，但感到腹壁紧张。腹部稍呈虚状，正中线遗有手术瘢痕，两侧腹直肌有轻度硬结。

投给桂枝加芍药汤后，腹内积气明显减少，腹肌硬结也有所缓解。1981年9月14日，原方中添加了厚朴及半夏2味。10月10日，因左侧鼠蹊部出现拇指头大淋巴肿大而有些担忧，故再添加了云芝4g。服药3个月后，淋巴肿大完全消失，不再有疲劳感，气色好转，腹胀消失，一切顺畅。

1987年3月，距初诊时已6年，仍未发现恶变迹象，本人健康地生活、工作，并继续服药。血压130/80mmHg。（《汉方临床治验精粹》）

本案应该属于术后肠粘连，以"腹胀积气"为主症而使用桂枝加芍药汤。本方以腹满、阵发性腹痛为使用指征，患者虽无腹痛，但腹壁紧张、两侧腹直肌有轻度硬结，将其视为芍药证而用本方。"1981年9月14日，原方中添加了厚朴及半夏2味"，添加厚朴、半夏具有与厚朴生姜半夏甘草人参汤合方的意味。让人费解的是，为什么一开始不加厚朴，症状缓解后反倒添加？

患者无腹痛，如果没有腹壁紧张及两侧腹直肌硬结，估计医者会直接用厚朴生姜半夏甘草人参汤。可见，腹证在本案的选方上起着重要作用。加云芝，应该是针对肿瘤而设，而且用了4g，在汉方中属于比较大的剂量。云芝含有云芝多糖，具有免疫调节功能。这属于经验用药，不是根据药证，而是结合现代药理研究成果来用药的。

苓桂味甘汤治验

100 | 齿槽脓漏（诹访重雄治验）

21 岁男子，牙科劝其把牙全部拔掉，更换为义齿。

诊之，曾患胃溃疡中医治疗已愈。现在症状：足冷，头昏眼花，头似物裹。胃仍不甚佳。

于是，考虑到苓桂味甘汤能用于牙痛、齿龈炎，故投与本方。治疗经过良好，牙保留未予拔掉。（《临床应用汉方处方解说》）

本案是苓桂味甘汤的灵活应用，也属于类比法的思路。由本方能够治疗牙痛、齿龈炎而引申于齿槽脓漏，属于相同部位的借用。"头昏眼花、头似物裹"即为冒证，齿槽脓漏、足冷，可视为虚火上冲。总的来看，患者的表现与苓桂味甘汤所主性质一致。

一般思路来看，"齿槽脓漏"可能会选择内托散或托里消毒散之类，本案从方证着眼，没有被"脓漏"之病名拘泥，这是值得点赞的！

101 │ 出现瘙痒、灼热感的皮炎（大塚敬节治验）

患者为 26 岁男性，数天前满脸出现皮疹，瘙痒，有灼热感，部分红赤，表面出现大量粟粒样小疹，并有很多水疱。

患者的婚礼定于 1 月上旬举行，现在面部像妖怪一样，无法在结婚仪式上出现，非常焦急。

根据以上症状，考虑有可能是苓桂五味甘草汤证，于是，进行了如下的问答：

"有没有下肢发冷，好像有什么东西盖在头上的感觉？"

"确实有。"

"小便次数少吗？"

"没注意。"

然后诊脉，类似于沉微脉。

现在想起了曾使用苓桂五味甘草汤治疗过 3 例渗出性中耳炎患者，脉象均沉微。但该患者的脉象不是典型的沉与微，更像浮小之脉。

此时不知如何是好，先投予苓桂五味甘草汤治疗。

患者 3 天后再诊，面部潮红减轻，瘙痒也去了大半。

后又服用了 7 天，到了正月，如期顺利举行了婚礼。

通过该病例，我得到了一个新的经验，苓桂五味甘草汤证脉象不一定沉微。（《汉方诊疗三十年》）

"大胆假设，小心求证"，这句话在本案中得到了充分的体现。根据临床表现，拟诊为某方证，这是提出假设的环节。然后，围绕该方证进行问诊及其他诊察，同时进行相关的鉴别诊断，排除其他方证，最终该假设成立，这是进行求证的环节。假设→求证，这也是寻找方证的一条思路。本案就是按照这个思路来的。先是根据面部的皮疹、灼热感、红赤，提出苓桂五味甘草汤证的假设，然后根据该方证的其他要素逐一求证，最终得以明确诊断。

患者的脉象"更像浮小之脉"，医者既往遇到的脉象"均沉微"，个体与整体不吻合。此刻，医者表现出一定的犹豫，"此时不知如何是好"就是这种心态的流露。最终弃脉从证，"先投予苓桂五味甘草汤治疗"。从"先投予"来看，说明医者并没有完全认可本证，而且，可能心中还有备用之方，一旦本方无效，会根据脉象来使用该方的。当然，这只是笔者的猜测。大塚敬节这种层次的医生，不可能只想到一张方的。

关于该方证的脉象，如果从条文的写作风格来看，可能会有另一种理解。《金匮要略》在苓桂五味甘草汤条文中说"寸脉沉，尺脉微"，不符合古方脉象的通例，绝大多数脉象的条文都没有细分寸、关、尺。因此，这种脉分寸尺的说法不是古方固有的东西，有可能是后人所添加。既然是后人添加，则不必拘泥于此。而且，脉象的干扰因素较多，变化也较大，要灵活看待。

苓桂味甘汤治验

桃核承气汤治验

102 | 起床早时体内麻木、感觉不适的妇人（大塚敬节治验）

患者为 38 岁女性，6 年前生产后便出现下述病证，多方治疗不见好转。患者对我说，后来医生便不再把她当作病人，自己也对医生不抱什么希望了。但如果这样的病还可治的话，还是想治好。

其病情表现为，感觉到身体内部麻木，不能早起床。如果勉强起来干活儿的话，这一天里身体疲惫，气力好像被抽去一样，什么事情也做不了，并且手足烦热，甚至到难以忍受的程度。如果睡到 9 点左右，慢慢地起床，身体不适会好一些。作为一家的主妇，这种状态很是苦恼。

肤色黑，营养一般，食欲正常，大小便无异常，月经规律。

腹诊：左侧髂骨窝处可触及状如直立的钢笔样抵抗物，以手指轻轻地搓压时，患者蜷曲起伸直着的下肢，大声呻吟，喊叫疼痛。这是少腹急结，为桃核承气汤的腹证。

于是诊断为血证，投予桃核承气汤治疗。

服药后仅 3 周，身体状态有了很大的变化，能够早上 5 点起床准备早餐，劳动一天也无不适，手足烦热也完全消除了。

患者很惊讶，家属知道了这不是懒惰，也很感谢。这个病例在患者家附近传为良好口碑，接连有，10 余人来就诊。

桃核承气汤的条文里有"其人如狂"的描述，该患者的症状也正是"如狂"的表现，并且又有桃核承气汤的腹证，这时方与证一致起来了。

运用桃核承气汤证时，在许多时候难以把握疾病的本质，患者所诉多为支离破碎、不成系统的症状，在第三者看来好像是一种"假病"，往往被医生下个神经官能症的断语便简单地打发了。

桃核承气汤和桂枝茯苓丸均为逐瘀血剂。(《汉方诊疗三十年》)

患者的表现有 3 个方面：一是主观感到身体内部麻木，勉强干活则倦怠无力；二是手足烦热；三是瘀血的腹证。如果只是听了主观的叙述，大多数医生都会像大塚敬节先生所说的那样，认为患者是神经官能症，也可能给予加味逍遥散或一些补益气血的方药。如果再进一步结合手足烦热，有可能会考虑到地黄证，从而选用三物黄芩汤之类。不重视腹证的医生，也可能就停留在这个层次了。一旦明确瘀血腹证，桃核承气汤证几乎跳跃而出。回过头来看，手足烦热应该是瘀血证，而非地黄证，也就是说，血热与瘀血都可以导致手足烦热。

本案引人深思。那些看上去属于神经或精神性疾病的患者，在现代医学眼中，真的就是"假病"吗？一切的理化检查没有异常发现，于是就戴上神经官能症的帽子，从此成为医生打发的对象。他们总是被安慰，常常被帮助，但很少被治疗。这部分患者，在汉方医学眼中，应该是有办法治疗的，根据症状、舌象、脉象、腹证等，找到合适方证，有时会收到意外之效的。从这个角度来看，汉方医学并不是活在现代医学的树荫下的。恰如一盘棋，现代医学占据绝大部分地盘，汉方医学龟缩纹枰一角，但依然有自己的立锥之地，不会被现代医学吃掉的。

103 ｜疑为蛛网膜下腔出血的剧烈头痛妇人（大塚敬节治验）

一天，友人 K 先生因其在老家的兄长的妻子患病而邀我去出诊，病名不很清楚，据说某医生的诊断好像是蛛网膜下腔出血，剧烈头痛并且意识不清。

于是第 2 天我出诊到富士山麓的某村庄。病人为 30 岁身体消瘦的妇人，发病突然，7 天前在田地里干活时出现剧烈头痛，呕吐两三次，同时体温上升至 39℃左右。这种高温二三天后下降，目前为 37.7 ~ 37.8℃。意识朦胧不清，后头部剧烈疼痛的样子，该部位的肌肉呈高度紧状态，克尼格征阴性。腹诊：全腹壁发硬，左下腹部有少腹急结。卧床后尚无大便。家属说患者经常月经不调，四肢无麻痹。我往诊的前一天，主治医生进行了脊髓穿刺，脑脊液中无血液，但颅压升高。

这种情况难以明确诊断。我给予汉方医学的诊断为瘀血上冲，投予了桃核承气汤（一日用量大黄、芒硝各2.0g）治疗。服药后，从当夜至翌日，大便数次，意识渐渐恢复，头痛也减轻。1周后体温降至正常，也有了食欲，但大便过多。于是将大黄、芒硝日用量均减至1.0g，1个月后痊愈。(《汉方诊疗三十年》)

本案有一些问题值得深入探讨，比如"全腹壁发硬，左下腹部有少腹急结"，这个腹证是在本次发病之后出现的，还是之前就有的？它和本次发病又有什么内在关系？服用桃核承气汤排便数次与病情好转有多大关系？

换一个角度来看本案吧。蛛网膜下腔出血最常见的原因是动脉瘤破裂，多为自发性出现。患者在工作中发病，有可能是血压升高而诱发出血。而且，首次出血之后还会再次破裂，常在发病后7天内出现。桃核承气汤可以引起盆腔充血，导致血液重新分配，缓解头面部的充血状态。从这个角度来看，本案使用桃核承气汤的意义在于减少了再次发病的风险。本病通常需要使用通便药预防便秘，防止患者过度用力而再次出血。因此，使用大黄是值得肯定的。

破裂之后的出血可以自行停止，不必使用止血剂，因此，7日之后使用桃核承气汤决不是起到止血作用，而且，如果是活血化瘀，可能不利于破裂处的止血，蛛网膜下腔出血禁止使用抗凝剂及抗血小板药物。因此，从活血化瘀角度来理解桃核承气汤的使用是说不通的。但汉方医学的瘀血概念并不等同于现代医学的血栓，这是需要注意的地方。

流进蛛网膜下腔的血液被慢慢吸收，但同时出血引起化学性脑膜炎，发病 5 ～ 10 天后，在头痛、意识障碍之后会出现发热。发热属于继发症状，不需要特殊处理，因此，发热不能作为辨方证的主症。

发病 72 小时到 10 天内，脑水肿最为明显。头痛、呕吐应该是脑水肿的症状。服药后翌日"意识渐渐恢复，头痛也减轻"，有没有可能是桃核承气汤减轻了脑水肿？另外，在此期间还可能发生脑血管痉挛与脑缺血，现代医学会使用尼莫地平进行预防。患者服用 1 个多月的桃核承气汤，是否也起到一定的预防脑血管痉挛作用呢？总之，这个验案值得讨论的地方很多。

上述的讨论是建立在蛛网膜下腔出血之诊断上的，很显然，患者只是疑似本病，并没有确诊。大塚敬节先生没有拘泥于现代医学的诊断，从汉方医学角度找到了治疗方法。作为现代汉方医生，大多经受了现代医学教育，但在诊疗活动中，却不被现代医学束缚，坚持走汉方医学特色之路，这种精神难能可贵！

104 | 湿疹（瘙痒症）（矢数道明治验）

35 岁妇女，全身发生湿疹，污秽，分泌结痂，瘙痒难忍，搔则流污汁而结痂，夜间瘙痒尤甚，夜间烧热水沐浴其中方能忍受。主诉近来月经不调，自觉上冲头痛。

颜面潮红，脉有力。腹脐旁有抵抗压痛，特别在左下腹部有索状物触之疼痛。与桃核承气汤加大黄、芒硝各 3g。

服用本方后，大便数行，痒减半，继续服用本方 1 个月发疹迅速消退，从而解瘙痒之痛苦。(《临床应用汉方处方解说》)

本案为全身湿疹，瘙痒剧烈，但医者没有从皮疹方面进行辨治，而是发现了桃核承气汤的使用指征，从而取得满意疗效。"左下腹部有索状物，触之疼痛"是瘀血的腹证，月经不调可能也是瘀血的表现。如果将"自觉上冲头痛""颜面潮红"理解为瘀血上冲头面，那么，"全身发生湿疹"是否可以理解为瘀血外冲皮肤？"瘙痒难忍"，其人多烦躁不安，类似于条文"其人如狂"，属于发扬性症状，如果呈现相反的静态表现，则要考虑桂枝茯苓丸证的可能。"脉有力"，提示患者属于充实性体质，经得起大黄、芒硝之下药。皮肤病从瘀血治之，未用外洗之药，此经验值得专科医生借鉴。

内托散治验

105 | 阑尾炎术后创口出脓（大塚敬节治验）

患者为 47 岁的蔬菜店主，约 5 个月前因阑尾炎而进行手术治疗，术后创口不愈合，经常流脓，需要再次手术，因而来诊问能否不手术而治愈。患者大便、小便均无异常，有食欲，只是身体易疲劳，手术的创口处有一个可以插入铅笔的孔道。

我对此使用了内托散^①，服用 15 天左右再诊时，创口处已经长出新的红色肉芽，分泌物已很少。仍给予前方 15 天量，药物服完时，创口处已经完全封口，分泌物消失。继续使用紫云膏涂局部 2 个月。

3 年后，创口处仍完好无碍。（《汉方诊疗三十年》）

术后切口不愈合的因素很多，大致分为全身性因素与局部性因素。全身性因素有年老体弱、营养不良、疾病影响（如糖尿病、贫

---

① 内托散：出自《万病回春》，名为千金内托散，由人参、当归、黄芪、川芎、防风、桔梗、厚朴、桂枝、白芷、甘草组成，治痈疽之体质虚弱，经久不愈者。

血）等；局部因素有感染、异物、血液循环不良等。"术后创口不愈合，经常流脓"，应该存在感染因素，有可能还存在局部血行不畅及营养不良。

内托散包括人参、黄芪、当归、川芎等补气血药物，可以扶助正气，增强人体抵抗力；还使用防风、白芷、桂枝等发散的风药，有促进血液循环的作用，有利于肉芽生长，促进疮口愈合。脓液排出不尽，则疮口愈合不顺，桔梗与甘草合为桔梗汤，促进排脓或促进脓肿破溃。为防止补气血药物造成的胃肠壅滞，使用行气的厚朴。总的来看，内托散是多管齐下共同发挥作用的。

106 │ 化脓性中耳炎（大塚敬节治验）

46岁的妇人，曾患慢性中耳炎，平时无排脓，仅有听力下降。另外，数年前患类风湿性关节炎，现在手足关节肿胀。

约1个月前发热，继而出现左耳疼痛，流脓。每天在耳鼻喉科注射青霉素治疗，但效果并不明显，因为病情严重，恐怕有耳聋的可能，医生建议手术治疗。

患者极其消瘦，面色苍白，勉强能够行走的样子。因耳痛而致失眠。脉弦数无力。腹部凹陷而硬，脐部可触及悸动。

我投予内托散进行治疗观察。2周后，流脓减少了，耳鼻喉科医生说这种状态不做手术亦可。同时疼痛消失，开始有了食欲。约1个月后，流脓全部停止，活动一天也不感觉疲劳。仍继服前方1个月后停药。近一年的时间过去了，没有再发。

内托散具有排脓、促进肉芽生发和伤口愈合的功效。(《汉方诊疗三十年》)

"患者极其消瘦，面色苍白"，提示存在营养不良，这种情况下，抵抗力之差可想而知。"医生建议手术治疗"，可知慢性中耳炎病情比较严重，药物治愈的希望不大。青霉素在当时可能是最好的抗生素了。患者体质虚弱，即使手术也未必很快治愈。本案既没有手术，也没有再用青霉素，最终治愈且不复发，汉方疗效真的值得点赞。

《万病回春》说内托散是王道之剂，"不用针刀，服药后，疾顿减"。不难想象，在龚廷贤的时代，一定也有化脓性中耳炎之类的病例，条件所限，那时不可能进行充分的手术治疗，因此，以内服之药行针刀之法成为必然的选择。从这个角度来看，内托散的创制也是环境逼迫之下的产物。今天，抗生素不断升级换代，手术日渐完善，治疗手段更加多样化，内托散的使用范围必将逐渐缩小，这同样也是时代发展的必然。

柴胡桂枝汤治验

107 | 胃溃疡（矢数道明治验）

49岁男子。初诊于1955年7月。十数年来被诊为胃下垂症。1个月前病情恶化，每食后或空腹即心下疼痛，周身倦怠甚重，起则眩晕，疼痛放射至左胸及背部，欲吐不出，胸中烦热，肠鸣亢进。胃下垂至骨盆。X线诊察结果，胃上部与十二指肠有溃疡。潜血反应强阳性。因周身衰弱而劝其手术。

心下部压痛明显，腹直肌轻度紧张，但其自感不甚紧张，几乎满腹凹陷。初与坚中汤①加吴茱萸、牡蛎，因无效，改用柴胡桂枝汤加牡蛎、小茴香，嘱其注意摄生。诸症减轻。服药5个月，周身症状好转。据再检查之结果，已全无必要手术。8年来一直身体健康。（《临床应用汉方处方解说》）

坚中汤是小建中汤去饴糖，生姜换干姜，再加半夏、茯苓而成，《千金方》以之治虚劳内伤，寒热、呕逆、吐血。本案虽无吐

---

① 坚中汤：出自《千金方》，由半夏、茯苓、桂枝、芍药、大枣、甘草、生姜组成，用于胃溃疡、十二指肠溃疡、慢性胃炎、胃扩张等。

血，但"潜血反应强阳性"提示上消化道出血，只是出血量少，没有达到吐血的程度，但其出血的本质是一样的，因此，医者选用坚中汤是有依据的。服用坚中汤无效之后，重新选方，放弃以出血为主症，确定以腹痛为主症而使用柴胡桂枝汤。柴胡桂枝汤加牡蛎、小茴香是汉方常用的消化性溃疡处方。"心下部压痛明显，腹直肌轻度紧张"，这是柴胡桂枝汤证。加牡蛎可能是兼顾反酸，牡蛎有制酸作用；用小茴香可能是加强止痛。

现代医学使用抑酸剂治疗消化性溃疡的疗程一般为 4 ~ 6 周，溃疡愈合后维持治疗 3 ~ 6 个月甚至更长时间。本案持续服药 5 个月，在疗程上也足够了。如果仅仅满足于症状的消失就停药，缺乏进一步的巩固过程，以后可能还会复发的。这种情况下，汉方服药时长的优势得以充分体现。

108 │ 癫痫样意识混浊用柴胡桂枝汤提取物粉末剂
（矢数道明治验）

仓某，12 岁，女。由母亲陪同自近郊县来东京就诊。体格、营养、面色一般，无特殊可记项目。初诊 1987 年 8 月 6 日。经问诊得知，2 年前在学校突然感到情绪不好，但据周围目睹者介绍，曾出现 30 秒左右的意识丧失。经病院诊察及脑波检查，诊断为癫痫发作。其后 1 年间，虽服用了抗痉挛药物，但仍屡屡出现类似癫痫发作时的意识茫然状态；4 月再行脑波检查的结果，与一年前所见比较，几乎未见改善。

因腹诊有胸胁苦满，故投给柴胡桂枝汤提取物粉末剂 2g，1 日 2 次。患者及家属均相信汉方，故坚持服药不停。11 月复诊时称，自服药以来，前述癫痫样发作未再出现，情绪良好。10 月 17 日第 3 次脑波检查结果，与 4 月份相比，已有明显改进；腹证亦好转。现仍继续服药，观察其经过。(《汉方临床治验精粹》)

柴胡桂枝汤治疗癫痫是汉方医学的创见，一般都将芍药加量。此处的"腹诊有胸胁苦满"应该是病人缓解期的腹诊结果。有的则以腹直肌拘急作为腹证。按照方证相应的观点，如果没有胸胁苦满及腹直肌拘急，癫痫病人不可以使用柴胡桂枝汤，但如果从癫痫发作时的表现来看，肌肉处于痉挛状态，这两个腹证应该都可以出现。因此，从这个角度来说，似乎所有的癫痫都可以使用本方了。

本案对疗效的判断加入了脑电波的元素，显然比单靠临床症状要客观、真实。服用抗痉宁的西药不但没有改善症状，脑电波也没有变化。改用柴胡桂枝汤后，症状控制，腹证好转，且脑电波明显改善，提示柴胡桂枝汤治疗癫痫是通过干预脑电活动实现的，不是单纯的控制肌肉痉挛等。癫痫的本质是大脑皮层的异常放电，但异常放电的背后又是什么呢？服用柴胡桂枝汤后脑电波明显改善，是直接抑制放电？还是作用于放电背后的因素呢？值得研究。

柴胡加龙骨牡蛎汤治验

109 │ 神经性心悸亢进（矢数道明治验）

38岁妇女。生2胎，人工流产1胎。8个月前外出买东西，于商店前突然呼吸困难而动悸，遂即感觉心跳欲止，心胸紧迫，胸心下紧迫，颜面苍白而苦闷，大吵大闹。当时经医师治疗而安静，但此后每日仍反复发作，1日发作多次。背肩经常酸痛，眩晕且头昏眼花，足冷，手颤。脉紧有力，舌无苔。腹诊：左右两季肋下，尤以右侧有抵抗与压迫感，沿左腹直肌，由心下左侧至脐旁，触之拘挛动悸，脐下左侧更为显著，按之颇为不快。主诉发作之时，必始于此。

前述之发病自回家之后未再请医师（这种腹症，与腹部大动脉亢进与植物神经兴奋有关）。此病之病名，一向称之为神经衰弱、癔病、神经性心悸亢进、植物神经异常等，皆谓神经性症，不易接受治疗。

此即胸满、烦惊之证。自开始服用柴胡加龙骨牡蛎汤之后，1次未发作；服药3个月，腹部动悸消失，心情开朗，如换新人而痊愈。（《临床应用汉方处方解说》）

神经性心悸亢进应该是心脏神经官能症。本病女性多见，好发于 20 ～ 40 岁年龄段。其临床表现包括心血管症状与神经失调症状。该患者的心血管症状为心跳欲止，心胸紧迫，胸心下紧迫。神经失调症状为眩晕且头昏眼花，足冷，手颤。本病可因焦虑、精神创伤、情绪激动以及劳累而诱发。心跳加快，心排出量增加，可以导致大动脉搏动亢进，该患者的腹部动悸就是腹主动脉搏动亢进的表现。本病在躯体上存在 β- 肾上腺素能受体功能亢进，在心理上也容易接受暗示，因此，很容易被外因诱发。现代医学的治疗主要是使用镇静剂及 β 受体阻滞剂。

柴胡加龙骨牡蛎汤治疗神经性心悸亢进的机理又是什么呢？镇静神经可能是主要作用。茯苓、龙骨、牡蛎的镇静作用自不必多言，铅丹一味就已经与众不同了。《神农本草经》说铅丹主"惊痫癫疾"，翻翻张仲景的药方，含有铅丹的处方又有几张？桂枝与甘草含有桂枝甘草汤的意味，这是治疗动悸的基本方，推测可能有抑制心脏的作用。心搏恢复正常后，腹部大动脉搏动亢进也随之平息。

110 | 高血压与脚弱（矢数道明治验）

61 岁男子。面红，性格谨慎，平素血压较高（175/100mmHg）。因参加选举运动而疲劳，某夜头痛剧烈，意识不清，认为脑出血。意识恢复后，右下肢无力，头不能转动，言语障碍，右视力障碍，右视野狭小，扶两个人肩来院。

205

据称某大学医院怀疑为脑肿瘤。

半年前，发病当时体重 70kg，但现在降为 50kg。半年来完全如残废。舌不能伸出，心下坚，胸胁苦满，脐上动悸亢进，左右两侧腱反射皆减弱，足无搐搦。观其步行困难，运动障碍属"一身尽重，难以转侧者"，故与柴胡加龙骨牡蛎汤。

服药第 3 日，步行稍轻快；1 周后，自行上下车站之阶梯。诸症好转，血压降为 120/70mmHg，再度恢复健康，已成为诸团体代表干事。(《临床应用汉方处方解说》)

本案则是以"一身尽重，难以转侧者"为主症来使用柴胡加龙骨牡蛎汤。医者的确慧眼如炬，将"左右两侧腱反射皆减弱""观其步行困难，运动障碍"理解为"一身尽重，难以转侧者"。事实上，面对着同一症状，不是每个医生都能正确把握的，一方面需要对条文的熟悉，才能做得随手拈来；另一方面还要有极强的职业敏感性，否则难免陷入视而不见的状态。这就是医生的认证能力，无疑，这种能力来自长期的训练。

通常，精神亢奋的状态下，躯体也是躁动不安，二者保持平行关系，但柴胡加龙骨牡蛎汤证恰恰相反，呈现"分离现象"，"胸满烦惊""谵语"是精神亢奋状态，"一身尽重，不可转侧者"则是躯体抑制状态。那么，在什么情况下会出现这种情况呢？本案给我们带来了启发，那就是脑部疾病可以出现这种"分离现象"。

人参汤治验

111 ｜ 慢性腹泻的人参汤证（大塚敬节治验）

人参汤证腹泻和甘草泻心汤证腹泻有时难于区别。比较起来，前者比后者更接近于虚证，这是众所周知的道理，但在实际诊察时还是会出现误诊。

患者为 41 岁妇人，1937 年 10 月 6 日初诊。该妇人年轻时肥胖，从 1 年前开始，渐渐消瘦下来，也并无特殊不适。但从 8 月 20 日左右开始出现腹泻，一天三四次，多方求治不见效果。服用某医生的药物后，腹泻一时停止，但出现黑色大便，并感胸腹胀满，食欲减退。如果停药辄腹泻再发。这种情况反复出现。

初诊时，大便一天二三次，软便，咕噜咕噜腹鸣。全腹部膨满感，特别是心窝部痞塞感明显，轻度腹痛。可食粥。舌湿无苔。

于是以心下痞硬、腹中雷鸣和腹泻为指征，给予甘草泻心汤治疗，但腹泻反而加重了。改投人参汤，没有任何痛苦，腹泻停止了。服药 1 个月左右，血色和营养状态得以迅速改善。（《汉方诊疗三十年》）

本案用甘草泻心汤的确过于草率。甘草泻心汤证以心下痞硬为核心证，该患者虽然心窝部痞塞感明显，但全腹部膨满感，很显然，膨满感非常广泛，已经超出心下的范围，甘草泻心汤证难以涵盖全腹症状。从条文来看，甘草泻心汤证的下利次数应该非常频繁，患者大便一天二三次，好像达不到该证的下利程度。从现代医学角度来看，大便每天二三次，与每周二三次都属于正常次数。从大便性状来看，软便似乎也不符合腹泻的标准。从这个角度说，使用甘草泻心汤有些药过病所了。

从中医学角度来看，使用黄连、黄芩、半夏、干姜的处方，具有辛开苦降作用，适于中焦有湿热的情况。在舌苔方面，一般有厚腻苔，或白或黄。该患者舌湿无苔，不支持使用甘草泻心汤。患者心窝部痞塞感是人参汤证的重要表现，与胃弛缓有关。在此基础上，出现食欲减退及软便或腹泻即可视为该方证。甘草泻心汤与人参汤都使用甘草、人参、干姜，前者用黄连、黄芩，胃中应该有热；后者用白术，胃中应该有水。从药证方面比较，也有利于理解方证之不同。不过，在汉方的经验里，二者通常是彼此不效时的互换方。

112 | 唾液分泌过多症（山田光胤治验）

30岁妇女。9个月前经常流涎，食后呕吐，咽喉与胸堵塞，心下刺痛，就寝时心脏部疼痛，心悸，大便软，夜间小便

1次。

中等身材，未见体力下降。脉沉小。腹部一般，心下有抵抗，脐旁左上方触之动悸亢进。该患者满口唾液，夜起小便。据此两点而与人参汤。服用未满1个月，此类症状全部治愈。（《临床应用汉方处方解说》）

从现代医学角度来看，本案最有可能是反流性食管炎。"食后呕吐"应该是反胃的表现；"咽喉与胸堵塞"为食管痉挛的表现，严重者可以出现吞咽困难；"就寝时心脏部疼痛"应该是反流物刺激食管导致的烧心感。就寝时多为平卧位，有利于胃内容物反流。如果是心脏疼痛，一般在劳累后出现，休息时缓解。"经常流涎"属于唾液分泌过多，胃酸反流到食管远端可以引起唾液分泌亢进的反射，反流到食管下段也可以通过迷走神经反射刺激唾液腺分泌。以此推测，《金匮要略》胸痹篇的人参汤条文可能也是反流性食管炎的表现。再进一步推测，人参汤可能有保护食管黏膜的作用。另外，从术逐心下水的经验来看，本方可能有抑制胃腺体分泌的作用。

113 │ 胃痉挛（荒木性次治验）

老年妇女。素有胃积（胃堵塞），每年必发作1次。去年夏月发作半月余。其症于左心下发生剧痛，重则痛得乱滚。脉微弱。大便日1行，小便频。疼痛窜至肩部，则肩胀严重，痛去则肩胀亦消失，毫无痕迹。

　　试问之，肩酸痛是否在右侧？其甚为惊奇，言是。《金匮要略》有"心中痞气，气结在胸，胸满，胁下逆抢心"之记载。逆抢者，乃自气结所发之处向对侧上窜也。今自左向右上窜即逆抢。小便频，脉弱，此乃人参汤证，故与之1剂即愈，未再发。（《临床应用汉方处方解说》）

　　医者对"胁下逆抢心"进行了诠释，对理解条文有帮助，但认为向对侧上窜则未必。《康熙字典》云："逆，谓自下而上曰逆。"可见，"逆"是以上下而论的，左右之分不该归属于逆的范畴。"抢"，有碰撞的意思，医者理解为上窜。"疼痛窜至肩部"，已经超出"抢心"的范围了。"痛去则肩胀亦消失"，很明显，肩部的疼痛为放射痛，属于客证。"1剂即愈，未再发"，此言不妥。对于这种慢性发作性疾病，至少需要观察几年才能断言治愈。此处之"即愈"更应该是本次缓解，果真1剂即愈，则此病多为神经症，器质性疾病不大可能这么快见效。

　　"试问之，肩酸痛是否在右侧？其甚为惊奇，言是。"这也只是医者的猜测，未必有什么根据。但医者说中了，患者对医者的信任度无疑有较大提升。随之而来的是对治疗信心的增加，对于疗效而言能加分不少。

黄土汤治验

114 | 精神错乱（荒木性次治验）

70余岁老年妇女，血压高，主诉头痛数日，微热，某日精神不振，产生幻觉，右手时时振颤。与黄土汤一帖，手动即止，意识恢复。此乃根据土强胜水，木平而风自灭之理。（《临床应用汉方处方解说》）

本案值得讨论。笔者不认为是黄土汤之疗效，"土强胜水，木平而风自灭之理"更是无稽之谈！古方派医生不该有此口吻！

"头痛数日，微热"有可能是感冒。高龄老人存在动脉粥样硬化的病理基础，高血压是脑血管病的高危因素。在这个前提下，"某日精神不振，产生幻觉，右手时时振颤"，极有可能是短暂性脑缺血发作（TIA）。椎基底动脉系统的 TIA 常见症状为一过性眩晕、复视、构音困难等，或某个肢体的共济失调。"产生幻觉"有可能是复视，"右手时时振颤"有可能是共济失调。共济失调是肢体的运动、协调动作失灵，不平衡与不协调。TIA 是短暂的、局灶的神经功能缺失，通常不超过 2 小时，在 24 小时内可以完全恢复。如果是TIA，那么，病情的自行恢复可能被黄土汤所掩盖，误认为是药物的疗效。因此，汉方疗效的认定要排除疾病的自限性因素。

黄连阿胶汤治验

115｜顽固性皮炎及指掌角化症用黄连阿胶汤
（矢数道明治验）

青某，50 岁，女。初诊 1979 年 8 月 10 日。患者是一位除顽固性皮肤病外还患有多种疾病，深受病痛折磨的病例。

患者于 27 岁时结婚，婚后操持家务时，因经常洗刷，逐渐发现手指甲处发干、粗糙、颜色变红，不久波及整个手掌变红、干燥、发硬、有痒感，瘙痒后皮肤发生皲裂，从而无法从事洗刷工作。其后，口唇也变粗糙，逐渐扩展到全身，以上半身最重，颜面、全胸、两上肢均变粗糙、发痒，皮肤表面如同撒上一层白粉。

下肢则主要在膝窝处干燥、粗糙，足底特别是脚跟部出现皲裂，可剥落硬皮，足底前部还生出大的鸡眼，坚硬如石且有痛感。整个皮色变红，痒感严重。最近病情日益加重。初期曾用过激素软膏外敷，不仅无效，反而出现满月脸，故停止使用。患者足部有冷感，易上火。

此外，还有习惯性偏头痛，时常有严重发作。近来又频繁出现打不出来的呵欠，脸部突然感到发热。月经量虽不多、但至今尚未停止。

体格、营养中等，脉大体上正常，血压 130/80mmHg，腹诊脐两侧有轻度抵抗压痛，多少有些瘀血证的表现。皮肤发红，痒感严重，触诊粗糙为干性病变，无分泌物，属郁热迁延状态。根据上述症状，投给了温清饮加连翘 3g、甘草 1g，手掌及足底则外敷紫云膏。服药 3 周后，有所轻减，故连续服用了 2 个月，但痒感未消除。其间因发生过严重头痛，故又以血症头痛为目标，改服清上蠲痛汤后，头痛很快减轻；鸡眼在外敷紫云膏后也由硬变软而脱落。此后，患者因故暂时停药到第 2 年 9 月再度来院，改服最初的温清饮加味方后，效果仍不理想，12 月复诊时，脸部病情有所加重，发红、肿胀、有热感。

由于总的所见虽呈实热证，但用温清饮加减不能奏效，反而陷入慢性化状态，因而考虑或许属于虚热。虽无充分把握，仍试行投给了黄连阿胶汤。同时，本不应偏于成见，但考虑了便于患者服用，黄连、黄芩量不可过多，而将处方略加改变为：芍药 5g，黄芩 4g，黄连 2g，阿胶 3g，卵黄 1 个（1 日量）。按常规方法，先将芍药、黄芩、黄连 3 味加至 600mL 水中，煎至水量减半，去滓后放入阿胶，加热 1 分钟待其溶化，稍放凉至皮肤温左右时，加入卵黄，充分搅拌，食前 1 小时，分 3 次服用。

服用开始后第 3 天，患者称服后心下部有些疼痛感，故在其后的 5 天内将药量减半，结果反而出现了奇迹般的效果。1 周后症状明显好转，2 周后面部的发疹、变红、痒感基本消除，

12 月底时皮肤已变得很光滑。原来的皮科主治医生对如此迅速好转感到无比惊异，并一再询问所服药方名称等。1981 年 1 月 15 日（服黄连阿胶汤 40 天后）复诊时已彻底痊愈，患者称在新年中试着做了 20 年来第 1 次的轻度化妆，并未发生异常，手已恢复正常，过去一碰盐就立刻恶化，多年来不敢腌菜，今年腌了菜，至今未出问题。全身皮肤变软，肌理重现了青年时期的细腻光泽了！（《汉方临床治验精粹》）

黄连阿胶汤用于皮肤病也是汉方的创见。原文治"心中烦，不得卧"，本案的痒感严重一定会导致心烦不安的，因此，从更广的视野来看，依然没有脱离原文的指示。"脸部突然感到发热"也是使用本方的重要线索，没有上部的充血，黄连、黄芩之用便失去支撑。值得重视的是鸡子黄与阿胶的营养作用，对于处在燥热状态下皮肤的修复应该是有所裨益的。本案将黄连阿胶汤的煎煮方法详细介绍，强调了加入阿胶与鸡子黄的时机，这是值得点赞的！毕竟，对煎服细节的关注应该是医生的必修课。古方中的 Know-How 不仅仅体现在方证的识别上，煎服法也是重要的一环。

值得关注的是案中对黄连阿胶汤的用量做了调整，严格来说，属于改良版的黄连阿胶汤。原方剂量为黄连 4.0g、芍药 2.5g、黄芩 2.0g、阿胶 3.0g、鸡子黄 1 枚；改版后的处方，黄连用量成了最小，芍药用量反而最大，已经失去了原本的制方精神。如果使用原方，疗效是否也会如此呢？不得而知了。本案的减量动机可能是对黄连阿胶汤信心不足，为了避免黄连的苦味伤胃而减之。出现不适后，又把药量继续减半，但也有效。由此，我们也可以从本案得到启示，没有较大把握时，可以采取小剂量投石问路，避免大剂量引起不良反应。

猪苓汤治验

116 | 肾结石用猪苓汤和芍药甘草汤（矢数道明治验）

小某，47 岁，女。初诊：1983 年 6 月。今年 4 月 29 日左侧腰痛，发热 39 ℃，2 月后退热，诊断为疑似肾盂肾炎。5 年前及 3 年前 2 次自然排出过肾结石，2 次均经 X 光检查确认有结石，但以后在不知不觉中排出。此次热退后经 X 光检查，也发现有左肾结石（6mm），肾脏肿胀。

体格偏胖，面色普通，腹部充实，左脐旁有压痛。脉弦。初诊时血压 145/100mmHg。尿蛋白、尿糖均为（–），无潜出血。

初诊投给猪苓汤合芍甘汤加金钱草 4g，服药后腰痛消失。3 个月后结石逐步下降，翌年 9 月无任何痛苦地排出了结石。因有过 2 次自然排石，故本次也难断言是汉方的作用，但至少可认为汉方起了辅助排石效果。一般肾结石若较大时，也很难自然排出，而服用本处方，则有时可能无痛排出。(《汉方临床治验精粹》)

"因有过 2 次自然排石，故本次也难断言是汉方的作用"，这是矢数道明先生的大实话！人体有自然排石之良能，不妨想一想，在医药出现之前，原始人患有肾结石又是如何排出的？因此，不能将自然良能归于药效，客观地评价药效是良医的品质！

"但至少可认为汉方起了辅助排石效果"，这个结论很中肯！所谓的辅助排石，大致是利尿以促进结石下行，扩张输尿管以减轻排出阻力。猪苓汤以利尿，芍药甘草汤以扩张输尿管，加金钱草可能是基于溶石的经验。

这两句话，既不夸大吹嘘，也不陷入虚无主义，这才是正确的学术态度。

117 | 胸廓成形术后尿少（小川幸男、木下利夫治验）

27 岁男人，行肺结核胸廓成形手术，术后尿量递减，1 周后 1 日量减少至 100 mL，肉眼血尿，尿沉渣有多数红细胞和白细胞以及肾上皮细胞。

患者因有神经质而小心谨慎，自诉不寐和不安感，微热、食欲不振、恶心、头痛、头重，血压 175/85mmHg。

反复输血、输液，与诸利尿剂不见显效，据此，诊为猪苓汤证，遂即投与本方。翌日尿量由 800mL 增加至 1500mL，诸症迅速好转，服用 10 日停药。（《临床应用汉方处方解说》）

肺结核病人出现血尿，结合"尿沉渣有多数红细胞和白细胞以及肾上皮细胞"来看，倾向于肾结核的诊断。肾结核的原发病灶主要是肺部的初染病灶，经血行播散到肾脏。患者于术后1周出现症状，需要考虑该病。至少，肾脏细菌感染的诊断是可以成立的。"反复输血、输液，与诸利尿剂不见显效"，提示存在上尿路的阻塞，有可能炎性物质"封闭"了输尿管。当然，这个推测是建立在双肾感染的前提下的。

猪苓汤证的依据是什么？"不寐"应该算一个，这是条文里有的症状。其次是尿量减少，该症状可以视为条文里的小便不利。血尿也应该算一个，虽然条文没有谈到血尿，但尿液颜色的改变似乎比尿量减少更有价值。"翌日尿量由 800mL 增加至 1500mL"，不一定是猪苓汤的利尿作用，应该是尿路梗阻改善的结果。因此，从这一角度来看，猪苓汤绝非单纯的利尿剂，还应该是尿道黏膜的保护剂与修复剂。

麻黄汤治验

118 | 少年患感冒辄鼻塞不通（大塚敬节治验）

患者为 10 岁的少年，患有慢性鼻炎，一感冒就出现鼻塞，严重时只能用嘴来保持呼吸，到了夜间更加严重，并影响睡眠。

另外有头痛，有时恶寒，脉浮而有力，无咳嗽。我以上述症状为治疗目标，投予了麻黄汤。患者服用麻黄汤十几分钟后，鼻塞症状就消失了。往往要拖很长时间的感冒，这次服药 3 天便好了。

麻黄汤与桂枝汤、葛根汤均为感冒初期常用方剂。麻黄汤治疗感冒，宜用于脉浮而有力者，以恶寒、发热，有时头痛或身体骨节痛，或咳嗽，或鼻塞为应用指征。此时，如果有自然汗出倾向者，不用麻黄汤，宜用桂枝汤或桂枝二麻黄一汤。

按照汉方医学古典医籍的记述，麻黄汤用于表实发热，桂枝汤用于表虚发热，所以，体质虚弱的人患感冒时，易表现为桂枝汤证或桂枝二麻黄一汤证。健壮的人患感冒时，易引起麻黄汤证。虚弱的人和婴幼儿服用麻黄汤，有时可致发汗过度，出现倦怠乏力以及虚脱。

有人服用麻黄汤和葛根汤后会出现失眠的情况，原因在麻黄。另外，有人久服后会引起食欲下降。有发热症状时，服用麻黄汤或葛根汤，有时会出现发汗热退，也有尿量增加而热退。如果用麻黄汤发汗后，仍残留恶寒和发热，则宜用桂枝汤。(《汉方诊疗三十年》)

本案从1例感冒引出了麻黄汤、桂枝汤、葛根汤及桂枝二麻黄一汤的相关论述，开人眼界，启人思考。

我们把感冒或流感的病情用横向坐标来表示，越向右病情越严重。麻黄汤是麻黄与桂枝组成的最简方，因此，我们把麻黄汤证作为坐标轴的0点，那么，向左依次为桂枝二麻黄一汤证、桂枝汤证、香苏散证，向右则为葛根汤证、大青龙汤证。从左向右，麻黄的用量呈现递增倾向。按照这种方法来比较感冒的方证，找到各自的位置，不仅便于记忆，而且对病情变化在方证"投影"上也有了清晰的把握。

作为麻黄汤的主角，麻黄值得一提。麻黄含有伪麻黄碱，伪麻黄碱是减充血剂，鼻塞为鼻黏膜充血肿胀所致。"服用麻黄汤十几分钟后，鼻塞症状就消失了"，有可能是麻黄发挥了主导作用。麻黄兴奋中枢神经，失眠应该与此有关。麻黄有利尿作用，服用麻黄汤后尿量增多可能是这一作用的体现。但在发热时，血液趋于体壳，内脏的循环血量要相对减少，小便应该是减少的。当尿量增加时，通常也是热退的时刻，血液从体壳向内"回归"。如此来看，尿多热退是否倒果为因呢？"也有尿量增加而热退"，应该是热先退，尿量后增加才是。

119 | 夜尿症（吉村得二治验）

5 岁左右之小孩患夜尿症，与麻黄汤获得良效，用葛根汤亦有取效，这主要是麻黄之作用。亦有 12 岁小孩使用之例。最初用于 5 岁患感冒之夜尿症。此患儿感冒时小便频，每隔 1 小时 1 次，给予葛根汤感冒已愈，素患之夜尿症刚巧也愈。如是，则进一步明确，用便宜的麻黄汤确实效佳。但这仅是其目标之一，另外，尚能用于小儿夜寐不安。麻黄对夜尿症有效，可以理解为麻黄含有麻黄素、肾上腺素的共同作用。又麻黄为兴奋剂，服之能治寐中恍惚，使之熟睡而不夜尿。虚证之小儿慎用。（《临床应用汉方处方解说》）

本案阐述了麻黄治疗夜尿症的机理，一方面是麻黄素、肾上腺素作用于尿道，收缩尿道起到关闭"阀门"作用；另一方面是增加睡眠深度，减少尿意。也就是说，治疗夜尿症是麻黄的特能，现代医学也有使用麻黄素治遗尿的经验。可见，不论麻黄汤、葛根汤，还是麻杏石甘汤、麻黄附子细辛汤，它们治疗夜尿症的共同机理都是麻黄的作用。这似乎对方剂理论带来了巨大的冲击，单从这一角度说，组方的意义又在哪里呢？也许，其他药物的作用在于照顾患者的兼症吧。

麻子仁丸治验

120 ｜ 老年人习惯性便秘（大塚敬节治验）

82岁老妇人，主诉秘结和夜间多尿而来诊。无心悸和浮肿，食欲尚可，口不渴，夜间排尿四五次，因此而不能熟睡。

我投予麻子仁丸治疗。该方效果非常明显，服药后大便一天1次，夜间排尿变为一二次。可是一停药，又出现便秘，所以时常来取药，嘱其将10天的药量1个月内分服。（《汉方诊疗三十年》）

麻子仁丸证的主症是大便秘结，小便频数是客症。大便积聚在乙状结肠内，压缩盆腔空间，影响膀胱充盈，导致膀胱容积缩小。在肾脏泌尿功能正常的情况下，膀胱容积缩小的结果就是排尿次数增多，但总的尿量不一定增多。因此，从这个角度讲，解决大便问题就顺便解决了小便问题。

《临床应用汉方处方解说》引《古方药囊》说："胃中有热，小便频数，大便坚者，汗出皮肤湿润者为宜。无汗皮肤干者无效。"如果存在汗出皮肤湿润，那么，在饮水量不增加的前提下，小便总量可以因汗出减少，排尿方面未必频数，因此，"无汗皮肤干者无效"的说法值得商榷。

121 │ 项背强急（大塚敬节治验）

64 岁男子，用解急蜀椒汤治疗顽固腹痛后，主诉颈项不能转动，项背强急，虽已用葛根汤，但无效。脉浮有力，项部完全不能转动，起卧需他人扶持。经详细问病史，此患者未发热，无故用冰枕已近 1 周间，故后头部发冷。按《金匮要略·痉湿暍病脉证篇》"病者一身尽疼，发热，日晡所剧者，名风湿。此病伤于汗出当风，或久伤取冷所致也，可与麻黄杏仁薏苡甘草汤"之意，与此方 2 日量，未用完即见效，4 日则痊愈。（《临床应用汉方处方解说》）

病人没有"一身尽疼"，仅仅是项背强急，也没有发热，因此，从症状来看，并不符合麻黄杏仁薏苡甘草汤的方证。但大塚敬节从病因的角度来思考，将"无故用冰枕已近一周间，故后头部发冷"理解为"久伤取冷所致"，找到了用方依据。很显然，本案是对条文的灵活应用。读之不禁佩服大塚敬节先生的聪慧巧思！

舍症从因，也是经方的用方思路之一。换言之，如果该病人不是用冰枕，而是汗出当风之后出现项背强急，大塚先生可能也会使用本方。需要指出，这种用方思路属于出奇制胜的招法，对于大多数医生来说，还是要老老实实地做好辨方证的工作，只是在辨方证不效时，作为临证"突围"的方向之一而使用。

"项背强急"属于肌肉痉挛的表现。葛根汤所主的"项背强急"通常伴有发热等表证，应该类似于病毒性肌炎之类的疾病。该患者"项背强急"是受寒冷刺激导致的，在本质上还是有差异的。另外，对于解除肌肉痉挛来说，葛根、芍药、厚朴、薏苡仁都有松弛骨骼肌作用，它们之间的细微区别值得深入研究。

122 | 慢性浆液性膝关节炎（矢数道明治验）

川某，70 岁，女。初诊 1983 年 4 月。体型肥胖，前年体重 70kg，初诊时为 60 kg。面色偏红，脉弦，初诊时血压 150/80mmHg，高压曾达 180mmHg。

主诉 3 年前起，左膝肿痛，有热感，积水，每周需抽水 1 次。今年右膝也开始肿胀，并也在抽水，但抽水后只有短暂缓解期，很快再度肿胀疼痛。由于缓解和再发反复交替，故而步行困难，不能跪坐，须由别人扶助方能勉强行走。

左膝关节肿胀很大，触诊时有热感，右侧较小且无热感。3 年来大致每周须抽水 1 次，否则无法活动，属较典型的慢性浆液性膝关节炎。

根据《汉方诊疗医典》中急性浆液性关节炎所载，首列的处方为麻杏薏甘汤加术，其说明中称"本方原用于大汗中受风或长时间受寒时发生的疾病，多为里有水湿，肌肉及关节肿痛者。浆液性关节炎初期肿痛时，常用本方"。

本患者虽非急性期，但试用本方后，尽管恢复不够快，但却取得了预期效果。服药第1个月内，与以前同样，每周抽1次液，但患者自觉疼痛有所减轻。第2个月仅抽了2次液，第3个月时，患者只抽了1次液，并已能独自步行来院。第4个月未抽水。以后停止了抽水，并始终单独步行来院，往返于千叶县与本院之间，距离颇不近，却毫无痛苦了。(《汉方临床治验精粹》)

浆液性膝关节炎应该是膝部的滑囊炎，包括髌前滑囊及髌下滑囊的滑膜水肿、充血、增厚、滑液增多等病变。该患者体型肥胖，可能长期跪位工作，反复、集中与力量较大的膝部压迫是导致本病的主要原因。现代医学对慢性滑囊炎的治疗是抽出液体后注入醋酸泼尼松龙，并加压包扎，同时，改变不当的工作姿势以减轻症状，避免复发。

麻杏薏甘汤加术是浆液性关节炎初期肿痛时常用方，矢数道明先生灵活地用于该病的慢性期。很显然，慢性期的疗效不及急性期明显，因此，采取一边服药，一边抽水的治法。从抽水的不断减少来看，本方似乎有减少炎症渗出的作用。

旋覆花代赭石汤治验

123 | 胃癌（矢数道明治验）

60 岁妇女。初诊于 1951 年 12 月 10 日。自本年 1 月心下痞，自 7 月开始明显疲劳，羸瘦，贫血严重。显微镜检查结果怀疑幽门癌。11 月剖腹探察，癌组织已广泛扩散，不能切除而缝合。谓之能活 1 个月左右，出院。

出院后第 10 日来就诊，只能摄果汁，几乎处于绝食状态。脉弱，心下部不快，痞塞感，食欲不振，周身倦怠，便秘。

投与旋覆花代赭石汤，有食欲，大便通畅，心情爽快，饥不择食。1 个月后体重增加 4kg 以上。随后，元气恢复，自行散步，能独自入浴。但 2 个月后再度衰弱。虽 6 个月之后病情恶化不救，曾有 2 个月好转亦为奇迹。（《临床应用汉方处方解说》）

本案使用旋覆花代赭石汤改善胃癌晚期症状，虽然疗效是一过性的，但对于延长生命来说也有积极意义。病人没有旋覆花代赭石汤证的典型表现，比如噫气不除。噫气可能是胃中潴留，食物发酵后产气增多的表现，因为出口障碍，气体只能上行排出。本案"几乎处于绝食状态",进食极少,胃中产气自然不多。"心下部不快,痞塞感"只是病人的自觉,应该属于"心下痞",与医者腹诊的"心下痞硬"有所差异。

幽门癌可以导致幽门梗阻,影响胃排空。当病人"几乎处于绝食状态"时,身体存在一定程度的脱水,癌组织或许也会受到影响。癌组织脱水后,幽门部位的水肿可能会减轻,梗阻的症状应该有所缓解。但此刻整体处于衰弱状态,胃蠕动也减弱,甚至处于胃瘫痪状态。使用旋覆花代赭石汤可能是促进胃蠕动以改善消化机能,对于癌肿组织却没有治疗作用。当整体的营养状况改善后,癌组织也得以进一步扩散,从而再次陷入真正的不治状态。

旋覆花代赭石汤的起效也是遇到了疾病发展的相对"休止期",这个时期只是整个胃癌发展过程中的一个片段。事实上,如果把疾病比作一部电影,方证也恰恰是发展过程中的某个瞬间"胶片"。就本案来说,疾病最终走向不治,旋覆花代赭石汤发挥的疗效也仅仅是"落日余晖"。

葛根汤治验

124 | 从感冒转为中耳炎（大塚敬节治验）

对于中耳炎，有些可用葛根汤，有时应用柴胡剂，也有宜选用苓桂五味甘草汤者。但在急性期的初期，适用于葛根汤者为多。

柳家的儿子，2岁，感冒后患中耳炎，在耳鼻喉科看病，经邻人的介绍来诊。

主诉左耳流脓，余无明显症状。大小便无异常变化，食欲也好。于是投予葛根汤治疗，服药的第3天，流脓便止住了，3周后痊愈。（《汉方诊疗三十年》）

从现代医学来看，中耳炎分为急性、分泌性、慢性3种，不同类型的表现也有差异，因此，选方也自然不同。急性中耳炎最常发生于3个月~3岁之间，与这个年龄段的咽鼓管发育不成熟有关。"感冒后患中耳炎"，一般以病毒感染多见；"左耳流脓"有可能伴有细菌感染；"余无明显症状"，可见非严重的感染，也可排除其他部位的扩散。用葛根汤后流脓止住，有可能与麻黄有关。麻黄含有伪麻黄碱，为减充血剂，可能改善咽鼓管功能。不过，急性中耳炎可以自愈，也并非都需要使用抗生素。

本病治疗方面，现代医学的治疗时间一般为 10 天左右。该患者服药第 3 天流脓停止，3 周后痊愈，那么，葛根汤是否一直服用 3 周？从用药角度来看，如果过早停药，也可能会发生反弹性充血，导致病情反复。因此，医者使用葛根汤的时间应该比较长。

125 | 张口困难（大塚敬节治验）

36 岁妇人，个子和胖瘦均中等，约从 5 个月前开始，出现口张不开的症状，使用多种方法治疗均未见好转而来诊。勉强张口，因左侧颌关节发硬，疼痛得不能活动，好不容易才张口到能伸进一根手指的程度。脉诊和腹诊均未见异常。从《金匮要略》痉湿暍病篇中"口噤不得语，欲作刚痉，葛根汤主之"一条得到启发，使用了葛根汤。葛根汤缓解肌肉紧张的作用广为人知，因此多用于治疗肩凝和腰痛，另外对于破伤风的痉挛也有缓解作用。考虑到这些情况，给予了葛根汤 10 日药量。于是出现了不可思议的效果，上述药物服完复诊时，已经能张口到八成的程度。继续服药至 1 个月，便痊愈了。（《汉方诊疗三十年》）

本案采取类比思维的方法，把葛根汤治疗"刚痉"的经验灵活运用于张口困难。"口噤不得语，欲作刚痉，葛根汤主之"，这一条文所指应该是破伤风肌强直的表现。破伤风的肌强直是广泛性的，包括咬肌、背肌、腹肌及四肢肌。葛根汤缓解肌紧张，它的作用属于非选择性。本案的张口困难应该是咬肌痉挛所致，与破伤风的咬肌强直性质上相同，只是形成机制有异。

葛根汤缓解肌肉痉挛，葛根、芍药应该起到重要作用。芍药甘草汤缓解脚挛急，是不可或缺的成分；葛根可能侧重于解除项背部肌肉紧张，或许是针对角弓反张而设。另外，葛根汤治疗感冒时要求脉象浮紧，患者"脉诊和腹诊均未见异常"，一样使用葛根汤，也许治疗肌肉痉挛与治疗感冒的用方标准有所不同。

126 ｜荨麻疹（山田光胤治验）

5 岁男孩。约 10 个月前出荨麻疹。身痒，彻夜不眠，打针注射无效。按《类聚方广义》记述葛根汤治小儿赤游风（丹毒之类），又"治风疹、血疹瘙痒甚者"。此患儿夜亦不眠，瘙痒、烦躁为葛根汤证，故与葛根汤加石膏服 3 日。饮药 1～2 日，瘙痒即止，其后痊愈。（《临床应用汉方处方解说》）

本案是根据《类聚方广义》的经验而用方。《类聚方广义》在汉方医学著作中具有重要地位，其经验可以作为《伤寒论》与《金匮要略》的良好补充，因此指导性很强。文中所载的"风疹"即荨麻疹。荨麻疹表现为风团，风团为皮肤的渗出水肿，麻黄能够减轻渗出，应该起到主要治疗作用。加石膏可能是针对烦躁。

另外，患儿病程较长，应该属于慢性荨麻疹。慢性荨麻疹病因复杂，按照现代医学的诊疗思路，需要仔细排查相关原因，以避免再次发作，但山田光胤先生没有进行这些环节。对于汉方医学来说，重点可能放在治疗方面了，或许，对于汉方医生来说，是以选方为工作重心，而不是以疾病为中心。

127 | 肥厚性鼻炎（龟田贞治验）

40岁男子，药剂师，因肥厚性鼻炎而长年鼻塞，故常携带可卡因，以吸管滴鼻维持日常生活。偶一次在拓大听汉方讲座时，将自己准备之可卡因瓶放在桌上，并排坐的龟田贞氏了解病情后，开葛根汤加川芎、黄芩、桔梗、辛夷、石膏处方。用此方后精神良好，约用1个月，鼻塞若失；约3个月完全治愈。（《临床应用汉方处方解说》）

肥厚性鼻炎可出现鼻甲肥大，鼻黏膜肿胀从而鼻塞，可卡因具有局部麻醉及收缩血管作用，外用滴鼻可起到暂时通畅作用。本案仅述鼻塞症状，未见典型的葛根汤证，因此，应该是根据经验来用方。另外，加味药之多，在汉方中也少见。以药测证，用川芎，患者可能有头痛，鼻甲肥大可以压迫三叉神经而头痛；用黄芩、石膏，有可能伴有脓涕；用桔梗，可能存在鼻涕排出困难；用辛夷，是加强通窍。从如此加味来看，龟田贞氏似乎不是古方派医生。加味过多，是否会影响葛根汤的疗效？值得研究。

葛根黄连黄芩汤治验

128 | 疫利样下利（矢数道明治验）

4岁男孩。突然发热40℃，意识不清，泻下臭味之黏液便，腹部软弱，左下腹部触及索状物，且有压痛。脉数而忽强忽弱，呈现所谓促脉。与葛根黄连黄芩汤，发热逐渐下降，下利亦减少。第3日热退。第4日诉口渴，但水入口即吐。因有烦躁与小便不利，故与五苓散，呕吐立刻停止而痊愈。（《临床应用汉方处方解说》）

"疫利"应该是急性菌痢，患儿泻下臭味之黏液便，不大像菌痢。"疫利样下利"则是类似于菌痢的腹泻，属于肠侵袭型大肠杆菌引起的腹泻。1967年，日本首先报告本病。主要见于大儿童及成年人。大便呈黏状、糊状，或带血，可有腹痛，很像菌痢，但无里急后重。菌痢通常为脓血便，且有里急后重。

医者把"脉数而忽强忽弱"理解为促脉，以此为重要依据使用葛根黄连黄芩汤。症状好转后，又出现五苓散证，医者及时转方而获痊愈，体现了随证治之的精神。另外，葛根黄连黄芩汤的条文只言"利遂不止"，没有说明大便性状，本案的"泻下臭味之黏液便"可补其不足，作为临床重要的参考。

越婢加术汤治验

129 │ 膝关节痛（大塚敬节治验）

43 岁妇女。主诉因左膝关节疼痛而来院。患者肌肉坚实而肥胖，未曾妊娠，月经无异常，尿略频数，舌有白苔。膝痛不分坐或步行，疼痛持续不减。坐 5 分钟以上，即疼痛难忍。他医诊为神经痛，另一按摩师诊为脂肪块压迫神经所致，经多种治疗均无效。

患部有拇指大之脂肪块，有压痛。与越婢（加术）汤服用 15 日，块状物消失，疼痛霍然而愈。用越婢加术汤，需体力健壮，脉诊、腹诊有力，一般用于有热象之关节炎。肌肉松弛虚胖者，宜防己黄芪汤。虚实不同，对老人、虚人要注意。(《临床应用汉方处方解说》)

越婢加术汤以口渴、多汗、关节的浮肿为重要指征，本案没有这些，唯以疼痛为突出表现，因此，属于该方的灵活应用。同时，可知口渴及多汗非本方证之必见症。案中还谈到了与防己黄芪汤证的鉴别，举一反三，值得点赞。不过，汉方也有防己黄芪汤加麻黄的经验，从广义角度来看，可以视为二者的合方。

大塚敬节先生为什么选用越婢加术汤？案中没有明示。笔者推测，"肌肉坚实而肥胖"，这无疑是使用本方的前提。"肌肉松弛虚胖者，宜防己黄芪汤"，这是鲜明的对比。《千金方》说越婢加术汤治疗"肉极"，《康熙字典》云："徐曰，极者屋脊之栋，今人谓高及甚为极，义出于此。"有人理解为肉的隆起，有些道理。"患部有拇指大之脂肪块"，这也许是"肉极"的表现吧。这很可能也是用方的依据之一。至于关节疼痛，其表现没有特异性，不是用方指征。

130 ｜急性肾炎（矢数道明治验）

7 岁和 5 岁幼女。姊妹二人几乎同时伤风，因扁桃体炎而发生急性肾炎。全身浮肿，小便不利，微热，脉沉。发病后数日，形成典型越婢加术汤证。劝其入院，2 人服用此方，小便快利，浮肿全消，仅 20 日，尿蛋白消失而痊愈。此治验是1936 年之事。由于顺利治愈，患者之父很高兴。浅田宗伯翁将心爱的匙赠于笔者。（《临床应用汉方处方解说》）

这 2 例都应该属于感染后肾小球肾炎，由 A 组 β- 溶血性链球菌感染所致。本病好发于 5 ~ 15 岁儿童，病程大多数在 4 ~ 8 周，预后很好。此案都是以水肿为突出表现，服用越婢加术汤后小便增加，提示本方可能有促进排尿的作用。传统观点认为麻黄有利尿消肿作用，这应该是针对急性肾炎的水肿，不是肾病综合征，更不是心功能衰竭的水肿。

本案的治疗非常顺利，效果非常明显，一方面是选方恰当，另一方面则是疾病性质决定的。虽然全身浮肿，看上去很严重，但疾病的治愈率非常高，这是顺利治愈的前提。只是在患者眼中，如此大病，很快治愈显得不可思议。

131 | 不明原因流泪（大塚敬节治验）

患者为 21 岁未婚妇人，主诉无任何原因的落泪，在当众的场合很难堪。初诊是 1952 年 11 月 29 日。

患者在和我交谈时眼泪扑簌扑簌地流下来。曾在某大学附属医院眼科被诊为远视和结膜炎，进行治疗并重新验配了眼镜，但流泪的症状与治疗前无明显变化。除流泪外，还有口渴与失眠，并容易出现腹泻，但由于有便秘的症状，对腹泻并没有在意。厌食蔬菜和鱼肉，喜爱甜食。月经正常。

如果患感冒或者遇冷风时，流泪症状加重，所以冬天比夏天严重。

我投予越婢加术汤 10 天量，服药后流泪程度好像减轻了。所以就每 10 天给一次药。约 1 个月后，不流泪的天数增多了。但在翌年 1 月，停药 10 天后，症状又有反复的倾向。所以，虽然中间偶有间断，还是几乎持续服药 10 个月左右，流泪的症状基本上消失了。到了 1954 年，因感冒引起流泪，又来诊了一二次。

该患者于 1958 年春天结婚，已经没有流泪的症状，据说失眠的烦恼也没有了。

越婢加术汤也用于急性肾炎浮肿、脚气病（维生素 B_1 缺乏症——译者注）等。

有一孕妇，妊娠晚期出现严重浮肿，连坐下来都困难。给予该方治疗，二三天浮肿即消退，同时也开始分娩，生下一女孩，距今已有 20 年了，那时出生的女孩已长大成人，去年结婚，邀我参加了婚礼。（《汉方诊疗三十年》）

按照汉方医学的经验，越婢加术汤用于急性结膜炎的机会较多，眼睑肿胀充血、糜烂、疼痛、羞明、流泪，而且有较为肮脏的分泌物。前案没有这么典型，仅以流泪、口渴为用方依据，也一样奏效。因此，在用方思路上，应该属于越婢加术汤的灵活运用。有时，不能要求所有的症状都面面俱到，关键的症状出现了，也就可以用方了，比如此案的流泪、口渴。

前案没有谈到脉象及舌象，依据"口渴"选用含石膏的越婢加术汤。换个角度来看，使用小青龙加石膏汤是不是更合适呢？"如果患感冒或者遇冷风时，流泪症状加重"，感受风寒则加重，是否可以理解为外感加重内饮呢？也就是说，把流泪理解为水饮上冲的"溢饮"，由此使用小青龙汤也能说得通，只是没有脉象的支持，如果脉浮，更倾向于小青龙汤证。使用越婢加术汤，这是基于方证的用方思路。如果使用小青龙加石膏汤，则是结合病名，添加"溢饮"这一辨病的因素。当加入病名的因素之后，效果是不是比单用方证更可靠？值得探讨。当然，这些想法也只是由麻黄石膏剂派生出来的，临床可能并不需要这些复杂的想法。

后案为妊娠晚期出现严重浮肿，越婢加术汤证具体不详。从消肿来看，本方应该是有促进肾脏泌尿的作用。越婢加术汤多用于肾脏疾病引起的浮肿。肾脏疾病的浮肿与妊娠晚期浮肿机理不同，用本方都有效，推测可能与麻黄的利尿作用有关。此案只是谈到浮肿，可能属于单纯的水肿，现实中，遇到这种水肿还需要排除妊高症。至于妊高症是否可以使用本方，还需要进行慎重评估。

132 | 绿内障服药 1 个月见效（矢数道明治验）

某女性，71 岁。2 年前曾被诊断为绿内障。患者体质、面色一般，食欲尚可，大便正常。症有肩凝、口渴。诊后给予越婢加术汤，服 1 个月后症稍好转，服至 2 个月时眼睛视物渐清楚，续服 6 个月绿内障之发展平息，全身情况也好转。（《汉方辨证治疗学》）

绿内障即青光眼。青光眼分类繁多，不同类型的青光眼其症状与体征差异较大，治疗方法也有不同。本案没有对青光眼进行详细的专科描述，不知道病人属于哪一类型的青光眼，因此，无法从专科方面得到用方经验。仅仅从"肩凝、口渴"两个症状来决定用越婢加术汤还是有些片面，即使出现这两个症状也不能普遍用于所有的青光眼患者。因此，本案的经验需要谨慎借鉴。

温经汤治验

133 | 湿疹、不孕症（大塚敬节治验）

30 岁妇女，结婚已 10 年，不孕。肌肤洁白，中等身材。因寒证而腰腿冷，月经量少。右腹直肌突起发硬。自数年前，手掌、手背和指甲患有湿疹。初与当归芍药散，湿疹反而加重。继用温清饮加荆芥连翘、清风散（按：可能是消风散之误），当归饮子皆无效。用温经汤，湿疹大见功效，约 2 个月而痊愈。其后服用 3 个月而妊娠。（《临床应用汉方处方解说》）

本案一开始根据"寒证而腰腿冷，月经量少。右腹直肌突起发硬"而使用当归芍药散，这是以治疗不孕症为目标的，方证也的确符合当归芍药散证。使用当归芍药散后，湿疹反而加重，遂放弃不孕症之目标而改为治疗湿疹。使用多个处方治疗无效后，于是重新调整思路，选用了温经汤。

那么，选用温经汤的思路又是什么？推测是基于两点，一是根据条文"亦主妇人少腹寒，久不受胎"；二是根据温经汤治疗指掌角化症的经验。也就是说，温经汤具备了治疗不孕与改善皮肤状态的双重作用。医者起初并不知道温经汤对湿疹的效果，否则，一开始就选用温经汤了。之所以温经汤对湿疹有效，有可能是对治疗指掌角化症的借用。温经汤含有当归四逆加吴茱萸生姜汤的成分，应该有改善末梢血液循环的作用，有利于手部皮肤的修复。但医者选用温经汤的主要目的还是针对不孕症的，如果单纯为了治疗湿疹，湿疹治愈后应该停药，然而，继续服用直到妊娠，说明初心还是以不孕症为目标。

本案是针对两个目标选择一张处方的治验。从案中的治疗结果来看，湿疹先见效，妊娠则迟至，也就是说，两个治疗目标不一定同时达到，有可能是"一箭双雕"，更有可能是射中其一后继续飞矢，二次中的。治疗的关键是，达到其一之后，是否有信心守方不变直到完功，这是考验医者耐心的环节。此刻，见好就收，换用他方的想法也会出现。

134 | 鼻塞头痛（大塚敬节治验）

患者为35岁妇人，高个子，略瘦，面色欠佳。数年前一直以开酒吧为生，现在是家庭主妇。十二三年前曾流产1次，后未再妊娠。

主诉仅有鼻塞头痛，鼻涕不多。查手掌干燥，粗糙，皮厚，脱皮。手心部有烦热感。月经不调，无白带，大便一天2次左右，略有腹泻倾向，小便次数多。

腹诊：脐下方左侧腹直肌痉挛发硬，按之疼痛。

询问口唇是否发干，回答说干燥。患者说想怀孕生子，就诊的目的好像是治疗不孕。

为此，我投予温经汤 7 日量进行观察。服药后鼻子稍微通畅，手掌皮肤有了柔润感，又给予 7 日药量。服完药物后，鼻塞消除，头痛停止，左侧手掌皮肤也基本正常，大便也已成形。还有的变化是以前月经来潮时昏昏欲睡，但这次没有任何异常。自己没有觉察到，但邻居说突然变胖了，一测体重，发现增加了 2kg。继服上方 7 天。

就这样，该患者基本上恢复了健康，再次来诊时，带来了其丈夫。但最后并没有如她所希望的那样怀孕，便停止了服药。

对该患者使用温经汤是根据《金匮要略·妇人杂病脉证并治》中的这一条："问曰：妇人年五十所，病下利（一版本有下血）数十日不止，暮即发热，少腹里急（下腹部拘挛），腹满，手掌烦热（手心发热），唇口干燥，何也？师曰：此病属带下（指妇科疾病）。何以故，曾经半产，瘀血在少腹不去。何以知之？其证唇口干燥，故知之。当温经汤主之。""亦主妇人少腹寒，久不受胎；兼取崩中去血（子宫出血），或月水（月经）来过多，及至期不来。"

《勿误药室方函口诀》[日本明治时期医家浅田宗伯（1815—1894）医著——译者注]对该条的注释云："条文论述胞门虚寒（子宫冷之意），该方用于妇人血室（指子宫）虚弱，月水不调，腰冷、腹痛、头疼、下血等种种有虚寒证候者。所云五十等等不可拘泥，应当以方后主治为依据。还适用于下血症、唇口干燥、手掌烦热、下寒（下半身发冷）、腹中无肿块

241

者。"(《汉方诊疗三十年》)

本案主诉仅有鼻塞头痛，鼻涕不多。临证通常围绕主诉进行问诊，但大塚敬节没有被患者的主诉牵着走。查体发现手掌的改变以及烦热感时，他一定很快意识到了这可能是温经汤证。于是，接下来围绕温经汤证进行问诊，询问口唇是否发干，以进一步求证。"十二三年前曾流产1次，后未再妊娠"，此即条文的"久不受胎"。由手掌烦热、口唇发干而确定温经汤证，月经不调及不孕则是温经汤证的有力支持。

主诉是医患双方共同的治疗目标。无疑，本案的治疗目标是鼻塞头痛；治疗的手段是使用温经汤，而且疗效满意。从脏腑辨证思维来看，这种选择是无法理解的，但在方证思维里，却是再也自然不过的事，因为有了使用该方剂的依据，即方证。至于治疗的目标，从理论上讲，可以有无数个，当然，其中有主要的方向。比如，温经汤的治疗目标有 N 个，但月经不调与不孕症是主要方向，其他则是次要目标。但使用温经汤的依据则是相对固定的，如手掌烦热、口唇发干。患者是带着主诉来的，医生要关注主诉，但工作的重点还是寻找方证。

患者"鼻塞消除，头痛停止，左侧手掌皮肤也基本正常"，至此，主诉的症状消失，医者已经完成了治疗的目标。"再次来诊时，带来了其丈夫"，很显然，患者开始制定下一个治疗目标了。"但最后并没有如她所希望的那样怀孕，便停止了服药。"这句话给人太多的思考。温经汤为什么没有疗效呢？是使用的疗程不够吗？难道条文不可信吗？明明白白的温经汤证，为什么治不好不孕症呢？是的，条文并没有错，那也是当时医疗实践结果的真实记录。不过，古人对不孕症的认知水平很低，不知道个中复杂性。比如，案中这个妇人的不孕，其真实的病因是什么？我们不曾知道。如果是其丈夫的因素，使用温经汤又能有效吗？因此，温经汤治疗不孕症的经验是可信的，但指望温经汤治疗所有的不孕症，则是不可能的。对不孕症中哪一种类型有效，这才是我们关注的重点，也是古方研究的方向。

三物黄芩汤治验

135｜脚癣（汗疱状白癣）（大塚敬节治验）

　　脚癣，俗称脚气，用麻杏薏甘汤、薏苡附子败酱散、防风通圣散、十味败毒汤等治疗大都好转。该病例为使用三物黄芩汤获得疗效的验案。

　　患者为22岁妇人，数年前起两侧手足患脚癣，表皮干燥，多处皲裂，瘙痒，疼痛，有时甚至无法穿鞋。曾用多种方法治疗，均未见好转。大小便、月经、食欲均正常，余无不适。

　　初用麻杏薏甘汤，后改十味败毒汤，均无效。服药1个月后，患者诉严重口渴，遂投十味败毒汤[①]加石膏，口渴仍未好转。考虑这种口渴并非应用地黄剂指征的口渴（笔者按：可能是并非应用石膏剂的口渴。），便使用了三物黄芩汤。服药后，口渴止，手足干燥缓解，疼痛减轻，身体很轻快。后来我曾用消风散治疗脚癣获效，消风散中也配有地黄和苦参。

　　三物黄芩汤在内服的同时，也可用药汁湿布外敷患处。此

---

　　① 十味败毒汤：为华冈青洲经验方，由柴胡、独活、樱皮、防风、桔梗、川芎、茯苓、荆芥、甘草、生姜组成，用于化脓性疾病或皮肤病初期，或改善体质。

时苦参量宜增至三倍。(《汉方诊疗三十年》)

汗疱状白癣有湿性与干性之分，患者应该属于干性脚癣。在汉方经验中，麻杏薏甘汤多用于干性汗疱状白癣，患者的表现也符合其用方要求，因此一开始就选择该方；十味败毒汤用于有化脓性表现，且渗出液多者，干性脚癣似乎不适合该方。是否出现继发的细菌感染？或者转为湿性了？不得而知。后来出现口渴，加用石膏无效，改为三物黄芩汤获效。

可见，是口渴症状出现后，用石膏无效才想到三物黄芩汤。口渴的出现是诊疗思路发生转变的关键。如果病人没有口渴，还不知道要摸索多久。即使没有口渴，如果有手足烦热，也可以使用三物黄芩汤，但这个症状一直未出现，所以，口渴成了辨方证的次一级要素。如果换一个角度来看，患者有可能存在足心烦热，但因为瘙痒或疼痛，这种烦热感觉被掩盖了。英语的听力强调关键词汇，辨方证也一样强调关键症状，唯有这些症状，才值得高看一眼。

"三物黄芩汤在内服的同时，也可用药汁湿布外敷患处。"内服、外用双管齐下是治疗皮肤病的重要措施，基于此，这个病人是否考虑外用紫云膏？似乎矢数道明对紫云膏用得比较多，大塚敬节使用的情况见得不多。

三物黄芩汤治验

136 | 手足烦热而失眠（大塚敬节治验）

患者为 33 岁女性，于 4 年前分娩后出现失眠，多方治疗无效。当问及失眠的具体情况时，告知手足心发烧、烘热，因此感觉难受而不眠。但如果没有手足烦热时则能够入睡。余无不适。

投予三物黄芩汤治疗。

服药 1 周后来诊，已能睡六七个小时，手足烦热也好转，很高兴。

尾台榕堂（1799—1870，日本江户时期医家——译者注）云："三物黄芩汤治每于夏季手心和足心烦热，夜间加重，因而失眠者。"

本案虽主诉为不眠，"但如果没有手足烦热时则能够入睡"，可知，不眠是手足烦热所致，为继发症状。因此，不眠非主症，主症为手足烦热。《金匮要略》云"手足苦烦热"，"苦"字点出了烦热的重要性，其人多喜将手足伸出被外，或将脚心贴在墙上。另外，不眠有入睡困难、继睡困难与早醒等不同类型，本案当为入睡困难。

不眠是本案的治疗目标，但不是使用三物黄芩汤的依据。对于三物黄芩汤证来说，"手足苦烦热"是其关键的证素。对于本案来说，失眠为"手足苦烦热"所派生的症状，也就是说，主诉由方证所引起。这种情况下，辨方证可以容易一些，用方的信心也要充足一些。但并不是所有的主诉都与方证有关系，就像 135 案那样，脚癣的诸多不适是其主诉，口渴则是属于方证范畴，但脚癣却不是因为口渴所致，二者之间没有必然联系。

三物黄芩汤治验

薏苡附子败酱散治验

137 | 慢性湿疹（藤平健治验）

36岁妇女。4年前行阑尾手术后，手出现水疱样湿疹，自两手腕起，波及手指，湿疹极为湿润，有者已结痂。诊为货币状湿疹，入院在皮肤科治疗。头出现鳞屑，回盲部有轻度压痛，脉右浮弱、左弦细。腹力微弱，皮肤青黑无光泽。给与薏苡附子败酱散，病情好转，面色有泽而白。（《临床应用汉方处方解说》）

本案虽为货币状湿疹，但用薏苡附子败酱散的着眼点并非于此。"头出现鳞屑，回盲部有轻度压痛"这是用方的依据所在。头出现鳞屑可理解为"其身甲错"，皮肤的鳞屑、脱屑、角化等表现是使用薏苡仁的重要指征。回盲部有轻度压痛可以理解为"腹皮急"。条文还有脉数，合起来可以表述为：薏苡附子败酱散证＝其身甲错＋腹皮急＋脉数。但本案没有脉数，提示古方转用于其他疾病时有些证素需要取舍。肠痈属于感染性疾病，脉数与感染有关。对于慢性湿疹来说，脉的意义要逊色许多，因此，不能拘泥于脉数。也就是说，古方活用时，经典方证应该参考所治疗的疾病进行相应的调整。

138 | 阑尾炎引起局限性腹膜炎（矢数道明治验）

6 岁女孩。主诉腹痛。内科诊为食物中毒，并已进行治疗，但腹痛愈重，食欲不振，发热不退。经过 3 日，发生阑尾炎穿孔，要求入外科医院治疗。外科认为，入院行手术治时间已晚。处此困境，邀余会诊。患者因战灾住于半洋馆一室不漏雨的隅角处，覆被入寐中。其父修理西服为生。此事发生于1952 年。

脉弱，尚不频数。腹软，但回盲部有抵抗，确诊为局限性腹膜炎，其余部位软弱，而腹膜炎处有块状物。余投与薏苡附子败酱散。服用 5 日间，肿块大致已缩小；20 日其父背着来院，当时腹已柔软，精神良好。前后服药 1 个月痊愈，其后未再发。

条文中腹无积聚，但局限性腹膜炎时，触之有肿块，脉也有不数者。（《临床应用汉方处方解说》）

阑尾穿孔之后，病情轻者形成局限性脓肿，重者则形成弥漫性腹膜炎。患儿属于局限性腹膜炎，其腹部的肿块应该是大网膜。穿孔之后，大网膜游离过来包裹病灶，防止发展为弥漫性腹膜炎，这是局限性腹膜炎的形成机制。使用薏苡附子败酱散后，局部炎症被控制。随着炎症的消散，大网膜也离开此处，包块也随之消失。患儿身无甲错，也没有脉数等其他方证表现，有可能是病程较短，病情比较轻，尚未形成相关改变。矢数道明先生没有被条文所限制，抓住了主要的病理变化而果断用方，这是值得学习的。

十全大补汤治验

139 │ 更年期障碍（细野史郎治验）

43岁妇女。素体虚弱，产5胎，每次产后均恢复不良，贫血且严重衰弱。现症由四五年前开始，夜难入眠，易疲乏，嗜卧。时有动悸，眩晕，腹痛，腰以下冷如浸冷水中，即使盛夏亦不脱袜。严重时则意识障碍。腰痛，两腿似神经痛。

脉沉而小，三部九候肾脉皆虚，命门火衰。腹壁微软，心下喜按，正中线无力而软，但触上部如火筷子状直下而硬，此乃脾胃虚与肾虚之谓也。

用黄芪建中汤合当归芍药散料加干姜、八味丸料均无效。改用十全大补汤加附子，意外好转，继服数月，身体完全恢复健康。（《临床应用汉方处方解说》）

本案以脏腑辨证为主，辨方证的思路不明显，细野史郎先生属于汉方折中派医生，这种思路可能是他的学派特点决定的。再看大塚敬节的治验，则是明显的方证思路。案中一共用了4张处方，并涉及加味与合方。黄芪建中汤合当归芍药散料加干姜，是从补脾胃来治。用八味丸料，可能是前方无效，改从温补肾阳。补脾无效，改为补肾，这也是脏腑派的常用治疗思路。反之亦然。

患者"素体虚弱"，虽症状繁多，不外乎两个方面：一是贫血、营养不良、代谢低下产热不足的表现；二是由此引发的神经症状。从中医角度看，乏力、贫血等为气血虚弱，腰以下冷又是阳虚。虚损涉及的范围十分广泛，属于全身性虚证，并不限于几个脏腑，单纯的补脾或补肾力度还是不够的，其虚弱的程度不是一般处方所能胜任。退而言之，即使采取补脾的治法，也应该使用含有人参的方剂，这是补脾的基本要求。以笔者的认知来看，即使不使用十全大补汤，先用参苓白术散改善胃肠功能也是不错的选择。

140 | 脊椎骨骨疽（矢数道明治验）

40岁男子。9年前患大腿骨骨疽、股关节骨疽，入院治疗。虽然曾一度好转，但1年前背肿，两足麻木，步行困难，下肢肌张力处于弱而不欲支状态。

经注射链霉素、睡石膏床静养。X线检查，新侵犯胸椎11、12，腰椎1，半年期间，于家中静养，一直营养不良，两腿皮包骨。主诉排尿困难、口渴。脉洪大无力，腹塌陷而无力。借助家人之手勉强地起卧。

投与十全大补汤，食欲增进，排尿畅快，口渴减轻，体力有增。6个月后，两腿开始活动，手扶家人之肩，能够在室内散步。1年后治愈九成而废药，料理家务。（《临床应用汉方处方解说》）

本案是骨结核，病人处于"大肉脱"的恶病质状态。结核病是消耗性疾病，营养不良应该与此有关。"排尿困难"可能是逼尿肌无力，或受体位影响。"口渴"，或许是摄入不足，体内缺水。"脉洪大无力"提示为虚性的代谢亢进，机体分解代谢处于主导地位，脉"洪大"是外周血管扩张，"无力"有可能是血容量不足。"投与十全大补汤，食欲增进，排尿畅快，口渴减轻，体力有增"。由此可知，十全大补汤改善食欲，增加患者摄入量，营养得以补充而口渴减轻；体力增加后排尿畅快。"6个月后，两腿开始活动"，说明下肢肌肉含量增加，肌力增强，这也是营养改善的结果。"1年后治愈九成"，不知期间是否还注射过链霉素？后来是否再次做 X 线复查？这些对疗效的判定有较大价值。

十全大补汤属于王道之药。"王道无近功"，患者服药 1 年多，可知补益之方真的需要耐心服用。汉方的剂量很小，如果适当增加药量，见效的时间是否会短一些呢？

141 │ 手术后排脓（高桥道史治验）

52 岁妇女，肠梗阻术后，流脓液 4 个月不止。中等身材，精神尚好，但贫血，脉沉微细而迟。由脐下至阴阜，一直线之刀痕，在拆线痕迹处，流出脓汁与浆液，周围浸润。曾考虑以千金内托散、缓疬汤[①]等，因其虚劳，气血不足，故投与十全大补汤。

服药后，日渐好转，2个月后不再流脓液，3个月颜面转佳，恢复健康而痊愈。（《临床应用汉方处方解说》）

化脓要考虑细菌感染，现代医学常使用抗生素。但本案从补气血入手，并没有进行清热解毒的治疗，最终流脓治愈。病人无发热，脉沉微细而迟，是感染慢性化的表现，此刻，祛邪当退位，扶正应上前，霸道当废，王道当立。

"曾考虑以千金内托散、缓疬汤等，因其虚劳，气血不足，故投与十全大补汤。"言外之意，如果体质不虚，当用上述之方。可见，在慢性病中，体质的强弱是选方的重要参考。

142 | 子宫癌（大塚敬节治验）

45岁妇女。带两小孩与丈夫分居，生活困难。自半年前有阴道不定期出血，以为是更年期未予理睬。之后，出血渐多，带下，腰痛，牵制下肢痛，经大学医院诊断为子宫癌晚期。

患者颜面如背阴之苍草，弯腰、步履艰难，自云已预感将死。与十全大补汤，服7日后，愉快地走进诊室，腰痛、出血

---

① 缓疬汤：为日本经验方，由柴胡桂枝干姜汤加鳖甲、芍药而成，治疗结核性腹之硬结，有粘连者。

均止，食欲增进。继服1个月左右，精神更加良好，余认为有可能治愈。

其后，6个月时，患者完全健康，在工作中受到奖励。劝其去医院详细检查，但无动于衷。（《临床应用汉方处方解说》）

"生活困难"，可知其人存在营养不良。"颜面如背阴之苍草"，"背阴"，是阳光照不到的地方，"苍草"，可能是枯黄的野草，借以形容患者面黄无光泽，提示可能为重度贫血。"弯腰、步履艰难"，可知体力衰惫之至。"自云已预感将死"，当处于恶病质状态。

本案的可贵在于没有见症治症，而是从体质层面来施治，虽为出血但治在补虚。设想，如果使用胶艾汤，可否也能止血？也有可能！但对于全身体力的改善，对食欲的促进恐不会如此之快。也许，大塚敬节先生的初心不是治病，而是留人。可见，好医生不仅是眼中有病，更是心中有人。

十全大补汤治验

五积散治验

143 | 呃逆频发症用五积散（矢数道明治验）

患者，37岁，女。自幼胃肠不好，食欲全无，腹胀腹痛。5年前出现本症，心下部胀满堵塞，情绪恶劣，若能打嗝则心情能好转，但想打却打不出嗝来。身体肌肉感到发硬，紧张，无法工作。经指压治疗，特别是指压酸痛点时，就可顺利地打出嗝来，同时身体也感到轻松一些，因而5年来几乎每天都接受指压，在1～2小时内进行全身指压过程中，打出的嗝竟达500～600次之多，而打到300次左右时，酸痛开始轻快，心情也变舒畅。

但是过不了多久，心下部又感堵闷，全身发硬，不能工作。每天这样重复着度过了这5年！严重时1天中可打嗝1000次，真是奇事。另在下述条件下亦可打出嗝来：一是入浴，当浸入浴盆，身体变热时，嗝就不断打出，心情舒畅；二是喝进热饮料后，也同样能顺利打嗝。总之，打出嗝后，情绪就变好。

体格、营养均属中等程度，皮肤色白，面色不算不好。本人系小镇上较富裕的商店主妇，姿容端丽，无子女。脉基本上正常，无舌苔。心下部有不很明显的停滞感，但属比较良好的腹证，未发现硬结、苦闷或压痛。二便均正常，有明显冷症，在店前工作时，足部冰冷感很强，冷感也造成情绪恶劣，身体也开始发硬。

对此，笔者认为属"胃中不和"之症，故而投给了生姜泻心汤。该方条文曰"心下痞硬、干噫食臭"，此处仅以干噫为投药目标，至于其他如胁下水气、腹中雷鸣、腹泻及心下痞硬等证候，均暂时除外不计。

服药2周后，毫无起色。因而重新考虑到冷症严重，入浴后可打出嗝，饮热水心情舒畅等情况，开始寻找治"中寒"之方。过去，对妇女冷症，出现胃肠症状者，笔者常用五积散治之，故改用此方，以观效果。

服五积散后，首先食欲有所好转，其次呃逆开始减少，放屁却增多，其后冷症逐步轻快，即使在12月严寒季节，足部居然不再感到凉，甚全变得温暖，过去离不开的取暖器现在已可不用，身体发硬现象日见减轻，即使停止指压也能耐受，故而将每天指压改为3天1次，结果情况仍然良好。

指压时打嗝次数逐渐减少，自300到200，再减到100，节节下降，服药1个月后减到20次。心情变得很开朗，无论听到看到什么，都作出愉快的反应，与以前终日不快乐和不高兴，对任何事物均持厌烦态度，任何方法都提不起工作精神等表现呈极其鲜明的对比。目前尚未达到治愈程度，但由600次的打嗝频发已减到20次左右，心情转佳，食欲旺盛，表明已有显著改善了。

257

五积散治验

呃逆的原因何在？它是气体自胃中通过食管排出口腔外的过程，此气体主要由咽下空气或二氧化碳以及胃中产生的二氧化碳、硫化氢等构成，后者形成原因可归纳如下：

①急、慢性胃炎，胃酸过多，胃弛缓症，胃扩张，幽门狭窄，胃癌，胃神经症。

②神经性疾病如神经衰弱患者咽下空气。

③特异性体质或习惯性所致。

本病例因自幼即患有慢性胃炎，可能同时也形成了神经性、习惯性的发作而造成了上述病症。

根据汉方医学思路，呃逆多因胃寒而起，或因胃中积食，产生气体而形成；另外，胃热上逆也可能引起，因而在治疗上也应区分寒热，选用适宜对策。

寒病用温药，热病用凉药，胃不和有素食者用中和消导之剂，这是常规之法。

《方汇续貂》指出：温胃用理中汤，热疾用小柴胡汤，胃不和者用生姜泻心汤、甘草泻心汤，有宿食者用二陈汤或六君子汤加竹茹、黄连以及加味平胃散等。

本病例用五积散之所以见效，原因较为复杂。五积散本属中寒药，即凉药，用于气、血、痰、寒、食等5种积疾，属于一种一揽子对策的方剂，不过有时也可能获得意外的效果。其条文曰"调中、顺气，除风冷、化痰饮"，虽较抽象，但所图仍有可取之处。此方以平胃散为原方，具有二陈汤、桂枝汤、四物汤、续命汤等之方意，对于兼有食滞、血虚、痰饮、中寒、气郁等的病例是有用的。本病例总的来看，具备了食滞、血虚、痰饮、中寒、气郁等证候，故可以说是偶然中的，获得显效而已。指压时呃逆频发意味着气的郁滞，入浴加温及热饮后舒适则意味着中寒。

因而，本症例可以看作是呃逆频发症患者中，碰巧地表现出五积散证的一个症例。(《汉方临床治验精粹》)

这是一个以呃逆为突出表现的神经症病例。医者开始认为属于"胃中不和"之症，以条文"干噫食臭"为目标投用生姜泻心汤。应该说这个思路不合适。"噫"，不是呃逆的意思，《说文解字》云："噫，饱食息也。"息，声音之意。噫，应该是嗳气的意思。呃逆，古人谓之"呃"或"噦"。也就是说，生姜泻心汤治疗的是胃排空减慢，食物在胃内停留时间过久而发酵，嗳出食物的气味。从这个角度来说，患者还需要与吞气症做鉴别。吞气症是吞咽食物时大量空气被无意识吞入胃中，大部分通过打嗝排出，病人可以表现为反复嗳气、厌食、上腹部饱胀，症状通常在夜间缓解，多由焦虑、激动等心理疾病和胃炎等引起。很显然，一个是呃逆，一个是嗳气。另外，生姜泻心汤证是因为胃中生成的气体较多，超越胃的容纳而被迫打出来，该患者则是想方设法追求呃逆。一个是被动的逆气，一个是主动的排气。

使用生姜泻心汤失败后，矢数道明先生开始调整思路，不再盯着呃逆，而是重新考虑主症，以冷症严重，入浴后可打出嗝，饮热水心情舒畅等情况，从"中寒"施治，结合自己过去的经验，即对妇女冷症出现胃肠症状用五积散，最终选择该方。但依然信心不足，"以观效果"流露了疑惑的心态。在辨证思路上，医者

五积散治验

抓住了重点，"指压时呃逆频发意味着气的郁滞，入浴加温及热饮后舒适则意味着中寒。"这句话无疑是点睛之笔，是本案临证思维的关键。"本症例可以看作是呃逆频发症患者中，碰巧地表现出五积散证的一个症例。""碰巧"二字，体现医者自己对疗效的评价非常中肯，言外之意，也说明呃逆出现五积散证的机会非常少。

不过，还应该指出，本病与患者焦虑有密切关系，服药后肛门排气增多，打嗝开始减少时，患者焦虑减轻，打嗝的症状也减轻。在暗示的作用下形成治疗的良性循环，倒不是说五积散本身能够抑制打嗝。

144 | 血压起立性调节障碍（细川喜代治氏治验）

21岁妇女。主诉约2个月前出差远行开始眩晕，下肢无力，作痛，恶心，呼吸困难，食欲不振，下半身凉等。

血压卧位 120/80mmHg，坐位 90/60mmHg，考虑为起立性调节障碍。脉稍沉，颜面略苍白，心下常痞满。服五积散约1周，血压无显著变化，但自觉症状减轻。再服药1月，血压正常，自觉症状完全消失。（《临床应用汉方处方解说》）

本案起立性调节障碍应该是体位性低血压。体位性低血压是指患者从卧位到坐位或直立位时，或长时间站立出现血压突然下降超过 20～30mmHg，并伴有明显症状，包括头晕、目眩、视力模糊、乏力、恶心、认知功能障碍、心悸、颈背部疼痛等。很显然，患者的血压及其他表现符合这一标准。

病人虽以眩晕为主诉，但医者以"颜面略苍白，心下常痞满""下半身凉"为用方指征。五积散能改善食欲，食增而营养充足，体质得以强壮，血压之调节能力得以恢复。另外，五积散含有诸多辛温药物，应该能够促进血液循环，增加心脏输出量，从而改善低血压症状。

145 | 心源性哮喘（矢数道明治验）

32岁妇女。患心脏性喘息已有10年，为此做2次人工流产。足冷，小便频，从脐旁似有一块物上冲心脏，即引起喘息发作，有临终之苦痛。脉沉迟软弱，心下痞，肝肿大，心脏有杂音。与五积散显著好转。本方具有和肝、扶脾、顺气、和血、祛痰、驱寒等作用。（《临床应用汉方处方解说》）

五积散成分复杂，可以视为几张处方的大合方。本案可以看到诸多方证的影子。"足冷，小便频"当为苓姜术甘汤证；"从脐旁似有一块物上冲心脏"类似于"心下逆满，气上冲胸"的苓桂术甘汤证；"喘息发作"类似于"但伏不得卧，咳逆上气，面目浮肿"的续命汤证；"心下痞"可视为平胃散证；"肝肿大"类似于"心下坚，大如盘"的枳术汤证。所谓的"和肝"可能是稳定情绪；"扶脾"是促进消化吸收；"顺气"应该是解除支气管痉挛或促进肠蠕动；"和血"是改善血液循环；"祛痰"是抑制腺体分泌；"驱寒"

是促进新陈代谢，增加机体产热。从五积散的用药来看，大多是温燥辛香药，的确起到上述作用。

146 | 胃扩张、胃酸过多症（矢数道明治验）

54岁男子，主诉约7个月前，开始有心下痞，嗳气，泛酸，每日傍晚吐出白日之饭食。据称有时吐咖啡样物。体瘦而衰，颜面苍白，脉沉迟，心下硬，可见胃蠕动。谓幽门狭窄，疑为癌症。

服五积散10日，呕吐停止，大便通畅，心情好转，食欲增进，病患若失，骑自行车数公里来院。服药1月，接近治愈。1年后情况仍佳，身体健康，已参加工作。（《临床应用汉方处方解说》）

医者使用五积散的思路是什么？五积散所治之一有"食积"，本案"有心下痞，嗳气，泛酸，每日傍晚吐出白日之饭食"，这些表现类似于"食积"，这可能是使用五积散的思路。

本案是幽门狭窄之胃扩张，属于"朝食暮吐"的胃反病范畴，选用大半夏汤似乎更为合拍，呕吐停止的时间或许会缩短。"体瘦而衰，颜面苍白"，应该考虑使用人参。因此，大半夏汤、外台茯苓饮等含有人参的处方值得考虑。

"可见胃蠕动"，提示胃动力尚好。那么，五积散治疗的机理不是促进胃蠕动，有可能是减轻幽门水肿，或解除幽门痉挛等。

147 | 25年肋间神经痛（矢数道明治验）

66岁妇女。主诉肋间神经痛25年。体格一般，营养稍差，颜面苍白。其痛自两背中肩胛下内侧，沿肋骨绕胸廓至心窝部。疼痛特征，午前11点、午后3点，痛各30分钟至1小时。每夜11时必痛，如报时般准确。不耐寒，寒冷易诱发疼痛，但夏季也照样痛，夏季着单衣受风必痛。人们皆乐于春初入秋之良好季节，但患者在此季节中着薄衣，或受秋风吹之，疼痛立即加重。两侧头肩严重酸痛，足不灵活又不稳。尚有头痛，眩晕，动悸，呼吸困难，全身倦怠，不眠症，足腹极冷。感受风邪则长期发热不退。更甚者，患者在肋间神经痛之同时，伴有两眼球痛，噫气，感觉剧烈晃眼，转动则痛。眼科诊为不治。脉沉细，腹呈虚象，血压150/90mmHg。诊为气、血、痰、寒错杂症，与五积散。

服本方15日，胸痛及头痛先消失，空前爽快，呼吸困难、眩晕、足不灵活等渐渐减轻，甚是令人惊奇。服用20日后，25年肋间神经痛大体治愈。服药约3个月，痛苦若失，仅残留不眠症，已停药。（《临床应用汉方处方解说》）

本案虽然诊断为肋间神经痛，但综合全身情况来看，更倾向于神经症的诊断。"每夜11时必痛，如报时般准确"，这更是带有心理暗示的色彩。"尚有头痛、眩晕、动悸、呼吸困难、全身倦怠、不眠症、足腹极冷"，这些症状大部分属于神经症。五积散虽云治"气、血、痰、饮、食"五积，但所用之药多为温燥，因此对寒湿更有针对性。病程长久之病，若论病因，大多与痰、寒、湿、瘀等有关。本案病程 25 年，寒积的表现比较明显，如"不耐寒""受风必痛""足腹极冷"，而"寒冷易诱发疼痛"则直点寒邪在发病中的重要性，因此，以寒积为目标使用五积散。由本案还可以看出，五积散证不一定"五积"俱见，但见一积也可以使用本方。

148｜腰椎分离症用五积散加附子（矢数道明治验）

大某，51 岁，女。来自东北地区，初诊 1984 年 8 月。面色略呈贫血倾向，无精打采，看起来很纤弱。脉沉细弱，血压 105/60mmHg。自称 1 年来已瘦了 5kg。

主诉去年 5 月起，自左足胫骨向下有麻木感，发硬，有冷症，腰痛，两下肢像束紧重物，走 15 分钟就筋疲力尽，右大腿疼痛。经病院诊察后诊断为腰椎分离症，虽经治疗但未奏效。无舌苔，腹部虚，脐周围发硬、有压痛。无缘无故地情绪郁闷，有眩晕、耳鸣、失眠。生过 2 胎，自去年起停经。食欲不佳，大便每日 1 次。初诊投给了五积散。

先人指出，五积散用于腰冷痛、腰股挛急、上热下冷、小腹痛等四症。本症例虽无上热下冷，但属中寒之症，故为了调中、顺气、除风冷而投给本方并加附子 1g。

患者服药后，病情逐渐好转，连服 1 年余。1985 年 10 月复诊时，精神爽朗，心情舒畅，足冷、麻木感、腰痛、失眠等症状已全部消失，体重有所恢复，正常地从事着工作，仅血压尚偏低。(《汉方临床治验精粹》)

本案也是以寒证为用方着眼点。《中医诊疗要览》在五积散条下解释说:"以治气、血、痰、饮、食五积之意而有此名，能补血，使血行旺盛，并有增强各脏器机能之效。一般伤于寒冷、湿气各病用之有著效。本方目标即颜色有贫血倾向、腰腿下腹等冷痛、上半身有热感而下半身厥冷、脉多为沉脉。腹部多柔软而心下痞硬者。"患者"面色略呈贫血倾向，无精打采""左足胫骨向下有麻木感，发硬，有冷症，腰痛，两下肢像束紧重物""右大腿疼痛""脉沉细弱"等，这些表现符合五积散主治的目标。"本症例虽无上热下冷"，上热虽无，下冷却存在，大部分症状是符合五积散证的。"有眩晕、耳鸣、失眠"，这些是伴随的神经症状，不是辨方证的要点。

患者服药1年余，症状全部消失。推测五积散有止痛、改善局部循环、抗炎以及减轻患处水肿对神经的压迫等作用，应该是多靶点的治疗。

茯苓饮治验

149 │ 胃弛缓症（大塚敬节治验）

患者为 21 岁男性，约 1 年前患感冒时服用过量的阿司匹林，损伤了胃。

主诉心窝部无力，并有痞塞感。下腹部经常感觉胀痛，易疲劳，乏力。有食欲，但进食后感觉不适。大便一天 1 次。

脐部有振水音，有胃弛缓的症状。

对于这种情况，可供选用的方剂有人参汤、四君子汤、六君子汤、茯苓饮等，其中，茯苓饮应用于偏于实证者。如果有足冷、尿频，脉弱等症，可给予人参汤或四君子汤，该患者无这些症状，腹部比较有弹力，便投予了茯苓饮。

开始服药后即觉食后的胃部膨满感消失，疲劳感也不明显了。从 1943 年 4 月 8 日至 8 月 24 日，一日未停地持续服药，完全恢复了健康。（《汉方诊疗三十年》）

本案对"脐部有振水音，有胃弛缓的症状"提出了人参汤、四君子汤、六君子汤、茯苓饮几个方证，并做了简单鉴别，其中，茯苓饮证的腹部力度最强，人参汤证的寒象比较明显，四君子汤证的食欲应该是最差的，六君子汤证应该介于四君子汤证与茯苓饮证之间。茯苓饮可视为四君子汤去甘草与橘枳姜汤合方，合用行气之后，对于促进胃蠕动更有力。

典型的茯苓饮证有吐水、嗳气等症状，患者虽然没有这些，但并不影响本方的使用。膨满感在辨方证中的重要性要大于吐水与嗳气。"开始服药后即觉食后的胃部膨满感消失，疲劳感也不明显。"可见，茯苓饮对于缓解胃弛缓症状是很明显的，"疲劳感"则属于继发的症状，随主症消失而好转。值得注意的是，患者膨满感消失后仍然继续服药几个月，这是很有必要的。通常的做法是见好就收，症状消失了，医患双方都认为可以停药了。很显然，整体胃肠功能的恢复不是短期内就能实现的，再说，疗效也需要进一步巩固。

150 ｜ 胃下垂与阴部湿疹（矢数道明治验）

41 岁男子。因患慢性胃炎、胃下垂症、慢性胰腺炎等病，于 7 年前曾接受治疗。全身严重倦怠，易感冒，苦恼于阴痿。营养一般，颜面污秽，脉弦，舌无苔。心下部有停水，痞满，脐下无力，大便日 1 行。

除胃症状之外，此患者数年前，于阴囊与大腿内侧出现严重湿疹，因瘙痒而痛苦。于中药局问病，买八味丸，服后湿疹恶化。

投与此患者茯苓饮，胃症状好转，3 个月后阴囊湿疹亦明

显见好。服药 5 个月，数年来之胃病与湿疹基本痊愈。此湿疹与胃内停水有关。(《临床应用汉方处方解说》)

　　"心下部有停水，痞满"是使用茯苓饮的要点。医者的初心也只是治疗慢性胃炎、胃下垂，没有兼顾湿疹，直到后来湿疹痊愈，才认为湿疹与胃内停水有关。但这个观点还缺乏证据，因为影响湿疹的因素很多，比如气温、患者的情绪变化等。当然，也不排除茯苓饮对湿疹的治疗作用。使用茯苓饮起到了"一箭双雕"效果，于是，从汉方医学的角度来看，湿疹与胃内停水便建立了内在联系。

　　那么，湿疹与胃内停水到底存在多大的相关性? 没有人能够回答! 医者的认识还停留在朴素的现象层面，不妨深入探讨一下。其一，假设湿疹与胃内停水没有任何关系，使用茯苓饮也可以同时治愈。茯苓饮是复方，含有多种成分，能够治疗胃内停水的成分不排除也能够治疗湿疹；或者成分 A 治疗湿疹，成分 B 治疗胃内停水。其二，湿疹与胃内停水有关系，则湿疹为胃内停水所派生，茯苓饮祛除停水，湿疹自然好转。这种可能性非常大，因为患有慢性消化道疾病者其阴囊湿疹的发病概率可能高于胃肠功能正常的人。这种情况下，即使不用茯苓饮，采用别的药物治疗停水，湿疹也应该好转。

续命汤治验

151 │ 伴有高血压的支气管哮喘（大塚敬节治验）

62 岁妇人，患有支气管哮喘。经常感觉咽喉部好像变得狭窄，呼吸不通畅，并因此而睡眠不佳。腹部略膨满，心窝部有痞塞感，很难受。

我投予了麻杏石甘汤合半夏厚朴汤，再加上栀子 2.0g。服用该药后，呼吸变得轻快了，但又出现头晕、恶心和头痛等症状，测血压为 180/96mmHg。

因此给予黄连解毒汤加钩藤治疗，服后呼吸困难又加重了。

反复考虑之后，改投了续命汤。这次呼吸得以顺畅，2 个月后，血压降至 156/90mmHg。又由于有轻度便秘，时时用小承气汤，大便变得通畅了。经过这样治疗，患者现在很健康。（《汉方诊疗三十年》）

续命汤以"中风痱"为治疗目标，本案以之治支气管哮喘，应该是根据方后条文"并治但伏不得卧，咳逆上气，面目浮肿"。从药物组成来看，本方含有麻杏石甘汤的成分，可以视为麻黄剂。

但麻黄剂很多，为什么选用续命汤？"反复考虑之后"，又是如何考虑的？大塚敬节没有明示其选方思路。笔者试图做些探索。

用麻杏石甘汤合半夏厚朴汤加栀子后呼吸改善，但出现头晕、恶心和头痛，考虑为高血压所致。因此，改用黄连解毒汤加钩藤以缓解高血压症状，但服后呼吸困难又加重了，正所谓按下葫芦浮起瓢。很显然，这两张处方不可以再次使用了。世间安有两全法，既治哮喘又降压？改投了续命汤，可能是因为续命汤含有麻杏石甘汤，这是治疗哮喘的基础；桂枝、当归、川芎、干姜这些辛温药物，应该有扩张血管的作用，这可能是降压的希冀所在。使用黄连解毒汤这些寒凉药物降压无效，那么，逆向思维，倒过来使用温热药可能有效。

值得一提的是，虽然麻黄有升压作用，而且不利于睡眠，但本案依然使用，提示我们应该从方的层面来认识药物，不能孤立地考虑单味药物的不良反应。通过配伍，其他药物可能会对抗麻黄的升压作用，而且，引起血压升高的因素很多，如果解除了较多的升压因素，所产生的整体降压效果应该远远大于麻黄的升压作用。与单味药相比，方的优势在于其追求合力所向。

152 | 高血压与项背酸痛（藤平健治验）

52岁男子，数月来，颈后与侧颈酸痛，血压高，经治无效。自觉症状除略有头昏眼花、头痛之外，其他无不适；他觉症状，中等身材，面色尚佳，脉弦紧，舌干苔白黄，腹力充实，心窝部、右胁下中等抵抗且有压痛。据以上所见给与葛根汤、大柴胡汤、桃核承气汤、桂枝茯苓丸、三黄泻心汤等单方用之，或合方用之，时已1年，病情不进不退，甚为棘手，于是改用续命汤观之。仅服1周，头能自由旋转，颈项酸痛亦轻快，头后侧酸痛亦痊愈；经服4个月续命汤，血压亦降至145/85mmHg而停药。（《临床应用汉方处方解说》）

本案用葛根汤应该是以颈部症状与脉弦紧为要点；用大柴胡汤则是依据腹证；其他三方的使用依据不明朗。医者改弦更张为续命汤的思路又是什么？值得探析！

从"观之"来看，医者当时的心底也是没有把握的。"仅服1周，头能自由旋转"，可知此前头自由旋转受限。再看续命汤的条文，有"或拘急不得转侧"，可知，这是医者的用方依据。没有见到其他症状，也非"中风痱"，仅仅是其中一个症状就使用续命汤，真的是"但见一证便是"了。能够抛开风痱病的限制，把颈部转侧不利与续命汤证联系起来，医者思维的开阔性确实让人佩服！"时已1年，病情不进不退，甚为棘手。"医者一定进行了深刻思考，而且也翻阅了大量文献，个中的曲折不难想象。

续命汤与所用的其他诸方相比，其组方复杂，寒热并用、攻补兼施、表里双顾、气血两益，干预的靶点比较多；其他几张处方则构成单纯，作用专一。如果说葛根汤、大柴胡汤、桃核承气汤、桂枝茯苓丸、三黄泻心汤是一把把"凌厉刚猛、无坚不摧"的利剑，那么，续命汤无疑就是"大巧不工"的无锋重剑了。"时已1年，病情不进不退"，个中的病理因素应该不止一个。遇到这

271

种"顽敌"，应该选择重量级的"兵器"去对付。

153│脑溢血（藤平健治验）

64岁男子。数年前患高血压，半年卒中，入院治疗2个月，病情略有好转，4日前突然出现左上下肢运动麻痹。自觉头重，头后强急酸痛，不能抬头，咽干，口中黏，腹胀，腰痛。体格壮实，头肿面赤，腹部膨满，腹力充实，心窝部中等抵抗。血压210/95mmHg。

给与续命汤，3日后能自主运动，10日能一般运动，头已能抬，1个月后乘车外出，朋友闻之均感惊奇。（《临床应用汉方处方解说》）

本案为脑卒中，恢复之快出人意料！"4日前突然出现左上下肢运动麻痹"，应该是再次卒中，而非原有后遗症。《勿误方函口诀》说"此方用于偏枯（半身不遂）初期有效"，果真是后遗症期估计不会有如此之效。病久肌肉萎缩，恢复起来相当困难。

患者左上下肢运动麻痹可以理解为条文的"身体不能自收"；头后强急酸痛，不能抬头视为条文的"或拘急不得转侧"；虽为脑卒中，但没有出现"口不能言，冒昧不知痛处"。可见，续命汤的条文所列症状，在同一个病人身上未必都出现。另外，本案病情属于实证，血压异常升高，依然使用续命汤，医者胆识过人！

如果从整体状况来看，体格壮实、腹部膨满等表现无疑展示了活脱脱的防风通圣散证，理解为好发卒中的脏毒证体质也未尝不可，如果换了一贯堂学派的医生，选用防风通圣散的概率一定很高。藤平健先生选用续命汤，的确出人意料。

154 | 面神经麻痹（大塚敬节治验）

35岁男性，平时很健壮，5天前突然面部左半边歪斜，言语謇涩，担心是不是中风，前来就诊。

脉浮大，食欲一般，大小便正常，余无其他不适。

我诊断为面神经麻痹，投于了续命汤5日药量。药物服完后又来诊，明显好转，变化很大，与治疗前比，判若两人。继续给予7日药量，后未再来诊。在该患者的店铺里工作的另外一个人来看病，遂问病情，此人回答说，用药后很快好转，以后就痊愈了，与平时没有两样。

续命汤是在《金匮要略》中风历节病篇附方中出现的处方，我常用于脑软化症，在该病例则应用于面神经麻痹。（《汉方诊疗三十年》）

面神经麻痹以贝尔氏面瘫为常见，虽然属于自限性疾病，但恢复之快也让人不可思议。不论是脑卒中，还是面神经炎，都有神经水肿或受周围水肿压迫，因此，推测续命汤的治疗机理可能是减轻神经水肿，促进神经功能恢复。续命汤的经典主治是"中风痱"，为脑血管病的古病名，本案把治疗中枢神经系统疾病的处方用于治疗周围神经疾病，这也是一种创见！大塚敬节先生的确是巧思过人！

钩藤散治验

155 | 头重与结代脉（大塚敬节治验）

56 岁男子，患者 1954 年以来服用此方。此人主诉早晨起床即头痛，脉呈结代而来院。腹诊：全腹紧张，脐部悸动亢进，右季肋下略有抵抗。有轻微胸胁苦满。与柴胡姜桂汤，约服药 1 个月，头疼仍不止，故与钩藤饮。服 10 日头痛停止。其后，再未有前述之头痛。此患者血压不太高。

用此方之目标，晨起头痛，亦可无晨起头痛；头昏眼花、肩酸痛、眩晕、耳鸣、眼球充血；又眼痒心烦、直不起腰、忧虑、精神不振、疲乏无力以及足部软弱等症状有头痛者用之。腹部软弱，腹肌紧张多不明显。老年人虽多，但青年人有皮肤枯燥，无光泽者，也可参考用之。（《临床应用汉方处方解说》）

本案主诉为非常明确的晨起头痛，医者却放弃这个症状而选用柴胡姜桂。柴胡姜桂汤即柴胡桂枝干姜汤，头痛不是其方证的核心要素，放弃主诉选择轻微胸胁苦满等客观体征来用方，体现了先腹后症的诊疗原则。无效之后，重新以晨起头痛为主症选用钩藤饮。虽有脉结代，但并没有作为辨方证的依据。在汉方医学中，脉象的重要性可能更次一等。

案中还谈到钩藤散的使用目标。其一是"晨起头痛"。晨起头痛需要考虑是否存在清晨高血压情况？狭义的清晨高血压是指血压仅在清晨时段高于正常水平，而其他时段则正常，属于隐匿性高血压的一种。但本案没有描述血压，这是美中不足之处。现实中遇到这种情况，至少需要监测血压情况，包括动态血压监测。

目标二，"头昏眼花、肩酸痛、眩晕、耳鸣、眼球充血"。"眼球充血"应该是整个头面部充血的观察窗口，头昏眼花、眩晕、耳鸣等也可以理解为充血所致。肩酸痛则有可能是伴随的神经症状。这些表现会不会与体内儿茶酚胺水平升高有关？案中还说"老年人虽多"，从年龄段来看，上述的症状还需要考虑动脉硬化的可能。

目标三，"眼痒心烦、直不起腰、忧虑、精神不振、疲乏无力以及足部软弱等症状有头痛者"。这一组表现属于神经精神症状，不排除焦虑症。前 2 个目标是以躯体症状为着眼点，该目标则是聚焦于精神症状。总之，这 3 个目标大致涵盖了钩藤散的治疗方向。

156 | 高血压、脑动脉硬化时头痛及肩凝用钩藤散
（矢数道明治验）

一某，53 岁，女。初诊 1976 年。因任公司高层干部，故持续着精神过劳的生活，加之有时事业上的曲折，导致血压

不断升高，经常处于 210/120mmHg 上下。虽经治疗但只降到 170/110mmHg，就不再下降了。

病院检查结果不仅有动脉硬化，而且有眼底异常，故最终诊断为脑动脉硬化症。体型肥胖，面色偏红，有上火症。初诊时血压 160/100mmHg。

腹部膨满，右侧胸胁苦满，后头部痛，肩凝，腰痛，背痛，动悸，耳鸣，失眠症，灼热感，足部冰凉而有头昏眼花等上冲症状，口干却不太渴。脉弦，舌有少量白苔。

根据上述症状，首先考虑的处方是钩藤散。此方一般认为适用于中年以后的动脉硬化症，特别是脑动脉硬化时的头痛、肩凝、肩背拘急、眩晕、头昏眼花、早晨头痛等。

本症例虽无眩晕，但根据腹证添加了柴胡、黄芪、熟地黄、杜仲各3g，以使血管软化。

服药后，头痛、肩凝、上火症等逐渐减轻，3个月后，血压降至 130/90mmHg，现仍继续服药。(《汉方临床治验精粹》)

本案指出了钩藤散的使用目标，脑动脉硬化是其应用的重点方向。"本症例虽无眩晕，但根据腹证添加了柴胡、黄芪、熟地黄、杜仲各3g，以使血管软化"。添加柴胡可能是根据"右侧胸胁苦满"的腹证；添加黄芪、熟地、杜仲，再结合钩藤来看，有八物降下汤的韵味。所加之药使血管软化的可能性不大，应该起到加强降压作用。

患者持续过着精神过劳的生活，加之失眠症，是血压难以控制的重要因素。方中半夏、茯苓、钩藤有一定的镇静作用，有助于缓解精神紧张，促进睡眠。对于顽固性高血压来说，治疗的思路不能单一化，需要扩血管、利尿、镇静等综合治疗。"面色偏红""灼热感""足部冰凉而有头昏眼花"都是上部充血的表现，需要与加味逍遥散证做鉴别。

医者说，首先考虑的处方是钩藤散。那么，如果钩藤散无效，又该考虑什么处方呢？从"体型肥胖，面色偏红，有上火症""腹部膨满""脉弦"来看，防风通圣散似乎可以作为备选。

七物降下汤治验

157 | 高血压（大塚敬节治验）

57岁男子。头重，血压168/100mmHg，尿中有蛋白。服此方（按：即七物降下汤）1个月后，血压降为150/90mmHg；2个月后尿蛋白转为阴性，血压140/80mmHg。其后完全稳定。

如此，易疲，舒张压高，尿中有蛋白，疑为肾硬化者，即肾性高血压等用此方有效。（《临床应用汉方处方解说》）

七物降下汤是大塚敬节的创制方，由四物汤加味而成，用于高血压之虚证。从现代药理学研究来看，黄芪有扩张毛细血管、降低血压的作用；黄柏有降血糖及降血压作用；动物试验钩藤有镇静及降压作用，可能解除脑血管痉挛。所加的3味药共同作用是降压。再加杜仲，为八物降压汤。

肾性高血压是七物降下汤使用目标，表现为肾动脉硬化、舒张压很高，或有蛋白尿，这一点与传统的方证内涵不同。传统的方证以症状为构成要素，此处则以理化检查为依据，是对传统方证理念的更新！其制方思路不是发皇古意，而是融会新知。

连珠饮治验

158 ｜ 心功能不全与贫血（矢数道明治验）

植某，男性，64 岁。初诊日期为 1963 年 12 月。主诉约半年前出现心下痞满，胃肠消化不良，无食欲感，颜面苍白，且现黄疸色，大便色黑味浓。

贫血明显，心动悸，呼吸困难严重，背中痛，心下与脐周围痛时发，颜面浮肿，大便 3 日 1 行。内科治疗心脏、肝脏和胃肠均未获疗效，心动悸和喘息，仍使其难以忍受。

营养尚可，但颜面为黄疸色，脉弦有紧象、时来结代，舌无苔，心音不齐而亢进，腹肌紧张，压之敏感。肝脏虽不肿大，但心下痞满，压之痛。血压 200/100mmHg。

投与连珠饮，连服 20 日，心下痞满，背中痛，心动悸，喘息大部已消。食欲增进，40 日之后，黄疸色退净，血压 170/90mmHg，颜面浮肿消，身形轻快，精神大变，异常高兴。又续服几剂，痊愈。（《临床应用汉方处方解说》）

连珠饮也是汉方医家的创制方，由四物汤及苓桂术甘汤合方而成，用于贫血引起的动悸、眩晕、浮肿等。本案有贫血，还有心脏病伴心功能不全，贫血符合四物汤证，心动悸、喘息、脉弦有紧象等表现符合苓桂术甘汤证，用连珠饮双管齐下。不过，"胃肠消化不良，无食欲感"使用含有地黄的四物汤还是有所顾忌的。如果不用连珠饮，先用补气建中汤解决心功能不全，然后再用归脾汤治疗贫血又会如何？

值得一提的是脉结代，很容易让人想到炙甘草汤。但炙甘草汤证以剧烈的动悸为主症，脉搏不齐不是必见症。苓桂术甘汤常用于心瓣膜疾病，心瓣膜病容易出现房颤，也会出现脉搏不齐。因此，需要避免被脉象误导。

龙胆泻肝汤治验

159 | 鸡蛋大小的子宫肌瘤（大塚敬节治验）

一妇人，被某医院诊断为子宫肌瘤，建议手术治疗。患者随后到二三家医院就诊，均被告知为鸡蛋大小的子宫肌瘤。

现有症状为带下，疲劳和工作过度时感觉尿道有异常感而身心感觉不良。

对于子宫肌瘤，一般多使用桂枝茯苓丸，但我以上述症状为指征，投予了龙胆泻肝汤治疗。服用约 3 个月后，因自觉症状好转，遂又至前述医院检查，结果发现子宫肌瘤完全消失了。于是患者便讲述了服用汉方药的治疗经过，但该医生却说了些内服药物不可能消除子宫肌瘤，大概是以前诊断错误之类的话。（《汉方诊疗三十年》）

看上去又是一个治此愈彼的案例!

"患者随后到二三家医院就诊，均被告知为鸡蛋大小的子宫肌瘤。"因此，患者误诊的可能性非常小。不过，没有说明子宫肌瘤的类型，推测黏膜下肌瘤的可能性较大。"现有症状为带下"，没有细说带下详情。带下，推测生殖系统感染的可能性最大。3 个月完全消失，最有可能是肌瘤被排出体外。由此，推测极有可能属于带蒂的肌瘤，因感染、缺血等原因导致蒂部坏死，肌瘤脱落而被排出。这种情况非常罕见。也就是说，虽然肌瘤消失，但未必一定是龙胆泻肝汤的疗效。同样，也没有证据排除该方起到的治疗作用。

医者的本意是以龙胆泻肝汤治疗带下的，虽然没有描述带下的性状及颜色，但用了龙胆泻肝汤，有可能是黄带，而黄带则提示宫内有感染的存在。换句话说，如果没有带下，即使是子宫肌瘤也不会选择龙胆泻肝汤的，只会选用桂枝茯苓丸。可见，即使肌瘤的消失是龙胆泻肝汤的疗效，也是搂草打兔子的意外收获，绝不能当成大概率事件来看。

160 | 尿频症及皮肤出疹用龙胆泻肝汤（矢数道明治验）

笠某，44岁，女。由遥远九州专程持介绍信来诊，初诊1982年5月10日。

主诉1年前患尿频，尿色浓，约每2小时排尿1次，但无明显的排尿痛或残尿感等；检尿结果蛋白（－），潜血（＋）、红细胞每视野中5～6个，细菌（＋）。

背、颈、胸部有血疹样出疹、轻度痒感。全身皮肤呈茶褐色、污秽无光泽。体型肥胖，体重65kg，脉沉细，血压122/80mmHg。腹部膨满、充实，脐旁有抵抗压痛、呈瘀血腹证，左右均有胸胁苦满。

根据皮肤色泽不佳、瘀血及胸胁苦满等腹证、尿频等投给了一贯堂的龙胆泻肝汤（其中包括温清饮）加柴胡 5g，桃仁、牡丹皮各 3g。服药 3 周后，尿频基本消失，全身变得轻快、心情爽朗，食欲、大便均顺畅。加之，自服药第 3 天起皮肤出疹急速减少。再服 1 个月后全身状态好转，尿已清澄，蛋白、潜血均（−）。(《汉方临床治验精粹》)

汉方医学中有 2 个版本的龙胆泻肝汤，本案是一贯堂版本的，在药物的组成和用法方面与上案有所区别。一贯堂的龙胆泻肝汤用当归、熟地、白芍、川芎、黄连、黄芩、黄柏、山栀子、连翘、薄荷叶、木通、防风、车前子、甘草、龙胆、泽泻，是以温清饮为基本方，用于解毒证体质。《日本汉方医学》(潘桂娟、樊正伦编著)载其主要用于脐以下疾病，如妇女病和泌尿生殖器疾病、性病、皮肤色黑者多。患者的疾病符合该方主治，全身皮肤呈茶褐色、污秽无光泽也与方证吻合。因为有瘀血及胸胁苦满，所以加柴胡、桃仁、牡丹皮。虽然本方以下半身慢性炎症为治疗方向，但皮肤病也是重要的使用领域。

黄连解毒汤治验

161 | 黑皮症（大塚敬节治验）

43 岁妇女。主诉 3 年前之春天，突然颜面赤，瘙痒，接收皮科治疗期间，一侧颜面变黑，诊为瑞尔氏黑皮症（Riehl's mela-nosis）。便秘，头昏眼花。现已基本不痒。

与黄连解毒汤加大黄，黑色逐渐变浅，6 个月后完全恢复正常颜色。（《临床应用汉方处方解说》）

本案用黄连解毒汤的依据是颜面赤及头昏眼花，加大黄是因为便秘。瑞尔氏黑皮症（里尔黑变病）是一种色素沉着病，主要发生于面部，多见于中年妇女。病程为慢性经过，损害发展到一定程度不再变化。以后色素斑逐渐变浅，可以自然痊愈。"6 个月后完全恢复正常颜色"是否也有自然痊愈的成分？在疗效判定方面需要考虑这个因素。

162 | 荨麻疹（大塚敬节治验）

45 岁妇女。自 2 个月前为荨麻疹所苦恼，鸠尾部出现风疹块，且渐次加重。用十味败毒汤、桂枝茯苓丸、白虎加桂枝汤无效。针对胃泛酸和心下痞，与黄连解毒汤显著好转，20 日痊愈。（《临床应用汉方处方解说》）

本案为顽固性荨麻疹，用十味败毒汤有可能是为了改善体质；用桂枝茯苓丸，推测风疹块当为红色，属于充血的红斑；用白虎加桂枝汤可能出于里热上冲考虑。用了 3 张处方没有改善，因此，医者放弃以皮损为主症，改为以胃泛酸和心下痞为治疗目标。从广义来看，这也是根据腹证来用方。不过，换一个角度来看，心下痞与胃泛酸的关系密切，与荨麻疹可能是风牛马不相及，属于治此愈彼现象。

163 | 皮炎（大塚敬节治验）

58 岁妇女。约半年前开始，项部作痒出疹，诊为变态反应性皮炎，经治疗不愈。皮疹由项部蔓延至肩部，疹略赤，有热感。脉浮弦。腹诊：左胁下坚硬，脐上动悸亢进。血压152/108mmHg。口渴，胃脘不舒，头部发热，似如酒醉。

与黄连解毒汤加连翘、荆芥，7 日后灼热感轻，瘙痒亦轻，

血压下降，2周痊愈。(《临床应用汉方处方解说》)

　　"头部发热，似如酒醉"是上部充血的表现，有可能与血压升高有关。加连翘、荆芥是清热、止痒。头部发热，项部皮疹亦有热感，提示充血状态明显。可见，热感是使用黄连解毒汤的识证要点。在非感染性疾病中以局部充血及精神不安为使用目标。

　　"7日后灼热感轻，瘙痒亦轻。"灼热感减轻也是充血消退的结果。黄连解毒汤含有黄芩、黄柏，都有降血压作用，但本方并不是以高血压作为使用依据的，血压下降只是本方治疗的副产品。

164 ｜湿疹（矢数道明治验）

　　40岁妇女。7年前开始患此病。初如汗疱样，手掌手背、脖颈颜面，均很严重，去年胸腹背部亦很重，并已扩展到全身。每夜瘙痒剧烈，难以忍耐，睡眠时抓破，早晨全身血痕。

　　投与十味败毒散、消风散、当归饮子、桂枝茯苓丸料等完全无效，改服黄连解毒汤加大黄之后，病情好转，继服1个半月，已消退80%。主诉时有瘙痒，继续用药约1年，痊愈。(《临床应用汉方处方解说》)

　　本案叙述过于简略，没有明示黄连解毒汤的使用依据，估计应该是凭经验用方。如果有黄连解毒汤证，医者一开始就不会选用其他方剂了，极有可能是万般无奈之下的一种尝试。经验用方可以是自己的经验，更多的则是来自其他人，有时是文献检索的结果。

"睡眠时抓破"，说明瘙痒之甚，但也提示睡眠不佳。抓挠加重皮损，不利于皮肤修复，陷入越抓越痒、越痒越抓的境地。十味败毒散用于痈疽初期、湿疹、荨麻疹，具有解毒作用，患者病程7年了，用本方应该是为了改善体质。不效之后改为消风散，是从清血热及祛风着手；又不效而用当归饮子，是从养血润燥施治，最后以瘀血为归宿而用桂枝茯苓丸。从用方的顺序不难看到医者诊疗思路的变化轨迹。

黄连解毒汤在《肘后方》及《外台秘要方》中都提到治疗热证且"不得眠"，提示本方有除热及改善睡眠的作用。睡眠改善后，不再抓挠，打破恶性循环，有利于皮损的修复。与上述诸方相比，黄连解毒汤在消除充血状态、缓解精神不安方面胜出一筹。由此，是否可以得出这样的结论：瘙痒剧烈的皮肤病，诸治无效，黄连解毒汤是最后一张王牌。

165 | 高血压性神经症（矢数道明治验）

56岁男子，工厂经营者。肥胖面赤之多血质，血压达到190/100mmHg。因恐怖症不敢侧卧，每晚宿于医院，早晨回家工作。头昏眼花，时有鼻衄，一想到血压则焦急不安，坐立不稳，经常跑到医院躺在床上，接受注射。诊为高血压性神经官能症。

用大柴胡汤、柴胡加龙牡汤治疗，恐怖不愈，改用黄连解毒汤后，头昏眼花与不安消失，不再去医院住宿。血压虽不理想，约为170/90mmHg，但已不再担心。(《临床应用汉方处方解说》)

黄连解毒汤以体质壮实、头面部充血、血症、精神亢奋为使用指征。精神的亢奋可以表现为焦虑、恐怖、不安乃至失眠，还可以导致继发性高血压。身体层面的充血状态、精神层面的亢奋状态，共同构成了黄连解毒汤证。

本案共用过3张处方。大柴胡汤一般用于身体层面的不适，其人肥胖，有用大柴胡汤的基础。如果有胸胁苦满的腹证，更是有力支持。但大柴胡汤对于精神症状可能力所不及，主要解除的是身体的紧张、拘急。用柴胡加龙牡汤是基于恐怖与焦急不安，以精神症状为突出表现，胸腹部悸动是重要的腹证。但身体层面不会像黄连解毒汤那样多血质。

如果给三个方证画像的话，那么，多血质的黄连解毒汤证就是一个红胖子；大柴胡汤证就是一个肌肉壮实略有发福的油腻中年大叔；柴胡加龙牡汤证则是瘦瘦的、时刻担心被抓的梁上君子。

五淋散治验

166｜15年的尿频症用五淋散提取物粉末剂
（矢数道明治验）

　　鹤某，51岁，男。初诊1983年9月。主诉15年来患尿频及排尿时不快感，白昼约每2小时1次，夜间必排5次，往往因排尿而醒来。经泌尿科多次诊治，均称膀胱、尿道无异常。勉强推测的话只能说有前列腺炎的倾向而已。患者称在受凉、饮酒、忙于写作时，病情就恶化。

　　体格偏胖，体重60kg，腹有力，无明显胸胁苦满、瘀血或少腹不仁等，亦无舌苔。脉平，血压130/80mmHg。

　　初诊投给五淋散提取物粉末剂2.5g，1日2次。本例虽非典型淋症，但慢性膀胱炎或前列腺炎所致尿频症，可根据《和剂局方》中五淋散"治冷淋、热淋均有效"之记载试用。其处方为：茯苓5g，当归、黄芩、甘草各3g，芍药、栀子各2g。

　　服药2个月后，尿频及不快感缓慢好转；半年后，尿频引起的各种苦恼几乎消失。1984年7月，小便已恢复正常，夜间1次，白昼仅3～4次。（《汉方临床治验精粹》）

慢性前列腺炎可以表现为尿频、尿痛、尿余沥等，还可以伴有神经精神症状，如焦虑、抑郁等。患者为慢性前列腺炎倾向，因此，临床表现可能不典型，仅仅表现为尿频及排尿时不快感。因此，医者说本例不是典型淋症。如果说典型的淋症，似乎龙胆泻肝汤或八正散使用的机会较大。医者根据"治冷淋、热淋均有效"之记载使用五淋散，说明本方的寒热属性并不明显，但从使用黄芩及栀子来看，还是偏于热淋的。

"患者称在受凉、饮酒、忙于写作时，病情就恶化"，受凉实质为寒冷刺激，导致肾脏分泌尿液增加，由此尿频加重；饮酒则可以导致前列腺充血而不快感明显；忙于写作则是精神紧张，可能促进排尿。由此来看，五淋散不仅仅是针对前列腺局部炎症，也应该有镇静神经作用。

柴芍六君子汤治验

167 | 胃肠虚弱并有疲劳倦怠感用柴芍六君子汤
（矢数道明治验）

坂某，82岁，男。初诊1985年4月19日。20年前患胃溃疡，3年前又因胆石症先后做了手术。其后，胃肠状况始终不好，脾胃虚弱，全身倦怠，迄今未愈。起立时身体晃动，不能走直线而向左侧偏斜。但本人意志坚强，30年来，不顾疲倦感，每日坚持30分钟慢跑运动，故至今仍能应海外邀请，多次出国访问。有冷症，易感冒，体格普通，营养稍差，脉细。腹部无力，缺乏紧张度，有手术后瘢痕，右季肋下有抵抗。初诊时血压130/85mmHg。无舌苔。为肝实脾虚久寒之证，故投给柴芍六君子汤加附子1g。服药后，患者称自觉良好，故基本上未来复诊而连续服药3年。

1988年6月来院复诊时称，自服药以来胃肠状况很好，身体已变得温暖，体力增加。近3年中从未发生过感冒，今年又应欧洲邀请，正在做出国准备。

本病例能在3年又2个月的长时间内，不间断地服用柴芍六君子汤加附子1g，实非易举，可以看出本方与患者体质相当

吻合。本人也称服药后身体状态良好，可以安心地进行各种活动，最近的血压为 130/70mmHg。（《汉方临床治验精粹》）

柴芍六君子汤是汉方经验方，是在六君子汤基础上加柴胡、芍药而成，用于六君子汤证见有季肋部胀满不适（柴胡证），或有腹痛、腹直肌紧张的情况（芍药证）。六君子汤使用大枣、生姜，因此，柴芍六君子汤含有柴胡、芍药、半夏、生姜、大枣，这些药也可以看作弱化版的大柴胡汤。既往有胆石症，推测可能有大柴胡汤证。手术之后仍有大柴胡汤证痕迹，表现为右季肋下有抵抗。当然，整体上视为小柴胡汤去黄芩加芍药的加减方也未尝不可，只是在此基础上又加上茯苓、白术以逐心下停饮。

案中谈到"肝实脾虚久寒之证"，是对患者病情的抽象概括。肝实，用柴胡、芍药；脾虚，用六君子汤；久寒，用附子。矢数道明先生是后世方派，难免使用一些病机术语。如果从古方派观点来看，附子用于阴证，与柴胡这样治疗阳热证的药物配伍，这是难以理解的做法，但在后世方派眼中，似乎没有什么不当。在本案中，柴胡使用也没有拘泥于少阳病的限制，附子也不再是少阴病的专利；柴胡针对胸胁苦满（右季肋下抵抗），附子针对久寒（冷证，易感冒），落实到具体的症状上。

168 ｜ 胃下垂（矢数道明治验）

49 岁妇女，2 年前患胃下垂，主诉经常有心下痞，全身倦怠，肩背酸痛，血压低，头目时晕而眩，精神不振。2年来皮肤经常有大量出血点。便通，日1行，但无食欲。生1个孩子，分娩时行帝王切开术。

瘦弱而贫血状，腹软脉弱，胃部有明显振水音。右季肋下部微紧张，压之则痛。余投与柴芍六君子汤。服之，食欲即增，寒症消失，至冬亦觉与往年那样冷，不用烤火炉。不仅如此，全身尤以胸腹皮肤多发性之出血点完全消失，亦未再新出，甚为高兴。4个月后停药。(《临床应用汉方处方解说》)

本案是胃下垂，不妨分析一下有关用方思路。"经常有心下痞"，心下痞要考虑半夏泻心汤、茯苓饮等。"全身倦怠""精神不振"，提示病情虚弱较甚，选择真武汤也可能更合适。"肩背酸痛"应该是伴随的神经症状。"血压低，头目时晕而眩"，可以考虑半夏白术天麻汤。"2年来皮肤经常有大量出血点"，要考虑出血性疾病。"但无食欲"，应该选择人参剂。"瘦弱而贫血状，腹软脉弱"，当从补剂中选方。"胃部有明显振水音"，要考虑使用茯苓、白术。"右季肋下部微紧张，压之则痛"，是使用柴胡的指征。

医者选用柴芍六君子汤，也取得了满意的疗效。但从患者虚弱的状态来看，似乎没有必要加柴胡、白芍，可以先用六君子汤改善体质后，再看看腹证是否有变化，决定下一步是否用柴胡、白芍。另外，患者皮肤的大量出血点有可能是维生素C缺乏导致的，食欲增加，进食增多，维生素得以补充，从而出血点不再出现。

六君子汤治验

169 │ 六君子汤治愈屡患感冒而呕吐之小儿
（矢数道明治验）

某男性，4岁。体瘦，面色苍白，贫血。生后常常容易发生感冒，而引起呕吐，剧时吐黄绿色汁液。诊之，患儿扁桃体肥大，食欲不振，脉腹均无力，无舌苔、湿润。给予六君子汤，服药后食欲增加，发生感冒也未见呕吐。续服2月非常健壮。(《汉方辨证治疗学》)

对于反复感冒的小儿，一般的思路是选用小建中汤、玉屏风散等。本案以消化道症状为治疗目标，选用六君子汤改善复感儿体质，按照中医理论，这种治法属于培土生金。食欲不振导致营养不良，从而出现体瘦、贫血、抵抗力下降而反复感冒。六君子汤改善食欲，同时抑制呕吐；若无呕吐，可与异功散。另外，患儿还有扁桃体肥大，不知后来情况如何。对此，体质强壮之后，可以考虑柴胡清肝汤。

170 │ 自诉便秘、食欲不振、头晕的胃下垂
（大塚敬节治验）

28 岁妇人，育有一儿一女。既往未患过大病，但平素胃肠弱。最近明显消瘦，到某医院就诊，诊断为胃下垂，说胃下垂至骨盆。饮食量少，进食后感心窝处沉重，时有头晕。便秘，大便 4 天 1 次，需灌肠排便。虽然消瘦，但 X 线胸片检查，胸部未见明显异常。脉小弱，脐上有振水声。

我投予六君子汤治疗，因其喜食甘味，嘱其控制食用。服药后，每天有感觉舒畅的排便，食欲渐增，约 1 个月后体重增加 4kg，仅存轻微程度振水音。不仅如此，也不患感冒了。六君子汤是四君子汤加半夏、陈皮而成。（《汉方诊疗三十年》）

"脐上有振水声"，提示胃中有液体潴留，可能与胃排空减弱有关。"说胃下垂至骨盆"，胃的位置发生变化，脐上振水声又是什么？也可能是处于平卧位检查振水声，胃的位置有所上升。"便秘，大便 4 天 1 次"，这是因为进食减少，大便生成不多。"但 X 线胸片检查，胸部未见明显异常"，这是排除肺结核。

六君子汤证在整体上呈虚弱表现，如贫血、容易疲倦、手足冷、脉弱等，胃肠道功能衰弱尤为明显，常有食欲低下、上腹部痞塞感、胃内停水、便秘等，或者伴有头晕等神经症状。胃下垂可以出现上述症状，使用六君子汤是针对脾胃虚弱、肌肉无力的状态而用药，不是着眼于胃下垂的病名。

另外，胃下垂通常用茯苓饮的机会较多，本案身体虚弱选用六君子汤。与茯苓饮相比，六君子汤多半夏、甘草、大枣，少枳实；如果体质较强者，可用茯苓饮。如果伴有消化不良，化食养脾汤也是不错的选项。寒证明显者，真武汤也有用武之地。

171 | 胃癌（矢数道明治验）

余在六君子汤治疗患者中，此例用心最大。

63 岁妇女，2～3 年前开始有心下痞，大约在 2 个月前患感冒之后，频吐口涎。2 个月前在当地国立医院就诊，胃中出现息肉，怀疑为癌，劝其手术治疗为宜。其后，家属去医院，如肯定为癌症，希望立即手术。由于家族患癌者较多，过分担忧，同时患者本人坚决不愿手术，亦不想住院，因而拒绝。

诊时，患者颜面苍白如白蜡，毫无血色，体瘦形衰已极，怀疑为癌症是充分的。脉沉微，舌淡苔薄。腹部触诊和视诊，心窝下有手掌大肿块，幽门似有不通畅感，触诊胃部蠕动亢进而膨隆，听诊有肠鸣音。经常呕逆，吐水涎和嗳气。主诉口渴，右乳房下有压迫感，背酸痛，使之烦恼。由于有便秘感，食欲全衰。

余请来侍候的家属与之商讨，按医院之言，治愈之希望已不大，而本人又讨厌住院，家属亦拒绝，打算在家疗养。据此，试将六君子汤制为末，日 3 次，每次 1g。

可能由于精神之影响，患者精神急激好转，服药 20 日后已不感有病状，胸中苦闷消失，无任何痛苦，以前屈身不利，现已自由行动，食欲增进，吐涎已止，面色转佳。服药3个月时，能自己来医院，每次来院时，都带着农村之蔬菜，以致感谢。

对其痼疾得以恢复健康受到很高的评价。

因为余未曾想到如此奇迹般恢复健康，所以嘱其再次到国立医院检查，但患者无论如何亦不去住院，只好继续给药。

有一个时期，农家改建工程，此患者大约忙了1个多月，甚感疲劳。第4个月开始主诉心下痞，再次出现吐口涎，腹胀满。至第5个月下黑便，同时出现严重腹水。

患者长子来院述其病情。此时农村已进入繁忙季节，无人看护病人，悔之以前不应拒绝手术。于是，又再次与国立医院联系时，受到负责人严厉地批评。当时应该进行手术治疗，亲戚与子均承认应由自己负责。对预后不良之患者的治疗，本人乃至周围有关系的人，常犹疑不决，进退两难，最后又悔恨不已。当时对医院之言行不顾，对我也是痛苦的。(《临床应用汉方处方解说》)

患者为胃癌伴有胃扩张，同时体质极度虚弱，从现代医学角度来看，应该先输血以纠正贫血，给予营养支持等改善体质，然后积极手术治疗，但患者因为诸多原因而最终选择了汉方治疗。从治疗的过程来看，六君子汤改善了胃扩张的症状。如果单从症状来看，"经常呕逆，吐水涎和嗳气"，似乎茯苓饮更合适，但患者体质异常虚弱，选用六君子汤更好一些。

本案的意义体现在两个方面：一是极度衰弱时使用六君子汤以促进食欲，增强体质，改善消化道症状；二是对于肿瘤晚期的姑息治疗，可以使用本方以改善症状，延长生命。至于对肿瘤本身的治疗，汉方也难有实质性的贡献，这也是它的局限性之一。

患者服药3个月症状明显好转时，此刻可否合用由菱实、藤瘤、诃子、薏苡仁组成的WTTC呢？想必意义也不大。

172 | 人工流产后的不定期出血用六君子汤提取物粉末剂（矢数道明治验）

平某，27岁，女。体型瘦弱，易疲倦，呈虚证体质。今年2月曾做人工流产，其后持续出现不定期子宫出血。在妇科做过2次搔爬术，但未能治愈。

初诊系由笔者之长子圭堂接诊，因2个月前起患者一直咳嗽，不断感冒，故投给了麦门冬汤提取物粉末剂。服后咳嗽见好，但出血未止。再诊时改投当归芍药散提取物粉末剂，仍不见效。三诊时改由笔者诊查。患者稍呈贫血倾向，脉及腹部均呈虚弱型。三诊日期为1981年1月16日。患者因工作关系希望服提取物制剂，故投给了六君子汤提取物粉末剂2.5g，1日2次。对于虚证体质有长期出血者，无论是子宫抑或是痔出血，补其脾胃，有时可获意外效果。本症例服药2周后，迁延1年的不定期出血，很快停止。服药第2个月起，月经虽稍推延却经过顺利，半年后体力恢复，工作正常。（《汉方临床治验一般来说，人工流产后子宫出血按照血症辨治，选用含有阿胶、地黄的处方比较多，如胶艾汤、温经汤、黄土汤等。这对父子俩都没有走常规思路。矢数圭堂用当归芍药散的依据可能是"体型瘦弱，易疲倦，呈虚证体质"。从体质方面来看，适合当归芍药散的患者通常容易疲倦、贫血或贫血倾向、怕冷、尤其下肢寒冷、小便次频，伴有诸多神经症状，如头重、眩晕、心悸、肩凝、耳鸣、失眠等，常以腹痛为突出表现。患者虽然是虚证体质，但缺乏神经症状等表现，仅仅以此断为当归芍药散证还是有些牵强。

轮到矢数道明先生诊治时，依然认可虚证体质，但他抛开了妇人病层面，从个人的经验用方。"对于虚证体质有长期出血者，无论是子宫抑或是痔出血，补其脾胃，有时可获意外效果。"与矢数圭堂相比，他占了经验的优势。父子之间应该有交流与切磋的，是圭堂一时没有想到呢？还是老先生没有传授呢？但父子俩没有见血止血，在认知的层面上已经高人一筹了。

这种情况在中医理论里可以得到轻而易举的理解，补气止血或健脾摄血就是一语中的解释。但对于长期出血的情况，不用点阿胶、地黄、炮姜、艾叶炭、地榆炭能放心吗？有几人能够跳出这种思维的巢窠？看来，虚弱者的出血应该侧重于"补"，而不是对抗性的"止"。

矢数道明先生属于后世方派的汉方医生，他选用了六君子汤。如果换用古方派医生，比如汤本求真这样的铁杆人物，本案又该使用什么处方呢？我想，胶艾汤或理中汤的可能性比较大。

173 | 子宫肌瘤所致月经出血迁延用六君子汤

（矢数道明治验）

增某，49 岁，女。初诊 1984 年 12 月 8 日。共生过 3 胎，
2 次为正常分娩，1 次为难产，剖腹后为死胎。

主诉 3 年来经期拖长，妇科告知因有小肌瘤之故。有贫血
症并服过造血剂。最近出血特别多，严重时血流不止。有月经
痛但不严重，饮食一般，大便 1 次。病情严重时需注射激素，
以中止月经。体格、营养均一般。血压原属正常，最近也见升
高，初诊时为 160/90mmHg。上腹部软，下腹部则胀满，有抵
抗压痛。

初诊时投给了芎归调血饮，服后在当月经期中先排出血
块，后大量血液涌出。因而考虑投给补气剂可能比投给补血剂
更有效，乃改用六君子汤。服后方 2 个月后，月经开始恢复正
常，经期大多在 3～5 天内结束。每次经期前虽仍不太放心，
但每次基本都很正常。

笔者在近 2～3 年间，对于经期出血过多而且迁延者，投
给理气和中的六君子汤后获得效果的例数，比投给止血剂者更
多。(《汉方临床治验精粹》)

"下腹部则胀满，有抵抗压痛"，应该是使用芎归调血饮的理
由。芎归调血饮是《万病回春》之方，用于产后一切诸病，用药为
当归、川芎、熟地，此为四物汤去白芍；白术、茯苓、甘草，为四

君子汤去人参；陈皮、乌药、香附以行气，牡丹皮、益母草以活血；姜、枣应该归属四君子汤。可见，芎归调血饮虽然也补气血，但非单纯的补益剂，用药成分较多，干预面较广。含有川芎、益母草、牡丹皮等活血药物，服后出血过多可能与此有关。相比之下，六君子汤的作用显得单一而集中，从中医学角度来看，起到补气摄血作用。

经期出血迁延不止有瘀血的因素，也有气虚、血热等因素。既然用含有活血祛瘀的芎归调血饮无效，调整思路从气虚辨治也是正确的做法。回过头来看，这种出血不止应该是弛缓性出血，从补气论治，无疑起到一定的收摄作用。从病理状态来看，经期出血延长远没有产后状态复杂，因此，用芎归调血饮有可能是小题大做了。

案中还谈到对六君子汤治疗经期出血过多而且迁延者进行观察，发现有效病例比投给止血剂者更多。这种做法难能可贵！及时总结经验，做相关对照治疗是临床研究的基础。只是本案说得过于笼统，如果能够提供具体数据以及病人有关的临床资料，则更是锦上添花了。这一思路，无疑是一束光芒，指引汉方医学临床研究的方向。

患者没有胃肠功能虚弱的表现，能够找到使用六君子汤的依据不多，仅贫血一个方面，因此，选用六君子汤也是基于既往的经验。或者说，这是遵从过去使用六君子汤治疗有效的大概率事件。从概率角度选方，这也是临证用方思路之一。面前的路很多，无从选择时，就拣自己最熟悉的路走。

174 │ 溃疡性大肠炎（阪本正夫治验）

60岁主妇，主诉右下腹痛与便秘，全身倦怠，食欲不振，高度贫血。

观之，似患癌之面容，故进行了详细检查。血沉8mm/h，胃液无游离酸，大便潜血强阳性，小野寺氏臀部压痛点阳性，X线所见与腹诊均无肿瘤。对此，与真武汤并注射唾液腺激素，均无效果，反而恶化。在日赤医院检查，诊为溃疡性结肠炎。

劝其住院手术治疗。因患者不同意，要求出院服中药治疗。经过仔细思考，从腹证考虑，诊为六君子汤证，停止其他一切治疗。患者用心服药，10日后腹力大增，排便通畅，食欲良好，诸症顺调、好转。证如流水，有千变万化之别，所谓定时者，证情不变也，死板地投药是不对的。再者，患者对医师的信赖与否，对病情预后亦有相当大的因素。（《临床应用汉方处方解说》）

本案所谓的腹证应该指小野寺氏臀部压痛点阳性，看来，汉方的腹证不限于腹部范围。小野寺氏臀部压痛点即是胞肓穴，属于膀胱经穴位，平第2骶后孔，骶正中嵴旁开3寸，此压痛点呈中度或强阳性时表示食道、胃或十二指肠确实存在溃疡。就本案来说，出现此压痛点再结合高度贫血及大便潜血强阳性来看，应该考虑消化性溃疡，但最终诊断为溃疡性结肠炎。治疗后，小野寺氏臀部压痛点是否转阴，案中没有明示，这是本案的不足之处。

不管怎么说，这个客观体征是判断疗效的重要指标。

用六君子汤除了基于腹证的考虑，还应该结合了患者的全身倦怠、食欲不振、高度贫血等整体表现。从疗效来看，六君子汤无疑起到改善饮食、增强体力的作用。

175 | 子宫肌瘤所致出血过多症用六君子汤（矢数道明治验）

山某，45 岁，女。初诊 1980 年 6 月 13 日。体格、营养中等，面色一般。

13 年前患子宫肌瘤，约鸡蛋大小，病院及本人均准备做手术，偏巧患者怀孕，故将手术推迟至今。当时顺产一胎，现已11 岁。

主诉月经拖长，有月经痛、腰痛。脉基本正常，血压130/80mmHg，腹部平坦，脐周围有压痛，但抵抗不明显。下肢耻骨中央部可触及鸡蛋大肿瘤，估计其盆腔内大小至少更大一倍。妇科方面有两种意见：一种认为从年龄上看最好做手术；另一种则主张继续观察情况再定。

初诊时投给了四味芍归胶艾汤（当归、川芎、阿胶、艾叶各 4g），但服后称此方不易消化，故又改用六君子汤。结果，服后不久，月经逐渐恢复正常，量也不太多，肿瘤开始缩小；半年后，自外部已不能触及肿块。过去建议做手术的妇科医生也同意可不做手术。

用六君子汤使肌瘤所致出血减少的病例是很多的，但使肌瘤缩小得如此明显，却是意料之外的事，这表明六君子汤有时能获得意外效果。(《汉方临床治验精粹》)

虽然"用六君子汤使肌瘤所致出血减少的病例是很多的"，但本案无疑是歪打正着。如果看得很准，一开始就用六君子汤了。可见，医者使用六君子汤的目的并不是治疗子宫肌瘤，而是对四味芍归胶艾汤引起胃肠不适的事后补救。六君子汤减少肌瘤所致的出血机理又是什么？有可能是加强了子宫平滑肌的收缩，起到压迫止血的作用。但肿瘤缩小有可能是其他因素引起的，不一定就是六君子汤的疗效。

半夏白术天麻汤治验

176 | 主诉疲劳、眩晕、嗜睡的低血压
（大塚敬节治验）

患者为 58 岁的妇人，自诉曾于 24 岁时患肠伤寒，30 岁时患猩红热，55 岁时患肺炎。

近几年来，患者感觉身体非常疲惫，经常有头沉重、眩晕等症状，早上起来即感困倦易睡。脉弱小，腹部软弱，心窝部有振水音，血压 98/48mmHg。尿中蛋白、糖阴性，尿胆素原正常，大便蛔虫卵和潜血检测阴性。

我诊断为低血压症，投予了半夏白术天麻汤。服药开始后，首先起变化的是食欲大增，约 10 天后眩晕消失。食入过多后感觉困倦，但控制食量时，已经不像以前那样困倦。头部也有了清爽的感觉。服药第 21 天时，血压为 108/52mmHg。

患者后来每于劳累后便出现眩晕，有时想起来便服用该药，服药后精神状态能够好转。（《汉方诊疗三十年》）

低血压指收缩压 < 90mmHg，舒张压 < 60mmHg。患者的血压符合低血压标准。"疲劳、眩晕、嗜睡"都是低血压的表现。

低血压有多种类型，从案中描述来看，患者有可能是体质性低血压。体质性低血压又叫原发性低血压，一般认为与遗传和体质瘦弱有关，多见于 20～50 岁体质虚弱的妇女和老年人，症状明显者可出现精神疲惫、头晕、头痛甚至昏厥，轻者可无任何症状，部分患者容易疲乏。

"食入过多后感觉困倦"则要考虑餐后低血压的可能，与餐后胃肠道血液淤滞，脑部血流量短暂性减少有关，是血压调控机能失调的表现。《勿误方函口诀》说："凡食后胸中热闷，手足倦怠、头痛、欲睡眠者，用此方皆效。"可见，食后倦怠、欲睡眠也是使用半夏白术天麻汤的指征。

"心窝部有振水音"是胃肠机能障碍的表现，也是半夏白术天麻汤之腹证。本方不仅用白术，还用苍术，逐心下之水的力度比较大。有二术、茯苓、陈皮、人参、生姜，比茯苓饮少枳实，因此，可以视为弱化版的茯苓饮。茯苓饮对于胃内停水有较强的针对性，条文所言的"心胸间有停痰宿水"即是指此。

"服药开始后，首先起变化的是食欲大增。"半夏白术天麻汤使用陈皮、麦芽、神曲等助消化药，食欲大增与此有关。体质虚弱者多伴有消化吸收功能下降，饮食少，营养不足而出现体质性低血压，治疗的思路应该是改善胃肠功能→促进饮食→改善体质→提升血压。"约 10 天后眩晕消失"，应该是血压升高的结果。

"该患者后来每于劳累后便出现眩晕，有时想起来便服用该药，服药后精神状态能够好转。"案中的服药方法也值得借鉴。对于慢性病而言，症状缓解后可以采取间断服药，比如每周服药 5 天，停药 2 天，或服 3 天，停 2 天，一方面照顾患者的依从性，

半夏白术天麻汤治验

另一方面也尽可能保持了药效。间断发作，间断服药，因病制宜。

177 | 习惯性头痛眩晕症（矢数道明治验）

45岁妇女。4年前开始，每月发1～3次头剧痛，伴有眩晕、呕吐，并反复发作，每次大抵持续3日3夜。初诊前1个月发作3次。每月间，大半卧床不起。主诉前额痛及头顶痛。

患者胃肠常弱，无食欲，因形寒而易感冒，易疲劳。腹软，脉弱，心下部闷而痞满。胃下垂，胃内有停水。服用半夏白术天麻汤1个月期间，曾发生2次轻度眩晕，但未卧床不起。服用5个月，4年来之宿疾完全治愈。（《临床应用汉方处方解说》）

本案的半夏白术天麻汤为《脾胃论》之处方，适于脾胃虚弱、痰饮上逆之头痛、眩晕。也就是说，半夏白术天麻汤证由胃肠虚弱症候群和痰饮上逆症候群两个部分构成的，其中，后者症状较为突出，通常是病人的主诉，但属于发作性表现，并不固定；前者则是平素恒久的表现，患者未必主动诉说，需要医者仔细询问及诊察。

为了更清晰地认识，不妨借用数学公式来表述：半夏白术天麻汤证＝胃肠机能减退表现＋头痛／眩晕／耳鸣±呕吐，其中，呕吐可以出现，也可以不明显，因此用±表示。

178 | 梅尼埃病（大塚敬节治验）

57 岁妇人，2 年前患膀胱炎，投予龙胆泻肝汤治愈。这次疾病是半年前开始出现严重耳鸣，听力下降，颈部强凝，眩晕，眩晕严重时呕吐。诸症每隔 1 周或 10 天左右发作 1 次，每次发作需卧床二三天。发病期间困倦欲睡，足冷，大便或秘结或腹泻，无一定规律。

腹诊：腹部有振水音，腹肌弱。

投予半夏白术天麻汤治疗，眩晕发作渐渐减少，服用 2 个月左右，发作便停止了。10 个月后因饮食不节而致腹泻，使用半夏泻心汤后腹泻治愈，随后又出现如前的眩晕发作，给予半夏白术天麻汤，便迅速痊愈。（《汉方诊疗三十年》）

本案为梅尼埃综合征，眩晕、呕吐、耳鸣是其典型的三联征。"腹诊，腹部有振水音，腹肌弱"，可以视为胃肠虚弱的表现，在此基础上，出现眩晕即可考虑半夏白术天麻汤证。也就是说，如果患者没有胃肠虚弱的表现，即使有此三联征也不可以用本方。由于迷走神经兴奋，也可能在发病时出现腹泻，但患者的腹泻是否与此有关，不得而知。

迷路内淋巴压力与容积的变化是本病重要的发病机制，使用利尿剂可以减少发作的频率及预防发作。半夏白术天麻汤含有黄芪、白术、茯苓、苍术、泽泻等，有一定的利尿作用，可能在方中发挥主导作用。另外，内淋巴液可以因精神压力而积聚，半夏、

半夏白术天麻汤治验

茯苓、陈皮、天麻或许有镇静及抗焦虑作用，减轻患者压力而减少发作。本病发作常常由内淋巴的累积引起，因此，10 个月后的发作可能是内淋巴累积到一定的量所导致的。很显然，这一次很快被控制，有可能累积的量不及以前的多。

179 | 慢性眩晕症用半夏白术天麻汤提取物粉末剂
（矢数道明治验）

藤某，55 岁，女。初诊 1980 年 1 月 7 日。体格、营养、面色均一般，血压 130/80mmHg 左右。主诉为眩晕已 10 年，每月发生 1～2 次，早晨最重，伴有呕吐，一段时间内不能站立，只能在室内爬行。另外还有肩凝。子女 3 人，15 年前做过子宫肌瘤手术。

此患者虽有反复发作性眩晕及呕吐，但无头痛、耳鸣，亦无明显冷症，腹诊及脉诊均属一般，故按一般的习惯性眩晕施治，投给了半夏白术天麻汤的提取物粉末剂，1 日 2 次，每次 2g。服药 1 个月后好转，长达 10 年的眩晕、恶心发作完全消失，至今已 8 个月未见复发。

半夏白术天麻汤多用于平时胃肠虚弱，胃内停水而致水毒上逆者。本患者虽仅为长期的习惯性眩晕，并无严重的胃肠虚弱，但服用本方后，却获得了明显效果。(《汉方临床治验精粹》)

患者眩晕无头痛，可以排除偏头痛性眩晕；无耳鸣，可以排除梅尼埃综合征；伴有呕吐，也不像良性阵发性体位性眩晕，该病无呕吐。病程10年，没有其他变化，考虑功能性疾病的可能性大。"亦无明显冷症，腹诊及脉诊均属一般"，暗含与真武汤证鉴别的意思。

半夏白术天麻汤证多有头痛、下肢冷、胃肠功能虚弱，而患者没有这些表现，从这个角度讲，使用本方属于非典型用法，仅仅凭眩晕及伴随的呕吐而使用本方，大有"但见一证便是"的味道。如果把胃肠功能虚弱视为舞台，那么，痰气上逆就是演员，对于本案来说，"舞台"很不规范，但"演员"却热情高涨，哪怕在田间地头也乐此不倦。

那么，不存在胃肠虚弱时，方中的黄芪、人参等补气药是否可以去掉呢？不必！一方面需要维持方剂的完整性，这也是以方为用药单位的要求；另一方面，体质不太虚，也没有明显的实证，应该是处于虚实中间状态，使用补气药也不一定有什么弊端。

另外，如果患者发作严重时，可否考虑先用小半夏加茯苓汤？等症状减轻时再换用半夏白术天麻汤。急则用小方，缓则用大方。

180 | 低血压偏头痛用半夏白术天麻汤
（矢数道明治验）

渡某，40岁，女。初诊1980年10月1日。主诉患低血压已20年，头重，心悸，胸闷，易疲倦，平素胃弱，故不能服用西药。今年 9 月初，突然发生左侧偏头痛，伴有眩晕及恶心，入厕时发生脑贫血而晕倒，其后头痛持续至今。体格偏瘦，轻度贫血倾向，虚证并有冷症，血压 110/70mmHg。腹部及脉均无力、弛缓，有胃内停水。

据此，投给半夏白术天麻汤后，患者感到情绪好转、胃弱见轻、头脑清爽；长期以来的头重感像阴雨后的快晴一样消失得无影无踪。服药 2 个月后，心情十分舒畅，已恢复了日常生活活动。(《汉方临床治验精粹》)

本案有胃肠虚弱的表现，又有头痛、眩晕的上部表现，符合半夏白术天麻汤证。但该患者为左侧偏头痛，按照汉方的经验，半夏白术天麻汤证的头痛多为眉棱骨至前庭、百会一带的剧烈头痛，医者灵活地用于偏头痛，也属于方剂活用的范围。

但从偏头痛来看，可以选择的处方比较多。本案因为存在半夏白术天麻汤证，因此先用此方以治之。至于突发的偏头痛到底与半夏白术天麻汤证有没有关系，不得而知。治好了，就是属于半夏白术天麻汤证的一部分；治不好，就是存在其他方证。从回顾性诊断来看，就是这么简单的判断。从这个角度讲，每一次的临证，都应该是面对着不确定性。因此，从更大的视角来看，汉方医学的理论，也是一种尚未被证伪的假说。

消风散治验

181 | 顽固湿疹（大塚敬节治验）

患者为 42 岁男性，2 年前出现湿疹，遍及全身，病情时好时坏，3 个月前病情加重，到某医院住院治疗，未见好转。

湿疹在颜面最严重，一部分有浆液样分泌物流出，一部分结痂，一部分呈小豆一样大小发红皮疹，连眼睑周围都有湿疹。口渴，脉浮大。

我投予消风散治疗，第 3 天开始有明显效果，瘙痒减轻，服药 3 周后，有九成好转。但该患者的职业是演员，隔了一段时间，又因演出施以简单化妆后，多少出现了加重的迹象，但是一边继续服用消风散，一边参加舞台演出，也就治愈了。

后来，若偶尔出现湿疹时，就来取消风散。这种状态持续了 1 年半左右，最后彻底治愈。但还是嘱其尽量避免食用牛肉、酒、砂糖。（《汉方诊疗三十年》）

《汉方诊疗医典》说消风散"可用于有内热而分泌物甚多，且瘙痒至甚的皮肤病。并以顽固的湿疹和有分泌物而形成痂皮，外观上非常污秽，肌肤略为发红，瘙痒强甚，及发生口渴者，为适用目标"。本案皮疹"一部分有浆液样分泌物流出，一部分结痂，一部分呈小豆一样大小发红皮疹"，完全符合消风散的皮疹形态。由此可见，消风散的皮疹是多种形态并存的。消风散证有内热，患者口渴也与方证一致。值得注意的是，患者后来是断断续续用药，最终也治愈了，这也是慢性病的治疗特点。

182 | 从乳儿期即被湿疹困扰的女孩（大塚敬节治验）

　　患者为 8 岁的女孩，从乳儿期即被湿疹困扰，1954 年 6 月 11 日初诊。湿疹遍及颜面、上肢内侧、臀部、下肢，以颜面部最重。一部分皮疹湿润，有分泌物流出；一部分结成厚痂。眼睑周围糜烂，发红，并且奇痒难忍，总是处于焦躁状态。

　　我投予消风散治疗。服药后瘙痒日渐减轻，红赤消失，分泌物也没有了。5 个月后，除眼睑周围外，全部治愈，但是眼睑周围湿疹难以好转。为此想出一个办法，消风散除内服外，还制成眼蒸敷剂，每天早晚各 15 ～ 30 分钟，湿敷患部。当归、荆芥、黄柏、菊花各 3.0g，黄连、红花、薄荷各 1.0g，加水 1000mL，煮沸 20 分钟，蘸取药液，湿敷患部。效果很好，不到 1 个月，眼睑处的湿疹也完全治愈。（《汉方诊疗三十年》）

　　本案的湿疹形态与上案相似，也符合消风散证的皮疹特征。值得点赞的是大塚敬节的巧思。"消风散除内服外，还制成眼蒸敷剂"，将内服药制成外用药湿敷，的确很有创新精神。"眼睑周围湿疹难以好转"，有可能与眼睑周围皮肤菲薄，皮下脂肪少，血液循环不佳有关，外用药则可弥补其不足。我想起了李其禄先生常说的话："真经皆自书中取，妙术全从悟里来。"活法在人，诚信之！

当归饮子治验

183 | 湿疹、皮肤炎（矢数道明治验）

35岁男子，停战之年被召集在山里作业，可能因漆树中毒引起斑疹，其后全身湿疹，两手背、颜面和头部最多。

遇到日晒或火烤立刻发红、瘙痒，但痒并不甚严重。十数年间屡次住院，消长无常，甚为痛苦，夜间卧床即背痒难忍，不得安卧，烦躁不寐。体格营养正常，颜面褐色无污，脉弱，血压110/75mmHg，右上腹、胸胁苦满，左脐旁有抵抗性压痛。1日便通1次，更无口渴。

余初用十味败毒汤加茵陈、栀子，10日毫无效果。因烦躁不得眠，故与黄连阿胶汤，但亦无效。患者再次入院进行各种治疗，用类固醇激素，仍未治愈。

翌年4月，即8个月之后又来院，以皮肤枯燥、薄皮脱落为目标，投与当归饮子。10日后，出现显著效果，痒全部消失，睡眠甚佳，不论遇火烤或太阳照射均不发红，异常高兴。继服此方3个月，基本痊愈。（《临床应用汉方处方解说》）

《临床应用汉方处方解说》谈到十味败毒汤的应用时说："本

方用于易发痈、疖者，对伴有反复化脓疖病体质者，具有改善体质之作用。又用于各种类型湿疹、荨麻疹、变态反应性皮肤疾患。"这是使用十味败毒汤的两大目标。本案非化脓性皮肤病，因此，使用十味败毒汤是针对湿疹。该书又说："适应本方之体质者，多有胸胁苦满、神经质、表现有小柴胡汤证体质之倾向者。"患者有胸胁苦满，应该是选择十味败毒汤的重要依据。加茵陈、栀子，有与茵陈蒿汤合方之意，应该是加强清热解毒的作用。

十味败毒汤无效之后，以烦躁不得眠为目标改用黄连阿胶汤。但患者是"夜间卧床即背痒难忍"而失眠的，失眠属于继发症状，以之作为主症不大合适。患者的主症还应该是瘙痒。对于黄连阿胶汤证来说，瘙痒不应该是主症。

在此后的 8 个月之后，又以皮肤枯燥、薄皮脱落为目标投与当归饮子。不过，之前没有关于这个症状的描述。这么长时间才出现当归饮子证，是病情发展到这个阶段出现的？还是患者经过其他治疗之后出现的？不得而知。

184 ｜湿疹与肾炎（大塚敬节治验）

20 岁男子，自幼患湿疹，时好时坏。初诊时手与颜面发疹成片，干燥而痒。尿蛋白中等度。据此，投与消风散，2 周时蛋白变为阴性，但湿疹无变化。

再服药 4 周，仍无变化。于是，转方当归饮子。2 周后，蛋白阴性，湿疹迅速好转，其后 4 周时湿疹愈。

如此，消风散与当归饮子鉴别很难。

目黑道琢之口诀，此两方之区别如下所述：

当归饮子用于血虚，消风散用于血热。血虚发疹小，长期不愈。

当归饮子之适应于疹光扁平不锐，渗出液渗出不干，刚一干燥又渗出，痒甚，老人与体弱之人多见，脉有力而速者不用。

用消风散时，虽也有长期治疗不愈，或有渗出液，或干燥者，但发疹时，体力尚不衰，有热感，疹色偏红，夜间痒甚，主诉舌干、口渴、足发热。(《临床应用汉方处方解说》)

皮疹的鉴别属于形态学的比较，有时真的不好区分。换个角度从寒热虚实的宏观层面来看，又会怎么样呢？消风散用了生地、知母、石膏、苦参、牛蒡子等寒凉药，热象要相对明显，体力方面也要充实许多；当归饮子所用的药物以补益为主，其人体质偏虚，热证不明显。

二者所代表的病理状态可以用夏天与秋天的土地来形容。消风散证为湿热内蕴，就像炎热的夏天，空气湿度与温度都很大，地上很容易长出杂草；当归饮子证为血虚生风，就像秋天，气候干燥，地面起了一层薄薄的茧子，只有几株耐旱的植物，白天地面是干燥的，但夜间有了露水则略有潮湿。如果地球是一个人，地表就是人的皮肤，那么，这种状态无疑就是形象的比喻了，对于前者来说要清热除湿，后者则要浇水保湿。

185 | 老年性冬季瘙痒症用当归饮子

（矢数道明治验）

秋某，84 岁，男。初诊 1987 年 3 月 6 日。体格健壮，略有发胖倾向，面色一般，脉有力，血压 160/80mmHg。

主诉近 2 个月来，全身发痒，最近因痒感而影响睡眠。背部发疹并不太多，既不发红也无痂皮，仅在搔痒后有一层薄皮脱落，致皮肤稍呈粗糙、干燥，亦无明显污秽处。以夜间发痒为主，失眠时间越长痒感越重。

老年性瘙痒症（干燥性皮肤病）常用《济生方》中处方当归饮子。投给本方 1 周后，痒感半减，2 周后减轻 80%，再续服 2 周后痊愈。

本方以四物汤为基础，以血虚、血燥、风热所致瘙痒为目标，用于有贫血症、皮肤枯燥、无分泌物，皮肤很少发红，以夜间瘙痒为主诉的老年性瘙痒症，可获奇效。(《汉方临床治验精粹》)

老年性瘙痒症为老年代谢下降，皮脂腺分泌减少，导致皮肤干燥所致。发病与季节、气温及代谢等因素有关。现代医学常用抗组织胺药物来止痒，配合使用润肤保湿的措施。

本病不像其他原发性皮肤病那样有明显皮疹，因此"既不发红也无痂皮"。当归饮子在《济生方》原文"治心血凝滞，内蕴风热，发见皮肤，遍身疮疥，或肿或痒，或脓水浸淫，或发赤疹"，用于老年性瘙痒症应该属于扩大运用。方中四物汤、何首乌、黄芪等有补益气血作用，可能促进皮肤代谢，改善干燥状态；荆芥、防风、蒺藜等祛风止痒。

防风通圣散治验

186 | 顽固性头痛（矢数道明治验）

76 岁老年妇女。此人 50 年来为顽固性头痛所苦恼。前头右侧痛，左颊亦痛。50 年间连续服用止痛药。

约 8 年前出现高血压，收缩压有时高达 200mmHg 左右。1 个月前，左侧颜面神经轻度麻痹，出现语言障碍，便秘，约 7 日 1 行。

营养状况一般，面色无大变化。脉弦有力，腹部略膨胀，心下部有抵抗。此时血压 170/90mmHg。

虽为老人但不典型，据腹证为隐性防风通圣散证，因为便秘重，故与本方合二陈汤加减。

实为令人吃惊，服 2 日，自第 3 日开始，50 年来之顽固性头痛彻底消除，像似忘掉，已经不需买药，完全像似新生一般。

不仅顽固性头痛消失，言语障碍亦恢复，2 个月后血压为 147/70mmHg。此患者大约 1 个月服用防风通圣 10 日，心情很好，要求续服之。这样的实证虽然少见，但用本方之证甚多。（《临床应用汉方处方解说》）

本案虽以头痛为主诉，但医者并不以头痛作为使用防风通圣散的依据。高血压、左侧颜面神经轻度麻痹，出现语言障碍，明显指向脑卒中的诊断，由此推测患者可能为卒中体质。"虽为老人但不典型"，有可能身体状况显得年轻，与实际年龄不相符，暗示体格强壮，患者衰老之象并不明显。

"据腹证为隐性防风通圣散证"，为什么叫"隐性"？"腹部略膨胀，心下部有抵抗"，可知不是典型的防风通圣散腹证，典型者是以肚脐为中心的明显膨满。卒中体质属于防风通圣散证，但腹证不典型，因此谓之"隐性"，也就是说，如果腹证很典型，就是明显的防风通圣散证。

"因为便秘重，故与本方合二陈汤加减。"患者便秘约7日1行，的确非常严重，但便秘用二陈汤令人费解。印象中有半硫丸治疗便秘，但那是治疗阴寒内结、命门火衰的冷秘。此实证便秘用半夏恐有不当；陈皮行气，治疗便秘说得通；茯苓则有可能属于被减去的部分；甘草对于有高血压者来说更不合适，也应该减去的。

患者头痛时间很长，高血压被发现才8年，脑卒中出现才1个月，很显然，头痛与后来的高血压、脑卒中相关性不强。但以脑卒中之体质治疗，头痛却治愈，从现象上看属于治此愈彼。不管怎么说，头痛的治愈与防风通圣散却有密切关系。由此，大胆猜测一下，患者在年轻时候很有可能有明显的防风通圣散腹证，只是随着年龄增长腹证不太典型，却表现为脑卒中了。

50年的顽固性头痛数日见效，彰显了汉方的优势，读之让人兴奋，的确值得点赞! 如果没有使用防风通圣散等，估计止痛药还要继续服下去。见效后继续服药，对于脑卒中的再次发生是否有预防作用呢? 也值得探讨。

187 | 脑溢血（矢数格治验）

56岁男子，发生右半身不遂已3年，右手足仍不能自由活动，言语障碍，右口角麻木、头痛、肩酸痛、腰痛等。便秘，血压收缩压达200mmHg，面色灰白。脉象似不稳，但充实有力；舌苔黄褐。腹诊全腹硬而膨胀。

本例属于所谓脏毒证体质，诊为防风通圣散之正证，但经考虑，最初试与疏经活血汤 [①]，略轻快但疗效不明显。于是，根据其体质而与防风通圣散。1个月后，诸症迅速减轻，其显著之疗效令人惊奇。服药3个月，已能完全自由活动。(《临床应用汉方处方解说》)

本案是脑溢血后遗症用防风通圣散之验案。脏毒证体质是汉方一贯堂医学三大体质之一，容易引起脑溢血、动脉硬化等疾病，使用防风通圣散治疗，因此，可以理解为脏毒证体质 = 防风通圣

---

① 疏经活血汤：出自《万病回春》，由芍药、当归、川芎、地黄、苍术、桃仁、茯苓、牛膝、威灵仙、防己、羌活、防风、龙胆草、白芷、陈皮、甘草、生姜组成，治瘀血与水毒兼有风寒，肌肉、关节、神经痛，尤以腰以下疼痛为目标。

防风通圣散治验

散证。根据腹证、脉象及所患疾病判断该男子为防风通圣散之正证。

令人不解的是，既然诊断如此明确，为什么还是给予疏经活血汤？医者可能认为脑溢血之后存在瘀血，导致经脉不通从而出现半身不遂。这应该是他选用疏经活血汤的动机。当医者发现疗效不明显时，意识到按照病名来选方是行不通的，于是，重新调整到以体质辨治的思路上来，坚定选择防风通圣散。看来，病名对于选方的重要性不及体质。

作为一贯堂派的重要人物，矢数格竟然没有首选防风通圣散，看对却没有做到，是对自己门派的擅长不自信吗？不是！从"但经考虑"来看，应该是想多了。事实上，作为一种过度思维，想多了并非罕见现象。一个人认知的层面越高，他所想到的东西也越多。能够想到自己不擅长的方面，本身就是思维的开阔性与包容性的表现。

188 | 皮炎（矢数道明治验）

53岁之美国人，经营贸易商社，在日本广泛地活跃于实业界。面赤郁血，可称肥满堂堂之身躯，精神饱满，语言流利。约9个月以前发生本病，这期间经历一切所谓最好之治疗，但皆无效。其结局，因其为变态反应性体质者，所以只有等待季节，别无他法。

本病之初，认为由打高尔夫球握新手套受刺激时开始，自左右之小指内侧起，扩展于手掌全部。诊之，两掌皮肤赤红，像似涂上红色软膏，皮肤破烂不堪，坚硬而又剥脱。此刻手掌全部，手背及指甲之端变赤，不能剪指甲。特别自两脚内踝之下，扩展至足跖全部，触之如松树皮状，粗糙而硬，并发生皲裂。手足两方对照，皆赤红而粗糙。不止于此，胸前正中剑突之下一处、背部骶骨上一处、两肘外侧、两下肢腓骨中部和胫骨中部，皆相对应赤红而光亮，皮肤剥落。

与皮科书对比观之，虽类似干癣、苔藓、汗疱状白癣等，但专门之皮科称为变态反应性皮炎。患者因于职业，接触人很广，不能握手而困难地度过 9 个月。

体重 78kg。腹诊：全腹膨满，以脐为中心很充实，心下两季肋下有抵抗压痛。

余投与防风通圣散、大柴胡汤合方。服药 1 个月，出现从未有过之舒畅，身心爽快，胃肠状况转佳，健康恢复，活动力旺盛。然后，本病之皮炎日渐好转，服用 6 个月之后，除足跖以外，一般如常，非常感谢。其后继续服药，完全恢复正常。（《临床应用汉方处方解说》）

本案根据腹证用方，没有停留在皮肤症状的层面，如果没有腹证，可能会选用消风散之类处方。凭腹证进行合方也是本案的亮点。"全腹膨满，以脐为中心很充实"，属于防风通圣散证，"心下两季肋下有抵抗压痛"属于大柴胡汤证。这也说明一个病人身上可以同时存在多个腹证。但治疗上到底合方还是先后分步治疗，则需要视情况而定了。就本案来看，还是以防风通圣散证为主，大柴胡汤证为次，如果专用防风通圣散，可能也一样有效。

　　如果换一个角度来看，在全腹部都膨满充实的情况下，心下两季肋下有抵抗压痛是否为继发的表现呢？谨慎的做法应该是先用防风通圣散，有效后再观察腹证变化，如果心下及季肋下仍有压痛，再合用大柴胡汤也不迟。但医者选择了另一条路，即求全的思路。合方之后的成功率可能更大一些。拿捏不准时，选择最保险的路走，也是人之常情。

补中益气汤治验

189 | 肺结核（大塚敬节治验）

10 岁少年，面色不华，无食欲，消瘦。右肺有浸润，休学注射链霉素。主诉常常背痛，无食欲，不寐，易疲倦。脉微弱，腹部无弹力而陷没，脐上动悸略亢进。

与补中益气汤，初服无大变化，但服至 6 个月时，面色好转，背痛亦消。在休学 1 年半当中及复学后坚持精心服药，前后连续服 2 年半补中益气汤，体质健壮如常人。（《临床应用汉方处方解说》）

补中益气汤被汉方医称为"医王汤"，可用于慢性疾病的消耗性体质。本案使用补中益气汤不仅依据无食欲、消瘦、易疲倦等，更是注重肺结核的诊断。对于"无食欲"而言，先解决食欲低下无疑是关键。"易疲倦"可能是饮食减少所致，消瘦则会随着营养增加而改善。"初服无大变化"，是否考虑补中益气汤选择不恰当？虽然补中益气汤证也有饮食无味的表现，但"腹部无弹力而陷没"，属于极度衰弱。因此，就其虚弱程度而言，更倾向于四君子汤证。

相比之下，适合补中益气汤的体质应该更充实一些。另外，补中益气汤证其脉多"散大无力"，本案"脉微弱"，也不大合榫。如果先用四君子汤，再用补中益气汤也许见效更快一些。

启脾汤治验

190 | 消化不良症（矢数道明治验）

2岁女孩，断乳期患消化不良症，水样下利日十数行，进食后立即下利，绿色水样便，毫无食欲。因持续十余日，所以异常消瘦和极度衰弱。脉诊、腹诊均软弱无力，腹软绵绵，按之似无物。初与胃苓汤无效，后用启脾汤① 下利逐渐减少而治愈。（《临床应用汉方处方解说》）

"进食后立即下利"为胃结肠反射亢进的表现。胆汁中含有胆色素，小肠上部的胆汁含有胆红素与胆绿素。胆绿素又叫去氢胆红素，为胆红素氧化后的物质，还原后为胆红素，二者可以相互转化。胆绿素在肠道被细菌还原成胆红素，大便呈黄色。"绿色水样便"可能与肠蠕动过快，胆绿素来不及还原为胆红素有关。

胃苓汤多用于急性胃肠炎之腹痛下利，医者初与胃苓汤可能是按照急性胃肠炎进行经验用方。启脾汤改善食欲，促进消化优于胃

---

① 启脾汤：出自《万病回春》，由人参、白术、茯苓、莲肉、山药、山楂、陈皮、泽泻、甘草、生姜、大枣组成，治脾胃虚弱，水样下利，小儿消化不良。

苓汤。以现代医学观点来看，"毫无食欲"以及"异常消瘦和极度衰弱"需要静脉补液以纠正脱水，并配合助消化药。单一使用口服药来止泻，可能受当时的医疗条件所限。

191 │ 肠结核（矢数道明治验）

17岁男子，战前因肺结核曾在余处服中药。余在战地5年归国后得知，患者在大森海岸附近火烧残余公寓里休养。为其老父母之独子。战后衰弱已极，经常反复咯血，并发肠结核，拂晓4时前后，咕噜咕噜肠鸣，日3～4次水样下利。已处于绝望状态，死期将近。当时给与启脾汤，大便成形，逐渐变胖。胸部所见已有几个空洞而且严重。当时已经有了抗生素，与之并用，病情显著好转。以前像骷髅样之患者，如今已大变样，幸福地结了婚，母亲兴高采烈地来问候。（《临床应用汉方处方解说》）

"拂晓4时前后，咕噜咕噜肠鸣"，为肠蠕动明显亢进的表现。肠结核多有腹痛，该患者没有腹痛，却表现肠蠕动增快。肠结核的粪便多呈糊状，患者为水样下利，可能为固体食物摄入减少有关。给与启脾汤后大便成形，提示本方有抑制肠蠕动，促进肠吸收的作用；"逐渐变胖"则是吸收功能恢复，营养得以补充的结果。

本方对结核杆菌没有抑制作用，仅以改善消化道症状为目标，因此，并用了抗生素。抗生素可能有胃肠道的不良反应，影响患者食欲等，对此，启脾汤或许能够减轻这些不适。肺结核是消耗性疾病，患者战前服中药未愈，病情持续 5 年而致身体衰弱已极，其间是否继续服中药不得而知。并用抗生素后病情才得以控制，可见，对此严重的肺结核，抗生素是不可或缺的。治疗过程中，启脾汤与抗生素各行其道，一以扶正，一以祛邪，这种联合用药是非常合理的。

192 │ 因慢性腹泻怀疑肠结核的女演员（大塚敬节治验）

患者女，42 岁，电影演员，平素胃肠虚弱，容易出现腹泻。这次自半年前开始出现腹泻，不能缓解。因此怀疑肠结核，使用链霉素、对氨基水杨酸治疗，腹泻仍不见好转。

患者消瘦，脉弱，舌无苔，腹软弱，可闻及明显振水音。月经规则，容易出现肩凝，手足发冷。

我投予真武汤治疗。服药 7 天后，无明显变化，每天有二三次腹泻。于是改投启脾汤。服药 2 周后，腹泻减为每天 1 次；1 个多月后，腹泻停止。

使用真武汤止不住的腹泻，用启脾汤有效；相反，有时用启脾汤无效的腹泻，用真武汤可治愈。(《汉方诊疗三十年》)

从药物组成来看，启脾汤就是一个整容版的参苓白术散，以泽泻、山楂代替砂仁、薏苡仁、扁豆。启脾汤、参苓白术散及化食养脾汤，堪称"补脾三姊妹"，三者都有促进食欲、增强消化机能的作用。"平素胃肠虚弱，容易出现腹泻"，即使没有肠结核也可以使用启脾汤。怀疑肠结核，可以像上案那样将启脾汤与抗痨药合用。

一开始用真武汤，可能受振水音及手足发冷的影响。就二方的鉴别诊断来看，真武汤用芍药，缓急止痛的作用要强于启脾汤。因此，以下利为主症时，如果伴有明显腹痛，则侧重于真武汤证；启脾汤用山楂、陈皮，如果下利伴食欲不振明显，或消化不良，则侧重于启脾汤证。真武汤证可以出现水样便，也可以出现泥状便，但启脾汤证则以水样便为主。肠鸣音明显者也侧重于启脾汤证。另外，对于体质消瘦、胃肠虚弱的腹泻，如果方证分辨不清时，似乎应该首选人参剂的启脾汤，而不是附子剂的真武汤，先从气分补，不效再考虑从阳虚的层面治疗。

荆芥连翘汤治验

193 | 肋膜炎后遗症（矢数道明治验）

25 岁男子。主诉曾患肋膜炎，时发微热，左胸胁下部疼痛。

余出诊前，患者曾服大柴胡汤加石膏无效。初诊时值 6 月，但头戴布帽，恶寒甚，钻入被窝。此者，可能与用石膏太过有关。余即与荆芥连翘汤（一贯堂），柴胡用 5g。患者喜欢本方气味，虽曾服过小柴胡汤，但服用本方情况良好，继服 1 年完全治愈。（《临床应用汉方处方解说》）

194 | 肺结核（矢数道明治验）

21 岁男子。主诉患肋膜炎后粘连，经常疼痛，X 线检查有相应所见。时时咳嗽、咯血、咳吐血痰，已休学。肤色黄褐，胸胁苦满。连续服荆芥连翘汤（一贯堂）3 年，诸症好转，体质得以改善，平安毕业于医科大学。（《临床应用汉方处方解说》）

这两个患者病情大致相同，都使用荆芥连翘汤。按照一贯堂医学的观点，易患结核病的患者属于解毒证体质。解毒证体质又细分为柴胡清肝散证（幼年期多见）、荆芥连翘汤证（青年期多见）及龙胆泻肝汤证（壮年期多见）3个类型。两例都属于青年，从年龄段来看，属于荆芥连翘汤证。

案1曾服大柴胡汤加石膏，也曾服过小柴胡汤，很显然，是把左胸胁下部疼痛视为柴胡汤腹证。一贯堂学派是重视体质的，这些腹证没有体质重要。案2特别强调了肤色黄褐，这是判定荆芥连翘汤证的要点。体质的改善需要相当长时间，因此，这两个患者都是长期服用荆芥连翘汤。

矢数道明先生是一贯堂学派的，因此，这2例病人选用荆芥连翘汤则带有明显的学派色彩。如果是古方派汉方医生，很有可能选用小柴胡汤与当归芍药散、黄连解毒汤3个方子的合方。

195 │ 神经官能症（矢数格治验）

25岁男子，患神经衰弱，2年来经各种治疗皆未减轻，生活处于神经失常状态。

主诉不眠、头重、眩晕耳鸣、心悸亢进，肩背酸痛、心下痞满、食欲不振、四肢倦怠、肝气亢盛。诊为体质性神经衰弱，与荆芥连翘汤，经过良好，约2个月痊愈。（《临床应用汉方处方解说》）

患者虽然主诉繁多，但"两年来经各种治疗皆未减轻"，可知，不能再从症状层面进行治疗了，虽然有八、九个症状，但都可以视为一个大的症状，即神经症状。医者没有再陷入症状的陷阱，而是从体质着手，诊为体质性神经衰弱，在诊断思路上有了质的突破。打破常规的思维框架，跳出症状的束缚，进入体质层面，这是本案带给我们的启发。当然，是如何辨为荆芥连翘汤证的，这个辨证过程省略了。

196 | 秃发症（矢数格治验）

40 岁男子，全头秃发，须眉皆无。数年来接受各种治疗均无效。厌世，隐居于深山。

此人系解毒症及脏毒症之混合体质，故投与荆芥连翘汤及防风通圣散之合方。3 个月始见毛发生长，渐次浓厚；1 年后与正常人之纯黑头发、美髯公一样来访。对于与此患者相同体质者，用同样之处方亦获治验，只用荆芥连翘汤治愈者亦甚多。（《临床应用汉方处方解说》）

一贯堂医学在理论上的确有独到之处！三大体质证可以相兼出现，表现为混合体质。相应地，5 张处方之间也可以合方使用。"此人系解毒症及脏毒症之混合体质"，混合体质如何判定的？案中没有详细描述。脏毒症体质用防风通圣散；解毒症体质有 3 张处方，壮年时期用龙胆泻肝汤，此处却用了荆芥连翘汤，具体原因不详。对于该患者而言，离开体质理论，很难理解荆芥连翘汤与防风通圣散的合方。

"对于与此患者相同体质者，用同样之处方亦获治验"，由此可见，一贯堂医学的体质学说应该是经得起重复的。"只用荆芥连翘汤治愈者亦甚多"，单用此方者，其人应该身体瘦弱，皮肤为青白色、浅黑色或暗褐色。脏毒症体质者应该肥胖，腹部充实有力，以肚脐为中心膨满充实。若为混合性体质，有可能取自脏毒症体质的肥胖与解毒症体质的肤色。当然，这种判断更多地凭借主观经验。

197 │ 高血压患者的衄血用荆芥连翘汤（矢数道明治验）

齐某，39 岁，男。初诊 1979 年 12 月。体格魁伟、肥胖、红颜，体重 84kg。过去血压在 165/90mmHg 上下。主诉 1 周前起，每晚就寝时流鼻血，感到头脑昏胀。本人嗜好烟、酒。其他症状有肩凝、腰痛。食欲、大便无异常。脉弦。腹部膨满、充实，未发现明显的胸胁苦满或脐旁抵抗压痛等。

初诊时投给了一贯堂创制的方剂荆芥连翘汤。服药后 2～3 日，衄血即停止。因服此药感到很适宜，故患者自愿继续服用。2 个月后血压降至 140/70mmHg；10 个月后，体重减少了 6kg，肩凝、腰痛等也不复存在，故而停药。

一贯堂的荆芥连翘汤是四物汤与黄连解毒汤的合方，即在温清饮中加荆芥、连翘、防风、薄荷叶、枳壳、甘草、白芷、桔梗、柴胡而成，有清热、和血、解毒之效，清解上焦耳鼻之炎症，治衄血，且能和肝血，利血脉，故其结果可能具有降低高血压的作用。(《汉方临床治验精粹》)

医者为什么选用荆芥连翘汤？不论从疾病谱还是从体格、肤色来看，患者都不像荆芥连翘汤证。从"体格魁伟、肥胖、红颜""腹部膨满、充实"来看，选用防风通圣散似乎更为合适。"未发现明显的胸胁苦满或脐旁抵抗压痛等"，可以排除大柴胡汤证及瘀血证。

荆芥连翘汤的基础是温清饮，因此，选用本方还是基于止血的思路，如果单纯使用温清饮，也应该是有效的。"红颜"是面部充血，加之衄血，符合黄连解毒汤证。流鼻血时感到头脑昏胀，应该属于脑充血的表现。从衄血停止之后，患者"自愿继续服用"来看，医者本意应该是准备"收兵"的。当然，后来的血压下降、体重减轻、肩凝、腰痛消失等也是医者意料之外的。

参苓白术散治验

198 | 胃下垂症（矢数道明治验）

21岁妇女，骨瘦如柴，因贫血而颜面苍白，极度羸瘦，倦怠无力，神疲衰惫，回答问题无气力。病人主诉由其母亲补充。

自2年前症状加重，5年前做阑尾炎手术，此后开始内脏下垂，经X线诊查，胃已下垂至骨盆。

现在主诉腹中全部内脏有下降感，稍久立即感觉不舒服，下腹痛则不能站立。周身倦怠严重，不能担任任何工作。食欲全无，嗳气，足冷，心动悸，腰背酸痛。母亲为其不能成亲而忧伤。

每月月经错后，停经必下利，已为习惯性。脉软弱，腹弛缓软弱凹陷，胃内停水显著。初与柴芍六君子汤，服久食欲增进，体重略增。但因月经后下利，再度消瘦。

因此与参苓白术散，每日2次，每次2g。食欲极佳，体力日益恢复。这次月经后未再下利。40日后面色红润，肤色亦佳，体力充实。

服用参苓白术散5个月后，腹部已充实，胃下垂、内脏下

垂皆愈，站立亦无任何不适，胖如他人，为美丽姑娘。已佩求偶，不妨结婚，非常感谢。(《临床应用汉方处方解说》)

对于极度羸瘦、周身倦怠严重者，应该考虑四君子汤证的可能。"脉软弱，腹弛缓软弱凹陷"，没有胸胁苦满及腹直肌紧张，使用柴芍六君子汤有些勉强，柴胡、白芍之用在理论上没有着落，虽然服用之后食欲增进，但多少有药过病所之嫌。转用参苓白术散的主要原因还是下利，柴胡、芍药不宜用于下利。如果没有下利，有可能继续使用柴芍六君子汤。至于嗳气、足冷、心动悸、腰背酸痛等均为继发的表现，在辨方证中没有多大价值。

从本案来看，参苓白术散应当对胃肠功能有调节作用，推测主要是促进食欲及促进小肠黏膜的吸收。其中，选择散剂是需要注意的地方。服用汤剂则可能加重胃肠负担，影响进食，对腹泻的治疗也不利。相比之下，散剂最大程度保存了药物的有效成分，避免了煎煮造成的破坏。总之，该方以脾胃虚弱为使用要点，而食欲不振及下利则是脾胃虚弱的常见表现形式。

199 ｜ 慢性肠胃炎 (矢数道明治验)

56岁妇女，极瘦，颜面苍白不华，满头白发如60岁以上老者。4年前开始脾胃虚弱，前年频频呕吐，但现已不吐，咽下困难。约1年前，下利水样便，1日3行，有肠鸣。因属寒证，夏月腰中亦需带怀炉。周身倦怠严重，1年来消瘦8kg，身心已经瘦弱。

腹软脉弱，胃内有停水，心下部水分穴左侧触之有硬结，且压痛，似有恶性肿瘤之感。曾考虑为真武汤证，但先与参苓白术散试之，每次 2g，1 日 3 次，微温汤加少许食盐送服。

余甚为担心。服用 10 日后，精神甚佳来院，服 3 日时，身体渐温，精神转佳，纳食香，咽下不快亦痊愈，下利止，肠鸣、倦怠均已消失，极为惊奇。至秋凉之季，已无需穿袜，亦不用怀炉。

4 年间之下利，服药 10 日即愈。余用参苓白术散数十例中，为最显著之效例。本方服用 2 个月即奏效，已不担心恶性肿瘤。已过 8 年，健康地料理家务。(《临床应用汉方处方解说》)

"极瘦，颜面苍白不华"，应该有重度贫血，因此，腹部触到硬结时需要高度怀疑恶性肿瘤。"下利水样便"是肠黏膜腺体分泌亢进。"有肠鸣"则是肠蠕动亢进。"因属寒证，夏月腰中亦需带怀炉"，所谓的寒证，不外是代谢低下，产热不足使然，其中，迷走神经兴奋是重要因素，肠腺体分泌亢进、肠蠕动亢进皆与此有关。另外，患者寒证还需要与甲状腺功能减退症相鉴别。本病也常见怕冷，但以便秘多见，患者有腹泻，甲减的可能性不大。

医者曾考虑为真武汤证，可能受到胃内停水的影响。从《伤寒论》来看，下利伴肠鸣通常考虑半夏泻心汤系列，不考虑真武汤。既然考虑真武汤证，为什么又"但先与参苓白术散试之"呢？可能是患者极度衰弱，应该使用人参剂进行扶正，医者权衡之下还是先用参苓白术散。"试之"二字说明医者还是倾向于真武汤证，如果不效，再果断使用真武汤。

"微温汤加少许食盐送服"，这是矢数道明先生的创见，值得借鉴。下利可以出现电解质紊乱，尤其是低钠血症，加入少许食盐无疑具有补充钠离子的作用。就目前临床而言，如果把口服补液盐加入煮好的汤液中，效果会不会更好呢？

200 | 肠内发酵性消化不良症（木村博昭治验）

大正12年，某公爵之长子，当时9岁，患顽固性下利症，委余治疗之。体质虚弱，腹部软弱，日下利数次不止。有食欲，无热。虽选小儿科专家之方，但未能取效。检便观之，淡黄色下利便中多为泡沫，亦有少许黏液酸臭味，有球菌与杆菌，诊断为肠内发酵性消化不良症。当时介绍木村博昭先生往诊，将煎药送来。食粥很香。服药后1日检便，不消化物与细菌已消除干净。2日后下利亦止，大便色正常。

又同家5岁三子，患同样下利，检便结果亦相同，服木村先生药2日而愈。经余进一步了解木村先生方药，为参苓白术散。余认为在先人经验基础上，应加上一项"用于肠内发酵性消化不良症，其效如神"。（《临床应用汉方处方解说》）

本案的意义体现在两个方面：一是拓宽了参苓白术散的用方思路。前人的经验是治疗食欲不佳，大便多为水样便；但本案则是有食欲，大便多为泡沫，亦有少许黏液酸臭味，而且，加入了更为微观的细菌检查。二是突破个案模式，增加了样本的数量。大多数治验都是个案，本案则观察了2个病例。虽然例数不多，但其反映临床事实的价值要远远高于个案。如果说"孤证不立"，那么，2个病例就打破了"孤证"的束缚。

发酵性消化不良是消化酶缺乏，食物在肠道不能有效消化，被肠道细菌发酵分解后产生较多气体，因此，大便混有泡沫。据此推测，参苓白术散有促进消化酶分泌之功。"服药后1日检便，不消化物与细菌已消除干净"，可否认为本方改善肠道内环境，抑制细菌繁殖？值得研究。

胃风汤治验

201 | 慢性胃肠炎（细野史郎治验）

73岁老年妇女，5年前经常下利，1日2～3次，严重时从7～8次至十数次。营养不良，颜面苍白，皮肤完全不泽，舌白苔湿润，脉浮而弦，弱而迟，腹部软，仅在心下部触有抵抗，完全无食欲。与生姜泻心汤加茯苓、白术未好转，因食饼则精神好，但又过食，故病情恶化。主诉傍晚便意频频，下腹部有难以名状之痛苦，伴有黏液便和轻度里急后重。在左下腹部乙状结肠处有索状物，并有压痛。曾拟用白头翁加甘草阿胶汤或真武汤，最后决定用胃风汤①加木香。

服用1周，获得非常显著的疗效。异常健康，颜面充满生气。继续服药数周，数年之顽固下利完全治愈。（《临床应用汉方处方解说》）

"曾拟用白头翁加甘草阿胶汤或真武汤，最后决定用胃风汤加

---

① 胃风汤：出自《和剂局方》，由当归、芍药、川芎、人参、白术、茯苓、桂枝、粟米组成，主要用于慢性溃疡性结肠炎。

木香。"医者为什么临时改变主意？是什么促使选方思路发生大转折？这 3 张处方不是类方，思维的切换幅度的确很大。我们尝试进入医者的思维旅程。经常下利，"心下部触有抵抗"可以视为心下痞硬，如此看来使用生姜泻心汤似乎有道理，但"干噫食臭"是本方证非常重要的表现，而患者没有该证，"完全无食欲"不大可能出现"干噫食臭"的。也就是说，生姜泻心汤证不应该见于完全没有食欲的人。再说，加茯苓、白术应该有心下停饮，验案没有提到振水音，使用指征不明。

使用生姜泻心汤无效，医者根据下腹痛、黏液便及里急后重考虑为热利下重的白头翁汤证，结合病程比较长而认为是"下利虚极"，因此打算用白头翁加甘草阿胶汤。病人的确有虚的一面，但热利的证据不足，除了里急后重，至少大便应该是脓血便才是，黏液便对热利的支持度不够。"舌白苔湿润，脉浮而弦，弱而迟"，这种舌脉也不支持使用寒凉药。没有食欲的情况下使用该方的确让人担忧。相比之下，真武汤倒是靠谱许多。但为什么却又放弃真武汤呢？有可能是摸到乙状结肠处有索状物并有压痛，考虑为结肠炎而由此想到常用的胃风汤，这是根据病名想到经验用方。汉方常用胃风汤来治疗溃疡性结肠炎，本案的表现与此病相似。

202 | 溃疡性结肠炎（矢数道明治验）

关某某，35 岁，女。初诊 1979 年 10 月。

主诉大便内出现黏液及血液，在国立病院检查，发现肛门上方 10～30cm 处有溃疡灶。因每日排出 3～4 次黏血便,故病院建议做手术。本人希望用汉方治疗。

体格、营养一般,贫血不严重。生过 1 胎,月经正常,食欲亦正常,时有腹鸣,腹部平坦,腹肌紧张,乙状结肠部略敏感,但疼痛不严重。

投给胃风汤数日后,黏血便反而增多,故于第 5 日停药。事后分析这种黏血便的增多可能是其他原因所引起。当时病院建议与其服药不如下决心做手术,患者仍在犹豫不定,继续服病院西药 3 周,仍未见效后,医生断言除手术外别无其他有效疗法。在即将进行手术之前,患者试将剩余的胃风汤服用后,却奇迹般地奏了效,黏血便很快就停止了。继续服用胃风汤 2 个月后,基本上恢复了正常状态,病院医生也认为恢复到现在的程度不做手术也无妨了。

《牛山方考》书指出:“此方古今所传,为脓血或瘀血下症之妙方也。”用于现今所谓溃疡性结肠炎常可见效。为防止再发,最好连续服用 1 年左右。(《汉方临床治验精粹》)

这则验案颇有戏剧性!即使辨证准确,未必都能有效,尤其是在信心满满的情况下却出现药后病情加重,这的确让人挠头!如何应对这种情况?先停药!不管是不是药物导致的,先停下了观察再说。其次分析原因。通常,在方证相应的情况下不考虑药物的不良反应。当然,也可能是瞑眩反应。但即使是瞑眩反应也应该停药。停药后病情好转,则明确属于瞑眩;不好转,再继续寻找原因。有些意外情况当时未必看得清楚,需要借助事后的回顾性

胃风汤治验

诊断。

本案说"事后分析这种黏血便的增多可能是其他原因所引起"，没有详述原因。溃疡性结肠炎可能会因为情绪因素、精神紧张等加重，也会受到饮食因素影响。另外，气温的变化也不容忽视。这些因素的出现与使用胃风汤在时间节点上高度吻合，从而误认为是药物使然。如果怀疑药物因素，停药后症状应该有所缓解，再次给药后又会加重，但医者通常不会再次给药的，患者也会因畏惧而拒绝。因此，也失去验证疗效的机会。这个患者是幸运的，一个念头改变了治疗的轨迹。"继续服病院西药3周"，这段时间那些干扰因素应该消失了。排除干扰因素之后，药物的作用才得以显现。

203 │ 胃风汤治愈 10 年之久顽固溃疡性大肠炎（矢数道明治验）

某女性，45 岁。从 10 年前开始发生大便黏液与血液脓便。诊时主诉排便有里急后重、下腹胀满感，腹泻每天 2～3 次。给予胃风汤，服药后效不明显，因病程久难以速效，嘱其耐心续服。1 年后大便已恢复正常，每日排便 1 次，几乎无自觉症状，体重增加 6kg。患者为防止复发连续服药 2 年。（《汉方辨证治疗学》）

从本案来看，溃疡性大肠炎的临床表现与胃风汤证高度吻合，也就是说，当溃疡性结肠炎典型发作时，可以首选胃风汤进行治疗。"服药后效不明显"，下一步又该怎么办？是无效更方，还是原方继续？这的确是考验医生的难题。本案医者给出的答案是耐心续服，理由是"因病程久难以速效"。其实，还有一个因素是汉方剂量小，药效的积累比较缓慢。让患者继续服药，来源于医者的胸有成竹，而信心的背后是对疾病的深刻认识，以及治疗规律的充分把握，当然，更得益于经验的积淀。试想，如果医者更方，或者患者放弃治疗另寻他医，则原本可期的疗效顿成泡影。

204 | 慢性肠炎（矢数道明治验）

20岁妇女，3年前食物中毒病后，常下利，接受各种治疗均无效。瘦而无力，面色尚佳。有胃下垂，进食则轻度腹痛下利。腰拘急且痛，足冷。脉细而软弱，无舌苔。腹虽虚软，但脐左傍与乙状结肠部有抵抗压痛。

与胃风汤，身体渐温，食欲恢复，进食后亦不下利，体重增加。先后服药6个月，体重增加4kg，完全恢复健康并已结婚。（《临床应用汉方处方解说》）

本案选用胃风汤的理由应该是乙状结肠部有抵抗压痛。胃风汤治疗溃疡性结肠炎的机会很多，乙状结肠部有抵抗压痛有可能是结肠炎，但是否为溃疡性则不一定，或者说，本案使用胃风汤是对其治疗溃疡性结肠炎的灵活借用。如果没有相关的腹证，本案选用六君子汤的可能性很大，但"接受各种治疗均无效"，说明六君子汤可能已经使用过。虽有胃下垂，但治疗没有受到病名的束缚，而是积极发现别人没有发现的体征，寻找思路上的突破，这无疑是名医的宝贵品质。

205 │ 直肠溃疡（大塚敬节治验）

62岁妇女，自2年前下利，经各种治疗无效。下利时，有紧束样腹痛，一次排便量很少，为黏血便，多则1日超过10次。医师诊断：由于直肠溃疡，有变成癌症之可疑。腹诊：左肠骨窝触及索状物，有压痛。用胃风汤，随着时日增加而下利减少，腹痛渐止；半年后大便恢复正常。（《临床应用汉方处方解说》）

溃疡性结肠炎虽然以结肠炎命名，但其病变范围并不局限于结肠，可以波及直肠，因此，本案的直肠溃疡不排除为溃疡性结肠炎的表现。医者使用胃风汤治疗本病，有可能是受到该方治疗溃疡性结肠炎的影响。腹诊"左肠骨窝触及索状物，有压痛"也可以见于桂枝茯苓丸的腹证，如果没有直肠溃疡这个诊断，出现这个腹证，针对黏血便来说，医者会不会使用桂枝茯苓丸呢？

本案是大塚敬节的得意之作，被写进《汉方诊疗医典》中。该书对于溃疡性大肠类的处方共2张，另一张为柴胡桂枝汤。因此，胃风汤可视为溃疡性结肠类之首选方。

206 | 溃疡性结肠炎（矢数道明治验）

渡某，30 岁，男。初诊 1983 年 10 月 7 日。

前年 3 月患溃疡性结肠炎住院，前后 15 次排出混有黏液的大量血便，其后仍时有腹痛并反复便血。病院用激素治疗，虽可减少出血，但只要停药，病情就回到原状，故对此深感苦恼。体重 60kg，不算很虚，腹部亦有力，初诊时血压亦达 140/90mmHg，这些可能与用激素有关。颜面呈红褐色，有严重的多发性面疱。据此，投给了胃风汤。通常本方多用于虚证且较衰弱者，但用于外观上呈偏实证者，也多见效。

本例自服药后黏血便等明显减少，6 个月后，因经过良好，在继续服用胃风汤的同时，停用激素，内窥镜检查也表明病灶好转。11 月时开始考虑婚姻问题，病院签发了痊愈诊断书，仍继续服用胃风汤并定期复查。

1985 年 7 月，停用激素已 1 年，面疱已痊愈，内窥镜及一般检查均正常。（《汉方临床治验精粹》）

"通常本方多用于虚证且较衰弱者，但用于外观上呈偏实证者，也多见效。"这句话又该如何理解？一般来说，整体的虚实状态对于方剂的使用起到非常重要的制约作用，用于虚证的处方治疗实证往往无效。对于溃疡性结肠炎来说，胃风汤的确是高效方，虽然外观的体质有强弱的不同，但其肠黏膜的病理变化都是一致的。体质的强弱受到病情轻重的影响，也受到营养状况及运动等影响，因此，体质的强弱与病变性质之间的关系并不密切。不妨换一个场景来理解。对于急性细菌性痢疾来说，使用敏感的抗生素可以取得满意疗效。这种疗效并不限于体质强者的人，身体弱的人也一样有效。另外，本案的"外观上呈偏实证"，会不会与使用激素有关呢？会不会是使用激素后造成的假象呢？

加味逍遥散治验

207 | 血脉症（矢数道明治验）

41岁主妇，体瘦，贫血，颊部有许多肝斑。1年前闭经，其后经常出现全身不适感，如头痛眩晕、颈项酸痛、易晕车、情绪不舒则全身汗出、善怒易兴奋、事事不称心如意。

脉平，腹诊心下微现紧张。据其月经不调，心悸颊红，头目眩晕，符合肝郁症，故与加味逍遥散。服用10日，诸症好转；40日肝斑消失，面色转佳，月经正常。(《临床应用汉方处方解说》)

肝斑又叫黄褐斑，多发于中青年女性，雌激素水平升高是主要原因。皮疹呈黄褐色或深褐色，以两颊部多见，也可出现在前额、眼眶、鼻梁、上唇等部位。可在妊娠、使用避孕药、月经不调、肝病等情况下发病。色斑深浅受多种因素影响，如季节、日晒、内分泌等，可因劳累、熬夜、精神紧张等因素加重。

从治疗后肝斑消失、月经正常来看，患者的肝斑应该与月经不调有关。但肝斑作为皮疹的表现形式，并不能作为辨方证的要素。事实上，本案一开始也不是针对肝斑而用方的，也就是说，肝斑的治愈应该属于治疗的"副产品"。本案的治疗目标很明确，就是肝郁症。肝郁症应该是肝气郁结的互词，但本案不仅肝气郁结，而且还气郁化火，加味逍遥散中的栀子、牡丹皮就是消除所化之火的。

208 | 分娩后头痛、眩晕、悸动、失眠
（大塚敬节治验）

患者为 27 岁妇人，约 10 个月前分娩出死胎，其后出现头痛、眩晕、悸动、失眠、肩凝、便秘等症状，月经不调。

体格肥胖中等，营养和血色均良好。

我投予了加味逍遥散 15 日量，服药后心里变得轻松些，头痛、眩晕等症状也消失，大便也每天有，可以认为已愈。

但停药一段时间后，又出现了头痛，患者请求给予 1 个月的药物。

这样的情况反复了二三次便痊愈了。

加味逍遥散常用于妇人的血道症，对具有肩凝、头重、眩晕等症状，或一年到头不适、主诉繁多者适用。该方剂中并没有加入泻下药，但服药后大便会变得通畅，可用于使用含大黄方剂通便时有腹痛的便秘者。(《汉方诊疗三十年》)

本方以逍遥命名，逍遥，不仅指身体上的无拘无束，更指精

神上的轻松自在，因此，加味逍遥散证包括躯体及神经两个方面症状。患者出现的头痛、眩晕、悸动、失眠、肩凝等症状即属于神经症状，也是加味逍遥散证的重要内容。当然，这些神经症状还可以表现为"一年到头不适、主诉繁多者"，在辨方证时，这些症状应该视为一个症状。"这样的情况反复了二三次便痊愈了"，可知这些神经症状可以反复出现，它们是加味逍遥散证中最不稳定的部分，当然更有可能是最先消除的。身体的症状，如月经不调等可能见效要慢一些。

案中谈到本方的泻下作用，认为"可用于使用含大黄方剂通便时有腹痛的便秘者"，也就是说，不适合使用大黄的便秘可以考虑本方。"该方剂中并没有加入泻下药"，是的，本方没有大黄、芒硝、火麻仁等传统意义上的泻下药，但事实上，方中许多药都有通便作用。如当归润肠通便，济川煎使用之;《伤寒论》云"设当行大黄芍药者宜减之"，可知芍药也有通便作用；又云"凡用栀子汤，病人旧微溏者，不可与服之"，反证栀子易致大便稀溏。虽说本方可以作为大黄剂的替身，但没有加味逍遥散证的便秘不可随意使用。

209 | 子宫肌瘤及卵巢囊肿手术后的不定愁诉用加味逍遥散及其他处方（矢数道明治验）

吉某，46岁，女。初诊1983年4月13日。体格、营养、面色均一般，脉也正常。初诊时血压 140/70mmHg。无舌苔。

患者于 1971 年做卵巢囊肿手术，1980 年又做子宫肌瘤手术，手术后一直受各种不定愁诉所困扰。主诉为肩凝、上火、腰痛、颜面及上半身灼热感、出汗等。

腹部较软，未发现明显的胸胁苦满或脐下抵抗压痛，也未见类似瘀血的明显腹证。

根据上述情况，应属血道症所致植物神经失调症，对此，一般最常用的处方是加味逍遥散。若为小柴胡汤适用的虚证，则多伴有轻度胸胁苦满。逍遥性灼热感即类似室内生火时的热感，并伴有出汗、逆上感及颜面潮红等症状。

对本症例投给加味逍遥散后，肩凝、灼热感逐渐减少，血压降到 120/70mmHg 左右。其后，患者诉说有时口中发苦，烧心及呃逆，故改用半夏泻心汤后，烧心、呃逆好转，但口苦依旧不易消除。因而考虑本例虽无胸胁苦满，但作为肝胆之热，试用小柴胡汤加茵陈、山栀子后，果然对口苦有明显效果。

在各种热病经过中，小柴胡汤用于食欲不振、口苦、舌白苔、呕吐、寒热往来等症状，似乎颇为有效。(《汉方临床治验精粹》)

本案涉及一些汉方的术语，如"不定愁诉""血道症""逍遥性灼热感"，这些是汉方医学特有的东西。

"不定愁诉"是指患者诉说的症状只是自觉症状，虽然有时很严重，但客观检查方面没有相应的临床体征，实验室检查也无异常，主诉与疾病本质并不平行，形象地说，就是雷声大雨点小。另外，"不定愁诉"也含有原因不明性不适的意思。总之，"不定愁诉"多见于植物神经功能紊乱症。

"血道症"是与妇女更年期障碍类似的植物神经功能异常，有着较多的自觉症状，特点是部位不确定，或游走不定，时有时无，容易受到天气、情感等因素影响。患者对不适的诉说欲望强烈，诉说之后症状会减轻。

"逍遥性灼热感"是使用加味逍遥散的关键指征，"类似室内生火时的热感，并伴有出汗、逆上感及颜面潮红等症状"，这是逍遥性灼热感的特征。"室内生火时的热感"就是烤火的感觉，也就是烘热感。我们不妨把烘热、出汗、面红称之为"逍遥热三联征"，见到这种情况，几乎可以不加选择地使用加味逍遥散。

210 | 特应性皮炎用加味逍遥散加荆芥、地骨皮、薏苡仁（矢数道明治验）

岸某，17 岁，女。初诊 1987 年 8 月 20 日。早在 10 年前就开始患特应性皮炎，两足底水疱溃破、糜烂，有分泌物，瘙痒剧烈。皮肤变得粗糙，经常在手足关节内侧出现皮疹。几经皮科诊治，迄今未奏效。

体格、营养中等。脉细弱。腹诊腹直肌较敏感，整个腹部呈紧张状态，属于虚胀。食欲、大便、睡眠均一般。自诉有腰痛、月经痛、起立性头昏等。未发现明显的瘀血腹证。

《勿误药室方函口诀》中曰："男子、妇人全身有类似疥疮样病变且甚痒，屡治乏效者，用加味逍遥散合四物汤可奏效。昔华冈氏在此方中加地骨皮、荆芥，以之治鹅掌风（手掌角化症）云。"据此，乃投给加味逍遥散加荆芥2g、地骨皮2g、薏苡仁5g。服药1个月后，足底痒感及粗糙化明显好转；4个月后，10年未愈的足底角化症彻底治愈而停药。（《汉方临床治验精粹》）

特应性皮炎是与遗传有关的慢性、复发性皮肤病，分为婴儿期、儿童期及青年成人期。其基本特征是剧烈瘙痒、慢性湿疹样皮炎及皮肤干燥。病变好发于四肢曲侧，如肘窝、腘窝等部位。治疗主要是外用皮质激素。手掌角化症又叫主妇湿疹，开始表现为手指末节皮肤干燥，继而潮红脱屑，最后指纹完全消失，出现皲裂，并逐渐波及手掌，戴手套等相关防护可以减轻症状。不难看出，特应性皮炎与手掌角化症在疾病性质上差异很大。将治疗手掌角化症的处方直接套用在特应性皮炎上，依据又是什么呢？应该是二者有相似的形态学表现。抛开本质，从现象上寻找相似，采用移花接木的手段进行治疗，这种朴素的思维方式有时很有效。

本案没有任何辨方证的表示，直接套用前人经验，这种做法让人生疑！一般来说，参考别人的经验多是在治疗失败之后，通常，陷入诊疗迷蒙阶段才想到检索文献。医者连起码的思考都没有，第一步就是翻书。据此推测，该患者应该是他诊治的第一例特应性皮炎，没有现成的经验可用，同时，又对目前的辨证信心不足，担心辨不准而效不佳，于是直接查找资料。此外，也可以看出医者对病人非常谨慎，不愿贸然开方。这应该是本案给予的启示，在遇到未曾治过的疾病或者诊疗思路遇到瓶颈时，检索名家著作无疑是重要的突破口。医生的综合素质不仅体现在诊疗方面，也体现在文献的使用上。

加味逍遥散治验

桂姜枣草黄辛附汤治验

211 | 腰扭伤（腰痛）（相见三郎治验）

自 2 月中旬出现腰痛，第 4～5 腰椎附近剧痛，步行弯腰，上身不能伸直。在聚会席上，听到清水藤太郎先生用桂姜枣草黄辛附汤轻易治疗自己"脊椎滑脱症"之介绍，余立刻试之。仅服 1 日，腰痛大有起色，高兴不已；2 日即治愈，甚为惊奇。

此症非脊椎骨病变，余认为是一种神经性疾患。当时余因人事关系思虑而烦恼，因气恼引起腰痛。

《金匮要略》条文里有"气分，心下坚，大如盘"，应考虑作为精神症状理解。因有胸痞，上半身伸直，则胸腹部内侧宛如抱着一大杯感。

此为精神体质医学之本态，气分乃阴阳之气分离，失其调和状态，如以现代医学用语，为植物神经失调症。这种不平衡通过休克恢复之机转，为"大气一转，其气乃散"之意也。（《临床应用汉方处方解说》）

脊椎滑脱症是指上一节段椎体与下方椎体脱离而向前方移位，最常见于腰骶椎之间，临床表现为下腰痛或僵硬，以及下肢放射性疼痛或间歇性跛行，行走时膝盖弯曲，步幅减小，影响走姿与步态。相见三郎的症状与清水藤太郎的表现高度相似，因此，直接套用这一经验。很显然，在方思路上，这是借用思维。可能所患的疾病不同，但在部位及临床表现方面应该高度一致，否则，借用的效果会大打折扣。

有趣的是医者对"气分"的理解。一般的观点是把"气分"理解为名词，相对于血分、水分而言，这也是《金匮要略》固有的概念。但相见三郎理解为"气分乃阴阳之气分离，失其调和状态"，气分成了主谓结构，变成了阴气与阳气的分离。更可贵的是，从现代医学角度理解为植物神经失调症。思路之开阔，确实给人一种别开生面的感觉。

212 | 上颌窦炎（前田文良治验）

冈村直枝氏，曾患脓漏（上颚窦炎、蓄脓症），经各种治疗不愈，历尽3年痛苦。读《金匮要略》水气病篇，脓漏病之病因为太阳经之郁热。因为桂姜枣草黄辛附汤同是太阳经方剂，故用之可能有效。于是服1剂，鼻梁及额上僵硬感迅速好转，2～3日鼻脓减少，3～4日奏奇效，经十余日治疗，数年痼疾得愈。

其后对脓漏必用本方，不论其轻重缓急皆以此方为佳。因其来自实践，所以本人试用于数人皆奏奇效。（《临床应用汉方处方解说》）

医者大胆实践的精神值得学习！大胆实践，首先要敢于提出设想。上颚窦炎经各种治疗不愈，历尽3年痛苦，可知不是常规疗法所能解决的，必须另辟蹊径。前面没有路可走，因此，要开辟新路，必须找一个突破口，然后去探路。在思路上，表现为提出假说，然后去证实。"脓漏病之病因为太阳经之郁热。因为桂姜枣草黄辛附汤同是太阳经方剂，故用之可能有效"，这就是假说，下一步就是尝试。成功了，就是经验；失败了，就是此路不通。

"其后对脓漏必用本方，不论其轻重缓急皆以此方为佳。因其来自实践，所以本人试用于数人皆奏奇效。"这个阶段就是经验的复制、推广及大样本总结阶段，类似于科研成果开始市场化。诸多名方，其发明创制大多是这一模式的复制。

213 | 老妇人的支气管炎（大塚敬节治验）

患者为70岁的老妇人，1953年5月11日往诊。患者平时易患感冒，去年12月感冒后卧床不起，直到今年3月身体才轻快一些，开始起床活动。但在4月份又患感冒，随即又卧床不起。

主诉咳嗽、痰多易咯出，呈泡沫状。体温在37.0℃上下，时时有恶寒感。有食欲，但因卧床状态，只吃粥食。大便有腹泻倾向，便时有轻微腹痛。面色苍白，舌无苔，脉沉细弱。听诊有多处干性啰音，全腹部软弱无力。

根据以上所见，我投予桂姜枣草黄辛附汤治疗，附子一日用量为0.5g。

服药后，当晚有少许汗出，身体轻快了一些。翌日早上，体温降到36.0℃。四五天后，痰减少，咳嗽也减轻。第10天开始起床，但体温又上升至37.0℃。所以尽量卧床，继续服用上方，共计35天而治愈。

桂姜枣草黄辛附汤为桂枝去芍药汤合麻黄附子细辛汤，据说仙台名医工藤球乡（日本古代医家，生卒年不详——译者注）用该方治疗乳癌和肺结核，取得了显著的疗效。

我曾用该方治疗原发性门静脉高压脾脏肿大和腹水患者，成功地消除了腹水。

正如古人所云，该方调整阴阳气血乖离，治疗由气所生诸病，用于诸种难病痼疾，有时可取得显著疗效。

《金匮要略》中也有"气分，心下坚，大如盘，边如旋杯，水饮所作，桂枝去芍药汤加麻辛附子汤主之"一条。（《汉方诊疗三十年》）

大塚敬节为什么要选桂姜枣草黄辛附汤？案中没有明示。如果换了我们来辨方证，又该如何做呢？说说笔者个人的想法吧。

患者"主诉咳嗽、痰多易咯出，呈泡沫状"，这个主诉让人想到小青龙汤、苓桂五味甘草汤、苓甘五味姜辛汤等处方。"时时有恶寒感"，可能有表证，高度关注小青龙汤证，但"脉沉细弱"，可以排除该方证。此恶寒为阴证，故治疗阳证的小青龙汤不适合。"面色苍白"，不符合苓桂五味甘草汤证。因此，苓甘五味姜辛汤

桂姜枣草黄辛附汤治验

证比较接近。

　　70岁高龄的老人，平素易患感冒，而且每次感冒后卧床不起很长时间，其人体质虚弱可见一斑。时时有恶寒感，脉沉细弱，基本上要考虑附子证，苓甘五味姜辛汤证又该排除。

　　"痰多易咯出，呈泡沫状"，可以看作肺中有饮，是使用干姜、细辛的指征。患者"听诊有多处干性啰音"，干啰音要考虑细支气管狭窄，包括支气管黏膜充血水肿、支气管痉挛、分泌物增加等因素。支气管黏膜充血水肿一般见于急性期，患者的情况应该属于迁延阶段；支气管痉挛一般是高调的哮鸣音，那个时代的医生通常会用"笛音"来描述，而且，支气管痉挛的啰音比较广泛，远超出"多处"之范围，因此，目前的干啰音应该与分泌物有关；泡沫痰增多与浆液腺分泌亢进有关，浆液腺分泌受副交感神经支配，其分泌亢进反映了副交感神经兴奋，麻黄是交感神经兴奋剂，可以对抗副交感神经。附子证、肺中有饮，合起来看，使用麻黄附子细辛汤比较合适。

　　以笔者的认知水平，还看不到桂姜枣草黄辛附汤证的层面。桂枝去芍药汤使用辛温及甘补药，桂枝、生姜促进血液循环，有助于支气管炎症的修复；大枣、甘草补益脾胃，对于改善患者体质无疑有帮助。因此，桂姜枣草黄辛附汤在扶正方面优于麻黄附子细辛汤，但在改善呼吸道症状方面，似乎又显得笨拙。桂姜枣草黄辛附汤应该属于堂堂之师，行军布阵徐缓有度；麻黄附子细辛汤是"骑兵团"，方小功专，无掣肘之弊，取效快捷。

抑肝散加陈皮半夏治验

214 | 9 年间坚持服用抑肝散[①] 加陈皮半夏的躁郁病患者（矢数道明治验）

米某，50 岁，女。初诊 1970 年 7 月。初诊时主诉为早在 10 年前就被诊断为躁郁病，每年冬季就陷入郁抑状态，而夏季则呈躁症。躁症期，夜间即使彻夜不睡，白昼照旧精神充沛地从事工作。处于郁抑状态时，则陷入极度悲观，常想死。此时，呈冷症，极易疲劳、心悸、眩晕、头痛，起立性贫血等。此外，当年 1 月曾患湿性胸膜炎，血沉高达 100mm/h。有持续低热。患者有 3 个孩子，曾流产 2 次。

腹诊有胸胁苦满，脐旁有抵抗压痛，血压 130/80mmHg。服小柴胡汤合桂苓丸料后，经过良好。其后又服用加味逍遥散、柴胡加龙骨牡蛎汤等，病情逐渐好转，但躁郁状态依然有轻度存在。1974 年 11 月，神经症状很不稳定，故改用抑肝散加陈皮、半夏。过去，每次来院时，总有许多新的愁诉，而服

---

① 抑肝散：出自《保婴撮要》，由白术、茯苓、当归、川芎、钩藤、柴胡、甘草组成，用于痫症、神经症、神经衰弱、癔症，以及小儿夜啼、不眠、夜间咬牙等，常加陈皮、半夏，或芍药、厚朴。

用此方后，据称情况良好，除取药外不再来院诉苦。患者将1个月的药量分为2个月并作为常用药继续服用，到1983年2月止，连续9年坚持服用同一处方。2月患者来院取药时称，自改用此方后情况十分良好，朝三暮四的性情变化已消失，无论冬夏几乎都不再出现往状，已恢复昔日健康，已可正常进行家务和社交活动。患者认为，只要继续服用此方，就能健康而愉快地工作、生活，故即使不来诊察也不会再有问题。

曲直濑道三曾警告说，无论任何药物，其性均偏，故无病者作为常用药而长期服用是不适宜的。然而，在慢性病中，有些处方服用后十分舒适，从改善体质的意义上继续服用该处方时，一切都表现良好，能愉快地工作而毫不感觉疲倦的病例是相当多的。同时，他们的长期愁诉确可获得彻底的治愈。当然这样的患者有时也会对原来服用后感到舒适的药剂感到不快，如果真是如此，自应尽快地停止服用，但在此之前却不妨继续服用。(《汉方临床治验精粹》)

躁郁病是过去老的叫法，现在叫双相(情感)障碍，是躁狂与抑郁交替发作的疾病，容易反复发作，治疗比较困难，需要长期用药控制。因此，从这一角度来看，患者坚持用9年药物也是治疗的需要。曲直濑道三的观点是正确的，对于正常人来讲没必要长期服药，而对于精神心理性疾病来说，即使症状消失，还不能判断痊愈，通常需要长期服药。从本质上讲，他们不属于曲直濑道三所说的"无病者"。

本案使用抑肝散加陈皮、半夏的依据是什么？案中只是提到

"神经症状很不稳定"。双相情感障碍本来就是情感不稳定的，很不稳定难道就是上述的症状加重吗？使用抑肝散加陈皮、半夏是1974年11月，"每年冬季就陷入郁抑状态，而夏季则呈躁症"，那么，患者的症状应该是以抑郁表现为主。抑肝散具有镇静作用，适合于兴奋状态，用于抑制状态合适吗？从逻辑上讲不通！如果换一个角度理解，患者神经症状很不稳定，有可能打破了发病的季节规律，在冬季也出现躁狂表现，因此，才有使用抑肝散的依据。

值得质疑的是，"患者将1个月的药量分为2个月并作为常用药继续服用"。很显然，原本使用的治疗剂量被打五折服用，安全性有了提高，但疗效是否能得到保证？也许，长期使用导致药物在体内蓄积，也可以达到巩固疗效的维持量。"患者认为，只要继续服用此方，就能健康而愉快地工作、生活，故即使不来诊察也不会再有问题。"从这句话来看，患者对抑肝散有着高度的信任感。因此，对患者来说，抑肝散多半起着安慰剂的效应。

215 | 癔病（矢数道明治验）

45岁妇女，主诉2年前曾患胃肠障碍。本证约6个月前发作。

头重如捆紧，眩晕，耳鸣，视力不清，足不能任地，摇摇晃晃，急则退缩入洞内。听到或看到什么刺激之话或行为，立刻发生脑贫血而摔倒于地。因怕惊恐，独自不能外出。有善怒癖，在街上与他人相遇，不喜欢人家的着装时，立即生气而发脾气。这些证候，月经前后显著。因惊怕常在电车里发生心悸亢进和脑贫血，故无同伴则不能单独外出。若乘都营电车中途停车，则不能转乘汽车或国营电车。每当看到刀刃之物，即产生自杀念头，随之也产生预期的恐怖。

此患者为上等家庭夫人，任何治疗均有条件接受。最近某大学医院检查，华氏反应阳性，接受606注射，全身症状恶化，发热卧床数日，极为苦恼。自此则郁郁不乐，如居于笼中状态。此患者体质瘦弱，有胃下垂。由于皮肤软弱，全腹亦软弱。脐左旁至心下，可触及明显大动悸。

为此，按《浅井腹诊录》投与抑肝散加陈皮、半夏。服药后5日，患者独自来院，颜面华然，步行轻松，半年来只其1个人外出还是头一次，甚为得意。再服药3日，诸症消失，全身轻快自如，自动清扫室内，女仆为之惊奇。从腹诊观之，与初诊时完全改变，腹力增强，腹大动脉亢进已平静。继续服药半年，往常每冬易感冒，而今年一次未发，同时形寒症亦大变，对余深表谢意。亲戚朋友相会，笑容满面，精神爽快，大家均为之惊异不已。（《临床应用汉方处方解说》）

患者诊断为癔病，其临床表现非常复杂，症状变化多端。如果根据症状来辨方证，不大容易抓到主症。这种情况下，腹证就显得简洁明了。事实上，精神神经症状虚幻缥缈，主观色彩太强，也不适合作为辨证的要素。腹证则稳定性好，客观性强，是寻找方证的重要方向。本案的"脐左旁至心下，可触及明显大动悸"，这就是抑肝散加陈皮、半夏的腹证。抛开癫病的外在表现，独辟蹊径凭腹证用方，无疑是本案的亮点！任症状若水三千，吾独取腹证一瓢，可见，辨方证不能一味求全。

既然凭腹证用方，有效后就应该关注腹证的变化。在症状消失后，医者没有忘观察腹证。腹证若是如初见，则症状消失意味着处方起着安慰剂作用，以后还会复发；症状与腹证同时减轻，则处方选择较为合理。不过，对于癫病来说，极易受到暗示影响，即使服用安慰剂也会起到一定作用，何况抑肝散这样有安神作用的药物呢！

金融学有"均值回归定律"，是指商品价格无论高于或低于价值中枢都会以很高的概率向均值回归，癫病的发作似乎也有类似的规律。"飘风不终朝，暴雨不终日"，不论癫病的发作如何歇斯底里，总会向常态回归，不可能无限制发作下去。因此，从这个角度来看，抑肝散也只是起到诱导回归的作用，不该寄予它过高的期望。

抑肝散加厚朴芍药治验

216 | 抽搐障碍的少女（大塚敬节治验）

8 岁的少女，约 1 年前开始，出现频繁地眨眼，抽动鼻子和面部，并从喉咙里发出"咕""咕"的声音，非常忙碌的样子。另外还在外阴部涂抹各种东西，用手摸弄，家长很是苦恼。

某医生诊断为抽搐障碍症，并说无治疗药物。

初诊为 1958 年 3 月 16 日。

发育状态一般，血色不佳，纳差，大便一天 1 次。

诊察时，患儿面部频繁地抽动，喉咙里发出声音，显得很忙。

其母介绍说，患儿处于一种高度的神经质状态。

腹诊：除上腹部腹肌略紧张外，无明显异常。

我投予了抑肝散加厚朴、芍药各 2.0g。

服药 2 周的结果，病情似乎略有好转。诊察时面部抽动不像上次频繁。继续给予前方 2 周。病情渐渐好转，3 个月后，基本上可以认为治愈了。但是有一天晚上因看电影受到惊吓，随后的二三天里，夜间惊起，大声喊叫，夜里上厕所解完便不擦就往回跑。

但即使这样，病情还是在好转，就在考虑可以停药的时候，看教学电影后又连续二三天睡眠不佳。治疗过程中常出现这样那样的情况，到治愈用了 7 个月的时间，服药持续到 10 月中旬。

抑肝散虽然是用于治疗婴幼儿惊风的方剂，但成人也适用。

该方常用于性情急躁、情绪紧张、易兴奋易怒之人，以及肌肉痉挛、震颤等症状，所以患脑出血、脑膜炎、日本脑炎等疾病后，长期手脚颤抖、痉挛，情绪烦躁紧张者可以使用。（《汉方诊疗三十年》）

本案应该属于抽动秽语综合征，本病多在 2～15 岁发病，平均 7 岁。临床表现为动作性抽动、发声性抽动及行为紊乱，患儿的表现非常符合这些特点。目前本病的治疗包括抗精神药物治疗及心理疏导两个方面，药物有氟哌啶醇、利培酮、丙戊酸钠等。1958 年应该缺乏这些专科药物，抑肝散起到了类似作用。古人认为抽搐是肝气异常的表现，因此采用抑肝治疗。《保婴撮要·急惊风门》云抑肝散"治肝经之虚热，发为抽搐，或发热咬牙……"从这一角度讲，所谓的抑肝，就是镇静及抗惊厥。

抑肝散通常加陈皮、半夏，本案则加厚朴、芍药，是对抑肝散加味的创举。陈皮、半夏侧重于理气及驱除痰饮，厚朴、芍药则缓解肌肉痉挛，应该为面部抽动而设。厚朴、芍药可能抑制骨骼肌痉挛，从而缓解震颤、抽搐。

清肺汤治验

217 | 心源性喘息（矢数道明治验）

65 岁妇女，体胖，颜面青紫。主诉 3 年前心动悸，呼吸严重困难，烦恼于咳嗽。痰颇难咯出，晨起咯黄黏痰，午后咯白痰，咳甚则腹皮痛。其面部一直浮肿。

3 年来诊为心脏性喘息病。血压 170/100mmHg，脉沉有力。心脏肥大，心音甚弱，胸部可闻及水泡音与笛音。心下部如盆，触之硬如石而紧张，可称谓心下痞坚。

《金匮要略》痰饮咳嗽篇有"膈间支饮，其人喘满，心下痞坚，面色黧黑，其脉沉紧，得之数十日，医吐下之不愈，木防己汤主之"。此患者虽与此相当，余拟用之，但患者提出，因服用由桂枝之组方必恶化，故不希望用该方。

因此，余以痰难咯出为目标与清肺汤①。服用清肺汤 3 日，自第 4 日非常高兴，痰利，咳嗽咯痰亦大减。发病以来未曾有过这样的高兴，感谢不已。服用本方情绪良好，已能自主生

---

① 清肺汤：出自《万病回春》，茯苓、当归、麦冬、黄芩、桔梗、陈皮、桑白皮、贝母、杏仁、山栀、天门冬、大枣、五味子、生姜、甘草组成，用于慢性支气管炎、肺炎、肺结核，胸部余热未尽，咳嗽、咳痰不止者。

活，仍在继续服用中。(《临床应用汉方处方解说》)

患者的确有木防己汤证，也有清肺汤证，是两个方证同时并见。从现代医学的角度来看，患者"心脏肥大，心音甚弱"应该属于器质性心脏病，结合血压升高来看，高血压性心脏病的可能性比较大。"颜面青紫""其面部一直浮肿""诊为心脏性喘息"提示出现心功能不全。肺部感染通常是心衰的诱因，"痰颇难咯出，晨起咯黄黏痰""胸部可闻及水泡音与笛音"应该是肺部感染症状。器质性心脏病伴有心衰可以表现为木防己汤证，而肺部感染则表现为清肺汤证，相比之下，木防己汤则更为显眼。

起初拟用木防己汤，受阻后使用清肺汤，结果收效显著。假设患者服用桂枝类方不恶化，那么，使用木防己汤后，木防己汤证会不会有好转？笔者认为不一定！从现代医学来看，肺部感染不控制，通气功能不改善，心衰也难以纠正。从病情的轻重程度来看，木防己汤证属于痼疾，清肺汤证则相对为新感。就像挖水晶石一样，必须先将外围的土层清理掉，才能顺利撬动石头。在这个患者身上，清肺汤证类似于外围的土层，木防己汤证则是那块水晶石。虽然两个方证并见，却不是平行关系，因此，不可以两方合用治疗。

218 | 支气管喘息（矢数道明医案）

58 岁男子。初诊于 1964 年 3 月 24 日。主诉去年 12 月开始患感冒，久治不愈。本年 1 月末，呼吸困难，咳嗽，咯痰不利，左背中有痛处，咯出白色泡沫痰与黄痰。

此患者数年前血压高，心脏肥大，经 X 线检查已消除肺结核顾虑。营养中等，颜面苍白，脉弦，舌无苔。腹软而满，心下部略有抵抗。诊之胸部左侧笛音很多，确诊为支气管喘息。以喘息、咳嗽、咯泡沫样痰者为目标，初与小青龙汤加杏仁、茯苓，服用 10 日后复诊，无变化，咳嗽咳痰如故。痰能咯出，颇难。主诉左侧背有痛处，笛音明显增多。此似为并发支气管炎，小青龙汤肯定无效，于是改用清肺汤。

服用清肺汤第 3 日，咳嗽咯痰减少，几乎不咯痰，甚为高兴。患者服完药后来院，当时余因在学会活动，故停药 3 日，又开始出现少量痰与咳嗽，甚为着急而前来就诊。最近每日傍晚，爱好打网球，无任何痛苦，甚为高兴。(《临床应用汉方处方解说》)

本案先以"喘息、咳嗽、咯泡沫样痰者"为目标用小青龙汤，加杏仁、茯苓，有与茯苓杏仁甘草汤合方之意。不过，医者显然忽视了两个细节：一是黄痰，并非纯粹的泡沫样痰。这种情况使用小青龙汤不合适，至少要用小青龙加石膏汤为妥。二是咯痰不利。小青龙汤证咳痰是比较顺利的，水样的鼻涕水样的痰，痰液清稀如水，或者如蛋清样。小青龙汤所用之药大多温燥，不适合痰黏难咳。很显然，医者把目光主要放在喘息及咳嗽方面了。

"胸部左侧笛音很多，确诊为支气管喘息"，笛音就是哮鸣音，为干啰音的一种，在呼气时相出现而吸气时消失。支气管哮喘通常是双侧都有哮鸣音的，如果是一侧有哮鸣音，伴有左背痛，应该考虑伴支气管炎。可知，小青龙汤适合于不伴有感染的支气管喘息；有感染者，选用清肺汤为佳。局限性哮鸣音是气流通过狭窄气道时产生的，除了支气管痉挛因素之外，可能还伴有支气管黏膜肿胀，以及支气管分泌物潴留，因此，服清肺汤后咳嗽咯痰减少，哮鸣音也应该减轻乃至消失。

219 │ 支气管扩张症用清肺汤去贝母（矢数道明医案）

垣某，53岁，女。本例于1984年4月来院初诊。当时主诉为4年前患支气管扩张症，咳嗽，有黄痰及呼吸困难。经服用治喘一方后病情好转，过去上楼梯等活动时很难坚持完成，服药后甚至可以跑步上楼梯而无痛苦，故曾作为治验例而发表，本报告系其后的经过情况。

1985年8月，患者首次咯出血痰，经X光断层摄影检查，支气管扩张所见很清晰；同时咳嗽、咯痰增多，故将治喘一方改为清肺汤去贝母。服此方后，咳嗽、咯痰明显减少；在某大学病院作种种复查后，表明病情大有好转。该病院主治医生对汉方颇有理解，特意来信希望告知所用处方，故再次报告如下。

患者在服用清肺汤去贝母后，自觉比以前的治喘一方更为有效，故自1985年至1987年间始终坚持服药，病情日见好转。1987 年 11 月在该大学病院经 X 光复查，证实与前次所见大不相同，肺部已相当正常；1 年多来未再咯出血痰，一般状态亦均良好。

出现血痰时，一般均去贝母。贝母有镇咳、祛痰、清热、散结、排脓等药能，而祛痰、排脓作用有促进咯血之可能，故以除去贝母为宜。

据现代药理学研究报告，贝母所含生物碱有类似阿托品的作用，并有麻痹呼吸中枢及促进呕吐等作用。(《汉方临床治验精粹》)

根据矢数道明先生在书中的介绍，"治喘一方"为茯苓杏仁甘草汤加桂枝、厚朴、苏子而成，使用目标为快走或上楼梯时发生呼吸困难，有咳嗽、咳痰、哮喘倾向并呈虚证者。这里有三层意思：一是增加负荷时发生呼吸困难，提示肺功能下降。快走或上楼梯都是负荷状态。二是有咳嗽、咳痰、哮喘倾向，但并没有出现明显的咳、喘，也就是说，病情处于相对平稳阶段。三是患者体质呈现虚弱状态。从这个角度来看，治喘一方用于慢性肺病的缓解期，有改善肺功能的作用。

当患者首次咯出血痰，同时咳嗽、咯痰增多时，即改用清肺汤。咳嗽、咯痰增多是支气管扩张症继发感染的表现，咳、喘的程度要超出治喘一方所主的范围。也就是说，慢性肺病感染明显，出现咳喘，咳痰黏稠难出时，适合清肺汤。清肺汤具有抑制感染、稀释痰液、促进分泌物排出等作用。如果感染控制后，还可以再使用治喘一方。

"出现血痰时，一般均去贝母。贝母有镇咳、祛痰、清热、散结、排脓等药能，而祛痰、排脓作用有促进咯血之可能，故以除去贝母为宜。"这个理由太勉强! 清肺汤也用桔梗，难道桔梗不祛痰，不排脓? 一样有促进咯血之可能，为什么不去桔梗? 其实，《万病回春》是去桔梗的。关于加减的条文有"痰火咳嗽，面赤身热，咯出红痰，加芍药、生地黄、紫菀、阿胶、竹沥，去五味子、杏仁、贝母、桔梗"。为什么要去这些药? 除了有促进咯血之可能，五味子、杏仁、贝母能够抑制呼吸，压制咳嗽，不利于咯血。如果大咯血不能咳出，有造成窒息之担忧。

220 │ 慢性支气管炎兼过敏性鼻炎用清肺汤（矢数道明治验）

渡某，49 岁，女。初诊 1981 年 10 月。

体型肥胖，面色红，脉紧数，初诊时血压 162/82mmHg。腹部膨满而硬，心下部尤甚。

每年在山茶开花时，就出现喷嚏、鼻涕、鼻塞等症状，4 月以后自然治愈。近半年来，每天早晨出现呼吸困难，有咳嗽和黏稠不易断的痰。病院诊断为慢性支气管炎及过敏性鼻炎。咽头经常发辣发麻。下肢冷凉，夏季也需穿两双袜子。

投给清肺汤 1 个月后，咳嗽、咯痰减少，呼吸困难明显减轻，血压也降至 140/80mmHg，一般状态均好转，生活顺畅快适，故继续服药半年，身体感觉十分良好。（《汉方临床治验

精粹》》

"每年在山茶开花时，就出现喷嚏、鼻涕、鼻塞等症状，4 月以后自然治愈。"山茶花一般都在 11 月至第 2 年 5 月开花，估计日本的也该如此，其花期比较长，大约半年左右。可知，过敏性鼻炎的发作以冬春季节明显。患者就诊时已经是 10 月份，过敏性鼻炎尚未发作，因此，目前以慢性支气管炎的治疗为主，不需兼顾过敏性鼻炎。

"面色红"应该与剧烈咳嗽有关；"有咳嗽和黏稠不易断的痰"，属于黏液腺分泌亢进，是使用清肺汤的重要依据；"咽头经常发辣发麻"与咳嗽导致咽喉部充血有关；"下肢冷凉，夏季也需穿两双袜子"，为下肢血液循环不佳的表现，可能与患者形体肥胖，活动量减少有关，不可认作寒证。"脉紧数"，紧，可能与高血压有关，为小动脉痉挛的表现；数，与咳喘有关。套用《伤寒论》条文的表述方式，我们可以对本案的经验做如此归纳："慢支咳喘，面红，咽头发麻，痰黏稠不断，脉数者，清肺汤主之。"

清上防风汤治验

221 | 颜面潮红症（矢数道明治验）

57 岁妇女，40 岁停经，无小孩。3 年前因患子宫癌已行手术。此后上冲严重，面红赤如火燃，发疹而足冷。便秘，3 日 1 次。已服用桂枝茯苓丸料加薏苡仁、大黄 1 个月，但寸效皆无。于是用清上防风汤[①]加薏苡仁、大黄，颜面充血消失，头昏眼花大体痊愈。（《临床应用汉方处方解说》）

本案以上冲为目标用桂枝茯苓丸，但没有腹证的支持，对于发疹也没有进行细致描述。因此，在与清上防风汤证的鉴别方面缺乏必要的资料，医者可能是基于经验选用清上防风汤。从理论上讲，桂枝茯苓丸证是瘀血上冲，清上防风汤证则是上焦实火，二者之间的鉴别除了腹证之外，还可以参考面部皮疹的颜色等。对于清上防风汤证来说，皮疹色红要比面部正常皮肤色红更有诊断意义。

---

① 清上防风汤：出自《万病回春》，由防风、连翘、桔梗、白芷、黄芩、川芎、荆芥、山栀、黄连、薄荷、枳壳、甘草组成，用于血热郁滞上焦面赤，生疮，主诉上冲者。

另外，把清上防风汤与荆防败毒散、防风通圣散放在一起比较，可以找到该方的治疗坐标。如《中医诊疗要览》说："在用荆防败毒散认为过轻，用防风通圣散认为过重时，可用此方。"发散不及前者，清解不及后者；其证，较前者偏于里热，较后者偏于表浅。如此，在比较中找到清晰的定位。

222 ｜面疱用清上防风汤加薏苡仁（矢数道明治验）

小某，25岁，女，未婚。体格、营养一般，面色略带红，属上火症。自称足部有冰冷感。自去春起，口周围生出白色面疱，最初多在经期临近时出现，但其后已与经期无关，随时发生。经皮科治疗，开始用副肾皮质激素后，面疱突然变红，患者感到惊恐而停用。其后因有上火，且疱疹范围扩大到手指甲处、有瘙痒，乃服用抗生素剂，结果皮肤又变得粗硬，十分不安，乃来院求治。

初诊时血压112/70mmHg，脉沉较弱，腹部平坦，无紧张及压痛，未见明显舌苔。体质上稍呈过敏倾向，但从颜面红潮及面疱形状来看，似属清上防风汤证，故投给该方并加薏苡仁5g。此方系以上焦实热为目标，颜面及头部血热郁滞、发疮，颜面红潮，自诉上冲者可用之。

对于服用过激素及抗生物质以控制病情的患者，投给汉方药后，往往有一时性出疹增多现象；本症例于服药7日内也出现了增多倾向，故而曾暂停1周，然后继续服药，面疱果然顺利消退。继续服药 2 个月后，面疱基本消失。

如上所述，对于颜面出疹患者，投给汉方药时，若出现一时性增强现象，万勿惊慌或仓促改方，可减量或暂停服药，以后再增量或恢复用药，这样做是比较适宜的。(《汉方临床治验精粹》)

"对于服用过激素及抗生物质以控制病情的患者，投给汉方药后，往往有一时性出疹增多现象。"医者的观察很细致！肾上腺皮质激素具有抗炎作用，抗生素则杀灭或抑制细菌，因此，对于面疱来说，起到一过性的压制作用，病情处于半潜伏状态，一旦停用并给予如本方之发散药，则病情因之加重。恰如用石头压在弹簧上，弹簧被动压缩，一旦取下石头，势必重新弹起。撒药后反跳现象也不限于肾上腺皮质激素及抗生素，其他药物也有类似情况。激素及抗生素治疗别的疾病也可能出现反跳，不限于面疱。

出疹性疾病使用发散性汉方药，"往往有一时性出疹增多现象"，可知此种现象较为常见。有些皮疹是分批出现的。发散药使得原本处于潜伏状态的疱疹受到激发而提前冒出，已经出现的皮疹尚未消退。此刻，皮疹总数量突然增多，造成病情加重的假象。这种情况并非发散药的不良反应，但患者多半认为是误治，发散药也成了背锅侠。对此，案中提出"万勿惊慌或仓促改方，可减量或暂停服药"的忠告，并给出良好的建议，即"可减量或暂停服药，以后再增量或恢复用药"，这的确是经验之谈！如果误认为病情加重，医患双方可能采取放弃的态度，从而失去治疗的机会。那么，遇到这种发疹性疾病，在使用发散药之前，应该先告知病家为妥。

清上蠲痛汤治验

223 | 三叉神经痛（森田幸门治验）

57 岁妇女，经过很多医院诊治，被诊为三叉神经痛。30 年前，当时大阪大学外科德国教授赫陆得路先生为诊治三叉神经之专家，此妇人虽接受了该教授之诊治，但该教授主张行半月状神经节切除（gasserecotomy），妇女因恐惧手术而来余诊所。当时余经验亦不足，没有自信心，查阅各种参考书，无意中试投龚廷贤《寿世保元》头痛门处方清上蠲痛汤[①]。

《寿世保元》为龚廷贤集 30 年时间，选述《万病回春》之经验，其间以丰富临床之经验为基础改写而成，被评价为高水平之临床书籍。投与此书所载之清上蠲痛汤，当时无充分把握，以不安和万一侥幸之心情期待着有何反应和结果。幸运如何呢？此方服用 1 日疼痛减半，约服用 1 个月即痊愈。（《临床应用汉方处方解说》）

---

① 清上蠲痛汤：出自《寿世保元》，由麦冬、黄芩、羌活、独活、防风、苍术、当归、川芎、白芷、蔓荆子、菊花、细辛、甘草、生姜组成，以剧烈而顽固性头痛为目标。

本案给人的最大启示就是遇到疑难病例要积极查阅文献。束手无策时，"抄作业"就是一个条捷径！选择一个"优等生"的"作业"照葫芦画瓢，成功的概率相当高。龚廷贤当时被誉为"医林状元"，他的 2 本著作很被汉方界看重。因此，找到这样的学霸级人物，再来"抄作业"，确实是聪明的选择！

然而，毕竟是人家的经验，抄来的答案自己心里没底，因此，内心的不安与侥幸的期盼交织在一起，让医者充满困惑。但疑惑总是与进步相伴，"大疑则大进，小疑则小进"，真正的成长不正是这样砥砺前行的吗？"一回生，二回熟"，次数多了，就成了自己的经验。所幸的是，森田先生"抄"对了，取得了高分。他的"试卷"，又被大塚敬节拿去抄了。详情请看下一个治验。

224 │ 左三叉神经痛（大塚敬节治验）

顽固性三叉神经痛经服用清上蠲痛汤数日，获得预想不到的效果。曾患 8 年三叉神经痛之苦，服用 7 日取得十分满意之报告例。余用清上蠲痛汤取得疗效是由已故森田幸门先生学习而来。先生曾在日东洋医学总会发表用此方治顽固性头痛获得显效之报告。

患者大正九年生之妇女，年轻时患腹膜炎，右下腹残有粘连，此处有压痛。主诉 3 年前开始左侧三叉神经痛，已侵犯第 2 枝与第 3 枝，疼痛极为剧烈。在 3 年期间，经各种方法治疗均无效。颜面有肝斑，便秘，月经数年前已停止。腹部中等紧张，脐上之动悸微有亢进。与清上蠲痛汤。

服药 3 日疼痛全部消失。初诊于 1969 年 10 月 18 日，10 月 21 日 3 年神经痛之痛苦痊愈。此方为《寿世保元》之方，治一切头痛有效。以什么作目标虽然是个谜，但余之经验用于顽固性者效卓。(《临床应用汉方处方解说》)

《寿世保元》云清上蠲痛汤"一切头痛主方，不问左右、偏正、新久皆有效"。但这只是治疗的方向，具体的用方指征并没有述及。方证不明，但对病名使用有时又有效，这种处方就像精灵一样，让人看到它的魔力，但却又不容易捕捉。

"一切头痛主方"是否有夸大之嫌? 果真如此，其他治疗头痛的处方还有存在的必要吗? 从龚氏的丰富经验来看，清上蠲痛汤应该是一张头痛高效方，背后应该有大样本数据来支撑的。从药物组成来看，含有黄芩、羌活、防风、甘草，这些又是选奇汤的成分，与川芎茶调散的成分也有交叉，因此，可以视为川芎茶调散的姊妹方。

大塚敬节说本方用于头疼之顽固性者效卓，显然不符合条文所载。"一切头痛主方"，一切头痛，其范围远远超出顽固性者。头痛，方证明显时选用其他处方，本方没有上场的机会，只有在其他处方无效，或者方证不明时才考虑到本方。因此，本方治疗的机会大多数落在顽固性头痛的范围内。不过，换个角度来看，本方倒是可以作为治疗头痛的最后杀手锏。

温清饮治验

225 | 血脉症（灼热症）（矢数道明治验）

赤某，45 岁妇女。8 年前开始出现易疲乏，咽喉肿，眼球充血，感到最痛苦者，为全身性灼热感，其感觉如同进入熔矿炉之中。全身充血深红，心跳欲止。此灼热感多起于疲劳之后，多则 1 月发生 2～3 次，每月之中约有三分之二（时间）为这些症状而苦恼。

洗澡则全身深红如煮烫，附近之人皆吃惊。因害羞每日清早即去钱汤。此患者 5 年前行子宫肌瘤手术，其时卵巢亦切除。

脐左至下腹部，有抵抗压痛，为瘀血之故，投与桂枝茯苓丸无效。按常规此灼热感以清热泻火之黄连解毒汤主之，但又因已切除子宫和卵巢等，经脉虚损需要温补养血，故与温清饮 ① 当有卓效。服药 3 个月，数年之灼热感基本痊愈。（《临床应用汉方处方解说》）

---

① 温清饮：出自《万病回春》，是四物汤与黄连解毒汤的合方，用于妇人血崩及顽固性皮肤黏膜疾病，应用范围广泛。

本案以"全身性灼热感"为主诉，根据腹证使用桂枝茯苓丸，无效后重新以常规的思路考虑黄连解毒汤，在此基础上，考虑经脉虚损用四物汤，最终选用二者合方之温清饮。有腹证则腹证优先，无效后从常规经验选方，这是常见的思维模式。

那么，除此之外，是否还有其他的思维模式呢？

笔者是这样看的。灼热感，结合年龄段来看，可以考虑加味逍遥散证，但仅有灼热感，没有汗出及神经症状，因此，不支持该方证。其次，灼热感考虑地黄证，可以从含有地黄的处方中寻找。比如，三物黄芩汤，但患者"全身充血深红"，三物黄芩汤恐有所不及。"心跳欲止"，考虑桂枝类方，但黄连也主悸，因此，从含有地黄与桂枝，或含有地黄与黄连的方剂中寻找。但黄连对于充血明显者更有优势，因此，选用含有黄连与地黄的方剂，由此进一步考虑温清饮。这是从药证出发，逐步明确处方的思维模式。当然，这只是事后的复盘推演，无非是拓宽一下选方思路。

226 | 湿疹时的瘙痒用温清饮加桃仁、牡丹皮、大黄（矢数道明治验）

若某，49 岁，女。初诊 1979 年 11 月 16 日。主诉上半身湿疹。9 年前发病，每年夏期恶化，入浴加温时瘙痒加剧；今年入秋后仍不好转，反而加重。上半身胸部前后及颈周围有大小无数红疹，如同撒上一把红豆一般；两肘内侧及两膝窝部也有痒感。此外尚有便秘、足部冰凉感及头昏眼花等。

体格肥胖，面色发红，月经已3个月未来。肩凝，腰痛，上半身灼热感，有时继灼热感后出汗，似合并有血道症。腹诊时，脐旁脐下有抵抗压痛之瘀血证候。脉平常，初诊血压140/90mmHg。

根据夏季暑热时或入浴加温时瘙痒加重，以及上冲明显、发疹呈紫红色等，属瘀血、血热之证，故投给温清饮加桃仁、牡丹皮各3g，大黄0.5g。服药后皮疹逐渐消退，痒感减轻，最后消失。2个月后皮疹亦完全消失，血压120/70mmHg，一般症状均好转。(《汉方临床治验精粹》)

患者以皮疹为主要表现，同时，"面色发红，月经已3个月未来""上半身灼热感，有时继灼热感后出汗"，再结合年龄段来看，的确要考虑围绝经期综合征。"似合并有血道症"，其实就是合并血道症! 也就是说，该患者身上并存两个病，即皮疹与血道症。

医者根据皮疹颜色以及遇热加重诊断为血热证，这是使用温清饮的依据；上冲及腹证表现则考虑并存瘀血证，这是加桃仁、牡丹皮、大黄的理由。既然有上冲，为什么不加桂枝以平冲？有可能担心桂枝性温对血热不利，因此回避。在血热与瘀血并存的情况下，哪一个占主导地位呢？应该是血热为主要矛盾。

如果按照腹证优先的原则，本案应该先使用桂枝茯苓丸或桃核承气汤，若无效，再从血热治之。医者没有采用这个思路，而是将瘀血与血热合在一起治疗，也就是说，内心还是没有认同瘀血的主导地位，但也绝不忽视这么明显的腹证。最终决定二者兼顾，属于"鱼和熊掌兼得"的心态。

227 | 慢性荨麻疹（矢数道明治验）

八某，18岁女孩。此人10年来每日皆出荨麻疹，痒甚，全身各处皆发疹。患者虽为花柳界之小姐，却生来色黑，颜面体肤皆黄褐如涩纸，毫无姑娘之艳丽姿态，因此多年接受医院和专科治疗，据说全然无效。于汉方药局相商，调服葛根汤、十味败毒汤、小柴胡汤、加味逍遥散等，均未好转。

余认为此患者为一贯堂所称之解毒症体质的典型，与温清饮加柴胡、荆芥、薏苡仁、甘草。此方服用10日，显著好转；2个月以后，10年来几乎每月皆发之荨麻疹已不再出，极为高兴。其后颜面及全身肌肤皆变白，已令人认不得。据说已成为亲戚和朋友大加评论之事。（《临床应用汉方处方解说》）

本案的用方思路为体质选方。解毒症体质的肤色为浅黑色，面色晦暗，呈肌肉型体格。温清饮是解毒症体质3张处方（柴胡清肝汤、荆芥连翘汤、龙胆泻肝汤）的基础方，因此选用此方进行加减。从治疗结果来看，温清饮的确有较好的改善体质作用。由此看来，一贯堂的体质理论确有独特用处！

"调服葛根汤、十味败毒汤、小柴胡汤、加味逍遥散等，均未好转"，最后从体质治疗取得满意疗效。由此，我们可以得出这样的启示：从症状辨主症用方、从腹证用方、从病名选高效方、重复条文用方、乃至合方等，用尽所有招数都不见效的病证，不妨从改善体质着手选用相应处方。此刻，不要问"他到底是什么病"，也不要想"他到底是什么证"，而要去看"他到底是什么人"，识别体质不失为突破诊疗困境的有效途径。

228 | 变态反应体质（矢数道明医案）

小某，58 岁妇女。此妇女即所谓变态反应性体质者，用阿司匹林引起可怕的反应，每当使用新化妆品等即突然起疹。10 年前曾使用染发剂，发生严重斑疹（皮炎），为流水般之分泌物而苦恼。

本症约 10 个月前开始，颜面、颈部发为赤色丘疹，瘙痒颇甚，如受强光刺激一样疼痛。皮肤黑褐色枯燥如涩纸。因而与温清饮加荆芥、薏苡仁。

据说此妇女嗜好本方煎液之香味，亦喜欢服药。其疗效显著，服药数日后开始好转，70 日痊愈。皮肤颜色亦已变漂亮。本方味苦，异常难饮，但合证嗜味，比香味还令其满意。（《临床应用汉方处方解说》）

这也是从体质着手选用温清饮的案例。"皮肤黑褐色枯燥如涩纸"是重要的用方眼目。"瘙痒颇甚",很显然,加荆芥是为了止痒;皮肤枯燥如涩纸,类似于肌肤甲错,用薏苡仁应该是营养皮肤。因此,本案采取加味方法把改善体质与对症治疗结合在一起。从《万病回春》治崩漏不止到用来改善变态反应体质,温清饮的应用在汉方医家手里达到了质的飞跃。从妇科病到皮肤病,表面上看只是病种范围的拓展,本质则是治疗理念的更替。"皮肤颜色亦已变漂亮",背后是体质在发生悄然改变。

"合证嗜味"是一个有趣的说法!患者嗜好本方煎液之香味,亦喜欢服药,可否据此认为方证相合呢?没有证据支持这一说法!大部分人都是厌苦嗜甜的,该患者喜欢苦味只是个案,与方药是否符合病情没有必然关系。事实上,对药味的感受与是否合证有四种排列关系:合证嗜味、合证厌味、嗜味不合证、厌味不合证,合证嗜味只是其中的一种。

229 | 散布全身的多发性大小疣及特应性皮炎用温清饮加薏苡仁、夏枯草等(矢数道明治验)

杉某,13岁,女。初诊1985年12月6日。生来受扰于特应性皮炎,但近来似有所好转。5年前起,左手中指外侧生一大疣,不久波及全身。现在左额及整个颈部有无数个疣,左拇指内外两侧、膝窝侧均多到数不清,如同撒上一把豆,其中最多的是大豆大而形状丑陋的大疣。

患者之兄过去也生过许多疣，但服用薏苡仁锭剂后，已彻底治愈，故患者在 2 年半前开始服薏苡仁锭，但迄今未见效。

体格、营养、面色均一般，腹诊未发现明显的胸胁苦满或瘀血症，生疣部皮色变红，为特应性，有痒感。因而投给温清饮加薏苡仁 10g，夏枯草 3g。另用紫云膏外敷疣处，由大到小，顺序涂布。

用 1 个月后，疣色开始变化，拇指外侧大疣缩小呈扁平状；4 个月后，散在全身的无数大小疣赘，全部消失得无影无踪。

本例属出乎意料的快速显效例，单用薏苡仁锭 2 年半并不见效，而在温清饮中加入薏苡仁及夏枯草的做法，看来是做得正确了。(《汉方临床治验精粹》)

本案是寻常疣与特应性皮炎并见，最终的结果是多发性疣快速消失，但特应性皮炎却没有后话。案中得出的结论是："而在温清饮中加入薏苡仁及夏枯草的做法，看来是做得正确了。"言外之意，医者认可该方疗效。那么，是否可以认为寻常疣就是温清饮加薏苡仁、夏枯草治好的呢？不可以！理由如下：

其一，寻常疣是人类乳头瘤病毒感染引起的良性赘生物，在免疫功能正常的患者，疣体通常在 2 年内自行消退，有的可持续多年。也就是说，寻常疣本身有自愈现象。既然如此，患者有没有自愈的可能？事实上，寻常疣的治疗方法很多，比如用大蒜外擦。而治疗方法越多的疾病，越有可能是自限性疾病。其二，本案同时使用紫云膏外敷，因此，要证明温清饮加薏苡仁、夏枯草的疗效，还必须排除紫云膏的治疗作用。

说这些并不是要彻底否定温清饮加薏苡仁、夏枯草的疗效，而是觉得本案疗效的认定是十分复杂的。客观地评价疗效才能有效地总结经验，这种经验的可重复性才高。

栀子半夏甘草汤治验

230 | 自患急性扁桃体炎（大塚敬节治验）

数年前的一个 3 月上旬，我时隔很久地参加了一个集会，深夜才回到家中。因为太疲劳，就合衣睡着了。天快亮时醒来，感觉从喉咙至口腔非常干燥，并有灼热感。大概是因为平时入睡时把取暖炉挪开，而这一天因为太累，就这样睡着了的缘故。早饭进食很少，几乎是用茶冲下去的。从下午开始发热，体温超过 38.0℃，变成了急性扁桃体炎的状态，咽痛难忍，咽口唾液就疼得掉眼泪。于是试用桔梗汤和半夏散来缓解咽痛，但没有效果。到了第 2 天，咽痛更甚，黏稠的分泌物覆在扁桃体的周围，想咯出黏痰而咳嗽时，全身汗出，痛苦不堪。这一天用了驱风解毒汤，也无效。这时忽然想到对食管癌患者使用利膈汤去除黏稠的黏液，减轻通过的困难，现在覆在扁桃体周围的黏稠分泌物能否用它来去除呢？自己现在的苦痛不也正是栀子剂使用指征之一的"心烦"表现吗？栀子豉汤是以"心中结痛"和"胸中窒"为应用指征的，咽痛不是可以看作是其延伸吗？唾石之类的病变，栀子剂不也是有效的吗？这样一考虑，便觉得自己早就应当想到栀子剂了。于是，迅速取

391

栀子 3.0g、半夏 3.0g、甘草 2.0g 水煎，慢慢地喝下去。随着一口一口地咽下，咽喉部的烦热得以去除，咽下也轻松了。第 2天已基本痊愈。没有比此时更能够亲身体会到栀子的难能可贵之妙处了。(《汉方诊疗三十年》)

　　本案采用了类比思维，把治疗食管癌的经验借用到扁桃体炎。类比思维是两个具有相同或相似特征的事物之间进行对比，由已知的结论去推测未知的结果。本案与食管癌共同的事物是黏稠的分泌物，已知的结论是使用利膈汤治疗食管癌的黏稠分泌物有效，从而推导出以利膈汤治疗扁桃体炎的黏稠分泌物也应该有效。除了类比思维，还对病位进行了扩展。"心中结痛"和"胸中窒"属于食管炎的症状，医者把咽喉部看作食管的延伸，把利膈汤的使用范围扩大化。大塚敬节先生的临证巧思确实让人钦佩！

　　利膈汤由半夏、附子、栀子组成。本案虽说使用利膈汤，但所用药物却是半夏、甘草、栀子，以甘草代替了附子，也可以看作用栀子代替了半夏散的桂枝，由桂枝剂变为栀子剂。在服法方面也对栀子剂进行突破，采用一口一口慢慢咽下，让药物与病灶充分接触，以发挥局部治疗作用。由此看来，治疗食管炎其他方药的服法也应该这样。

　　借用了利膈汤的思路，但用药时又一次变通，从而更接近病情的实际，这种思维的跳跃性绝非一般人能够做到的。能够想到活用利膈汤，已经是看到第二层了，而把利膈汤再进一步化裁，则是思维的顶层境界了。看病，说到底是对认知能力的实际检验，掌握多少知识并不十分重要，你是如何想的，那才是关键！

真武汤治验

231 | 眩晕（低血压症）（大塚敬节治验）

36岁男子。体高，中等胖瘦，气色尚好，眩晕，困倦。行步向风则眩晕，极度疲劳，无力工作，脉弱。腹诊有振水音，触之脐部动悸。夏月足软，冬日手足冷。血压最高92mmHg，最低56mmHg。

余投与半夏白术天麻汤或真武汤，举棋不定。如果此患者主诉头痛，投与半夏白术天麻汤；眩晕即觉严重疲劳，则与真武汤。如此大约服用1个月，自觉力增，疲劳渐减，眩晕未发作。至今虽不能熟睡，但近日能安眠，晨起则无不适。（《临床应用汉方处方解说》）

低血压有多个类型，患者"体高"，应该是无力型体质，以此来看，好像是体质性低血压。"血压最高92mmHg，最低56mmHg"。当收缩压低于80mmHg时，多有头晕、心悸、乏力、胸闷等症状，少数有一过性黑蒙和晕厥表现。患者眩晕、极度疲劳时，其收缩压应该在80mmHg以下。

案中谈到半夏白术天麻汤与真武汤两个方证的鉴别，很有借鉴价值。二方都可以治疗眩晕，体质都是虚弱，都可以出现振水声，又都能治疗低血压，因此，鉴别颇为困难。《脾胃论》以半夏白术天麻汤治"痰厥之头痛"，可见，若伴有头痛者多为半夏白术天麻汤证；"眩晕即觉严重疲劳，则与真武汤"，严重疲劳属于附子证，患者没有头痛，而且"极度疲劳"，选择的天平无疑倾向于真武汤。如果用真武汤无效，估计也会换成半夏白术天麻汤。

232 | 慢性胃肠炎（矢数道明治验）

主诉约 1 年前，身体不适，易疲劳，经常下利。发病当日外出，自觉恶寒而归宅就寝，服葛根汤彻夜汗出。

翌朝头痛、恶寒虽去，但起则身重吃力不支。食无味，如食蒿难咽。腹痛，大便软，至翌日泄泻，一日十数行。周身疲劳而恐惧，去厕所亦吃力。体温 37.3℃。只有疲劳和轻微恶寒，以及腹痛下利，既无口苦又无口渴，小便畅通。诊为太阳病下利，与桂枝加芍药汤无效。其夜周身症状加重，苦闷难忍，彻夜呻吟，烦躁翻转于床上。自述如处于地狱之深底。

此时请大塚敬节先生诊之，服真武汤，头内有拨雾见晴天之感，腹痛止，下利亦逐渐好转。同方服用 7 日痊愈。(《临床应用汉方处方解说》)

"自觉恶寒"，用葛根汤，是当作太阳病治疗，但案中没有提到脉象，无法判断葛根汤证。不过，"易疲劳，经常下利"，这不应该是实证表现。桂枝加芍药汤以腹满时痛为用方指征，患者下利明显，达一日十数行，超出了本方证的涵盖范围。患者周身疲劳，全身症状突出，此种背景下的腹痛、下利考虑真武汤证是完全合适的。除了这 3 张处方，案中还隐含其他方证的鉴别诊断。发热、轻微恶寒、食无味、腹痛、下利需要考虑小柴胡汤证，但没有口苦，不支持该方证；发热、下利还要考虑五苓散证，但没有口渴，小便也通畅，可以排除之。

再回过头来看，1 年前身体不适，易疲劳，经常下利，这应该就是真武汤证，只不过表现不明显而已。服用葛根汤后"彻夜汗出"，误治严重伤了阳气，真武汤证由此得以昭然若揭。也就是说，因为葛根汤误治，使得真武汤证由寂到明。

233 | 遗尿症（大塚敬节治验）

分别为 12 岁、10 岁和 8 岁的兄弟三人均患遗尿症，每晚遗尿数次。三人均面色青黑、消瘦、怕冷。

我均投予小建中汤治疗，服药 1 周，病情略有好转。继续给予 10 天的药物，服药后仍然每晚遗尿。于是改投苓姜术甘汤，无效。改方为桂枝加龙骨牡蛎汤，仍无效。再改为伯州散，仍不见效果。

于是反复考虑之后投予真武汤，开始服药即见到效果。1周后，夜间被叫起一次便不会再尿床。此时，附子日用量 3 人均为 0.5g。这样略有些冒险，但没有出现附子的副作用。（《汉

方诊疗三十年》)

本案兄弟三人均患遗尿症是非常少见的，同时使用相同处方更是罕见！

除了"每晚遗尿数次。三人均面色青黑、消瘦、怕冷"之外，没有任何临床资料可以用来鉴别诊断，不知道每次改方的依据是什么？因此，可以认为大塚敬节是根据经验进行改方的。对于小儿遗尿，汉方常用的处方有葛根汤、麻黄汤、越婢加术汤、小建中汤、柴胡桂枝汤、桂枝加龙骨牡蛎汤、苓姜术甘汤、六君子汤等。

兄弟三人先后使用小建中汤、苓姜术甘汤、桂枝加龙骨牡蛎汤、伯州散，最终则以真武汤取效，的确出人意料！麻黄类方一点也没有提及。"于是反复考虑之后投予真武汤。"这位天才级的大师又是如何考虑的呢？推测诸方不效之后，对于消瘦、怕冷的虚寒体质还是归于附子剂比较合适。也许正是因为体质虚弱才放弃了麻黄剂的尝试。

234 ｜ 出荨麻疹的肢冷症妇人（大塚敬节治验）

55岁妇人，40天前开始出现荨麻疹，经某医生注射药物近20支未见效果。患者诉夜间咳嗽，大便稀，无食欲，手足怕冷。脉沉，脐上部位悸动明显。

鉴于上述症状，投予了真武汤治疗。服药1周后，荨麻疹便未再出现，腹泻和咳嗽也停止了。为防止再发，继服上方

3周。

又一日，一位41岁的妇人因胃肠不好来诊。该患者消瘦，血色不佳，手足怕冷，并诉近来出现荨麻疹。望其荨麻疹，小而隆起不明显，局部瘙痒。有时腹泻，易疲劳。

因有这些症状，便给予了真武汤。，7天药物服完后再来诊，荨麻疹已痊愈。（《汉方诊疗三十年》）

这2例都是胃肠功能不好同时有荨麻疹，使用真武汤之后，起到一箭双雕之效。荨麻疹的背后常常有胆碱能神经功能亢进，反过来看，病人有可能处于胆碱能神经占优势的状态。这种情况下，一方面可以出现胃肠蠕动亢进，另一方面容易出现皮肤的风团。因此，表面上看是治疗荨麻疹及改善胃肠功能，事实上有可能是对抗胆碱能神经亢进。

第2例病人的荨麻疹"小而隆起不明显"，想传达什么信息呢？是希望通过皮疹形态来协助辨方证吗？可能想说皮疹小，在症状上属于阴证。那么，皮疹大，则属于阳证。也许是想在皮疹特征方面找到使用真武汤的佐证。至于皮疹的大小、形态、颜色等，在辨方证上究竟能起到多大价值，还是个未知数。

235 | 结核性腹膜炎伴腹水（大塚敬节治验）

患者为35岁面色差的妇人，于1个月前被某医生诊断为肺结核肺门浸润，并接受了相关治疗。

脉弱，但无频数。体温每至下午便会上升至 38.2～38.3℃，心悸，头重，无食欲，口干，大便一天 1 次。

根据上述症状投予柴胡姜桂汤，服药后体温渐渐下降，食欲也恢复。但是，从治疗第 3 周开始，下腹至腰部出现疼痛，并诉有带下、头沉重、耳鸣、眩晕，于是改投当归芍药散。但其后患者消息断绝，3 个月后才又来诊。

患者说，上次的药服用 1 周后，身体的感觉很快就好转，以为已经治好了。但最近又感到腹部膨满而疼痛，行走时有腹鸣声，好不容易又下决心来诊。

诊察：全腹部膨满而疼痛，脐周有压痛。于是诊断为腹膜炎，给予了当归建中汤。但服药后腹满腹痛并未消除，反而又出现心窝部痞塞感，并有食欲下降和便秘，精神状态变差。脉沉弱，颜面轻微浮肿，并有腹水。

因为女性腹膜炎时使用当归建中汤常有良效，所以未加以深思便给予了该方，结果是失败的。随后改投真武汤，腹满、腹痛消失，食欲得以恢复，大便基本上每天 1 次。共服药 49 天，恢复健康后停药。(《汉方诊疗三十年》)

患者被诊断为腹膜炎时，医者根据既往经验投予当归建中汤，这是一般的思路。后来出现的症状是病情进一步发展导致的，不是服用当归建中汤造成的变证。即使当时不用该方，也会出现这些症状。也就是说，当归建中汤没有阻止病情的进展，但也没有导致负面影响，因此，属于治疗失败而非误治。

腹水不一定用真武汤，能消除水气的处方很多，此证也可以使用分消汤。最终，促使医者使用真武汤的又是什么呢？应该是精神状态变差以及脉沉弱，这是病情陷入阴证的提示。对于阴证背景下的水气内停来说，真武汤是最为合适的选项。至于心窝部痞塞感，应该是腹水导致胃肠受压的症状；食欲下降和便秘与胃肠蠕动缓慢也有一定关系。这些症状没有特异性，对诊断真武汤证参考意义不大。

236 │ 肺结核腹泻（大塚敬节治验）

31岁男子，近来消瘦明显，虽然食欲尚可，但每天腹泻一二次。患者高个子，肤色白，看上去呈虚弱的体格。

脉大，散漫而弱。胃部有振水音，脐下可闻及肠鸣音。听诊和叩诊可知右肺下叶相当大范围的浸润，但体温几乎未超过37.0℃。

针对这些症状，便投予了人参汤，但腹泻却加重了。于是改投真武汤，服药后胸脘部感觉顺畅，全身感到温暖，有了气力。大便略显干硬，但如果服药不及时则立即出现腹泻。服药1年以上后，普通饮食不再腹泻，因而营养状态好转，但肺部的病情仍无变化。

对于用甘草泻心汤后腹泻反而加重者，给予人参汤而治愈的验案有二三例。另外，有时用人参汤后反而腹泻，给予真武汤有效。许多的场合难于判断应该用人参汤还是真武汤，但对于慢性腹泻，真武汤证比人参汤证多见。（《汉方诊疗三十年》）

　　本案涉及人参汤证与真武汤证的鉴别诊断。综合来看，人参汤证以消化系统症状为主，而真武汤证则以全身的衰弱为主，倦怠感明显；人参汤用干姜，真武汤用生姜及附子2味温药，因此，从寒冷的程度上说，真武汤证更为严重。"服药后胸脘部感觉顺畅"，反证上腹部重压感是真武汤证的表现之一。人参汤用甘草，体液处于匮乏状态；真武汤用茯苓，体液处于潴留状态。这也是鉴别之一。

　　"因而营养状态好转，但肺部的病情仍无变化。"可见，真武汤对于促进消化功能，从而改善营养状况有帮助，但对于肺结核的治疗奏效不大。下一步选用什么处方？案中没有再谈，也许使用抗结核的西药了。如果继续用汉方治疗，那么，结合"脉大，散漫而弱"来看，补中益气汤可能比较合适。

237 | 慢性胸膜炎（大塚敬节治验）

　　44岁妇人，从数天前，感觉运动时有些喘憋不适，但无咳嗽、发热及食欲异常。因昨天有家乡的客人来访，陪客人在井头公园游玩后出现呼吸困难，勉强到家，遂请我往诊。

　　患者体型呈中等胖瘦，肤色白，肌肉松软。脉沉、小、数。运动时易出现口干渴。大便一天1次，无汗出、无发热。叩诊得知左侧胸膜大量积液，其病应为左侧渗出性胸膜炎。

　　对于胸膜炎，一般倾向于使用小柴胡汤或柴陷汤治疗，因该患者无发热，脉沉、小、数，便投予了柴胡姜桂汤。但用药后食欲全无，呼吸困难反而加重。于是转投柴陷汤，却出现心下部位痞塞加重、手足冷等症状，食欲平平。

考虑到患者本来并无热性症状，却投予了柴胡、黄芩、半夏、黄连、瓜蒌仁等寒凉性药物欲降其热，所以病情反而恶化，手足变冷。我终于意识到了这一点，便改投真武汤。

方证对应后所产生的效果是令人惊异的。仅仅服药1次，患者胸部变得轻快，感觉很舒服。于是连续服药一个月，胸腔积液便全部消失了。

其后有轻微咳嗽，有时出现体温为38.2～38.3℃的发热，并有呼吸困难的感觉，肩凝，甚至有时有头面烘热感。

对于这些症状，改方为桂枝人参汤，治疗3周后，体温下降，呼吸变得轻松了。但是心下部位痞塞胀满感依然存在，食欲无改善。于是又投予茯苓饮，一直服用了3个月而诸症皆除，健康状况胜过生病前。

茯苓饮治疗水气停滞、胃脘膨满、食欲不振之证有效。我曾用该方治疗1例胸脘膨满全无食欲的胸膜炎患者，服药后增进了食欲，同时也消除了胸腔的渗出液。

由于存在胸膜炎宜用柴胡剂的先入观，在本来必须用真武汤驱逐里寒的时候，反而误以柴胡剂更增其里寒，这是个不折不扣的失败。

总是在讲汉方医学必须辨证而施治，但还是经常出现这样的失误，应该反省、再反省。(《汉方诊疗三十年》)

真武汤治验

本案的失误在于被经验所误导。"对于胸膜炎，一般倾向于使用小柴胡汤或柴陷汤治疗"，这种想法本身没有问题。某些方证在某个疾病中出现的机率非常大，遇到这个疾病，首先考虑这些方证也是对的。但如果仅仅局限于此，不再作鉴别诊断，这种想法便进入了思维定式。既往使用柴胡剂治疗胸膜炎的经验是值得重视的，但不假思索地使用柴胡剂便则是思维的懒惰，而使用柴胡姜桂汤无效，改用更为苦寒的柴陷汤则是一误再误了。另外，使用柴胡剂至少也要看看有没有胸胁苦满，本案竟然只字未提，这的确让人奇怪。看来，真的是被胸膜炎的病名所支配了。

"在本来必须用真武汤驱逐里寒的时候，反而误以柴胡剂更增其里寒。"很显然，大塚敬节认为患者在服用柴胡剂之前就是真武汤证。这个观点并不完全正确。其一，真武汤证是在服用柴陷汤之后才出现的，是误治之后出现的变证。从这个角度来看，使用真武汤应该是救误之举，并不意味着此前就是真武汤证。其二，即使此前是真武汤证，也是非典型状态。如果不用柴胡剂，按照病程自然进度，其昭然若揭也不一定这么快。总之，真武汤证的明朗化与柴胡剂脱不开干系。事实上，对于一个胸膜炎的患者来说，仅仅凭"肤色白，肌肉松软。脉沉、小、数"是无法确定真武汤证的。一开始从胸膜炎的常用处方来考虑，也暗示医者无法确定方证，只能从大概率着手。

茯苓四逆汤治验

238 | 缠绵不愈的阑尾炎（大塚敬节治验）

一天，有位友人来访，商量一位阑尾炎患者的治疗。该患者已使用大黄牡丹汤 10 天，体温在 39.0℃上下，仍有腹痛。

详细询问病情后，感觉到病灶好像已化脓，已经不适宜再用大黄等攻下了。我便建议试用薏苡附子败酱散。但使用该方 3 天病情仍在恶化，便邀我到这位友人的医院诊察住院的患者。

患者为一位 25 岁身体健壮的渔民，虽然躺在病床上呻吟了十余日，但肌肉尚壮，营养状态也未见严重衰脱，仔细观察时发现有轻微的黄疸倾向。我走进病房时，患者在用水漱口，润湿嘴唇后再将水吐出。当问及是否口干时，回答说嘴里很快就变得很干燥，连舌头活动都困难了。观其舌象，舌头如同剥脱了一层皮，发红，并且干燥。脉洪大数。该日上午恶寒，从下午起，体温上升到38.0℃以上，无汗。

腹诊：皮肤干燥，右下腹略膨隆，回盲部对按压敏感。右腿不敢活动，稍加活动则牵扯腹部疼痛。小便发红、浑浊，排出不通畅，大便不能自然排出。午后手足烦热，欲伸到被子之外。以上症状中，有《金匮要略》所云"脉洪数者，脓已成"

的表现，所以泻下剂是禁忌。另外，口舌干燥、不欲饮水只用来润口、手足烦热等，为使用地黄为主药方剂的指征。基于这些考虑，便决定用下面的方药。

即七贤散与八味肾气丸。

七贤散出自《外科正宗》，可以看作是肾气丸的变方，即肾气丸去桂枝附子泽泻加人参黄芪而成，这两个方剂均以地黄为主药。七贤散主治"肠痈溃后，疼痛淋漓不止，或精神减少，食不知味，面色萎黄，自汗，盗汗，睡卧不安"，正对应该患者之证，再加上八味肾气丸，如虎添翼，二三天后病情肯定会减轻的。如果这样的病都治不好，那可如何是好。于是便自信满满地返回了。

可是，服药2天后，却出现了大问题。

第一，全身大汗出，终日不止；第二，出现散在性感觉异常；第三，右脚内侧出现轻微痉挛；第四，脉变弱，出现幅度变窄。并且已有的恶寒、发热、腹痛、手足烦热、口干等症状依然存在。结果很明显，病情加重了。

于是根据"大汗出，热不去，内拘急，四肢疼，而恶寒者，四逆汤主之"一条，作为最后一张牌，决定使用四逆汤，并加上人参茯苓，投予了茯苓四逆汤。

出乎意料的是，仅服药1天，感觉即变得爽快，腹痛减轻，腹满消失，也有了食欲。服上方10天便痊愈出院了。

从该患者这里得到了几点珍贵的启示。

首先是舌象。古人认为，应用附子剂的舌象为舌上涂一层油一般湿润，但该患者舌是干燥的，仅凭舌诊，与大承气汤泻下之证的舌象难以鉴别。并且因为患者便秘，脉大而有力，如果再将口舌干燥误认为口渴，就在很大程度上存在着使用泻下剂的危险，或者会以脉象、口渴和发热为指征而使用白虎汤。

《陈庵医话》〔日本江户时期医家盐田陈庵（1767—？）医著——译者注〕云："胃中有虚候，口干大渴，有不同于白虎、承气证者。对此证，使饮白虎、承气类，口渴不得愈，反而生大害。胃中虚实，为治疗万病的方药之机关，一旦失误，离分生死，医者须明察。"诚为出自经验的训诫。

其次，该患者先后使用的薏苡附子败酱散、八味肾气丸和茯苓四逆汤等3个方剂均配有附子，但只有茯苓四逆汤独具如此好的效果，而使用薏苡附子败酱散和肾气丸时病情却是恶化的，药物的配伍是多么严格肃然之事啊，令人颔首叹服。

最后，四逆汤类应用指征多为四肢厥冷，但也有像该患者手足烦热的，这一点明白了。

四逆汤在急性疾病时应用较多，慢性疾病时应用较少。该方应用指征一般为面色苍白、恶寒、脉沉迟而微、手足厥冷、或腹泻、尿澄清如水状，但与此相反，当也有用于面红赤、体温上升、脉浮迟而微、手足无厥冷、无腹泻等情况时。后者易被认为桂枝汤证。（《汉方诊疗三十年》）

本案非常精彩！有诊疗过程的详细叙述，有用方思路的坦诚独白，还有相关文献的引用；有对诊疗失误的反思，有取效后获得的启示，更有不文过饰非的大家风度！

案中许多问题值得探讨。

其一，薏苡附子败酱散的选择问题。薏苡附子败酱散适应于炎症慢性化，体质限于沉衰状态。条文说"身无热"，可见已经过了急性期。患者体温 39.0℃，应该还是急性期。也许有人会说，体温计测量的数值升高不一定就是条文所说的发热。是的，古方所说的发热包括病人自己的热感及医者客观的热感，如果病人没有热感即使体温升高也不能算作发热。那么，这个病人的体温升高到底算不算发热呢？在没有亲自诊断病人之前的确无法判断。事实上，体温如此之高，发热可能性非常大。如果是身有热，选用薏苡附子败酱散显然是不合适的。

其二，地黄剂的选择问题。医者根据手足烦热、口舌干燥、舌红等选用地黄剂，其中，"午后手足烦热，欲伸到被子之外"是重要依据。仔细分析不难发现，患者下午体温升高，手足烦热出现在午后，是伴随着体温升高出现的继发性症状，继发性症状通常是不适合作为主症的。"上午恶寒"，恶寒的时候不大可能将手足伸到被外的，也就是说，恶寒时候没有手足烦热，这个症状不是常态。地黄证涵盖不了恶寒！恶寒，从某种程度上对地黄证进行了否定。

其三，七贤散与八味肾气丸合方的问题。七贤散是八味丸去桂枝、附子、泽泻，加人参、黄芪而成，事实上这种合方还是地黄剂与地黄剂的重叠。与八味丸合方之后，相当于八味丸加人参、黄芪，我们简称为参芪八味丸。合方之后，完全改变了七贤散的方子结构，还能指望其主治"肠痈溃后"吗？即使七贤散方证对应，合方八味丸也是掣肘而不是如虎添翼。因此，合方八味丸不是明知的选择。

其四，附子剂配伍的问题。薏苡附子败酱散、八味肾气丸和茯苓四逆汤等3个方剂均配有附子，虽同为附子剂，但三者之间药味悬殊很大，没有较大可比性。如果是苓桂术甘汤、苓桂味甘汤及苓桂枣甘汤这些处方，药味差异性较小。或者像小承气汤、厚朴三物汤及厚朴大黄汤这些处方，只是剂量有不同。它们之间进行比较来看待药物配伍问题，则是非常合适的。

其五，医者选用四逆汤为什么要加人参、茯苓？茯苓四逆汤通常有烦躁的表现，患者没有这一点，推测有可能是针对汗出过多的。出汗多有伤津之虞，用人参以先预防之。茯苓除了镇静之外，也有止汗作用。

其六，在出现"全身大汗出，终日不止"之后，条文的几个主要症状才得以浮出水面。大汗出、热不去、恶寒，这是使用四逆汤的主要依据。之前仅有发热、恶寒，没有大汗出，因此，医者没有看到典型的四逆汤证。大汗出可能是疾病的自然演变，也可能是地黄剂的误治引起。那么，在大汗出之前是什么方证呢？患者出现上午恶寒，下午发热，需要考虑小柴胡汤证，但"用水漱口，润湿嘴唇后再将水吐出"，不是阳证的表现，因此，可以排除之。无口渴，虽有口干、舌红干燥、脉洪大数，也不能考虑白虎加人参汤证。脉洪大数当以虚证论之。虽然便秘，脉大而有力，但缺乏相应的腹证也不能用大承气汤。虽有恶寒、发热、无汗，但"小便发红、浑浊，排出不通畅"，也不能使用发汗剂。综上所述，需要在温补剂中选择处方。

茯苓四逆汤治验

桃花汤治验

239│迁延赤利（矢数道明治验）

34岁妇女，50日前发高热，第3日开始有血便，虽经隔离室治疗后，但症状仍重。现已不发热，无其他自觉症状，但一日排脓血便数行，既无后重又无腹痛。便秘已大约3日，灌肠又便出血液、黏液和脓汁。呈现严重消瘦衰弱贫血状。脉沉细，略频数；舌苔污秽，如吃粥后残留之污秽。食欲尚好。心下痞硬，脐下虚弱。由于久利而下焦虚脱，与《寿世保元》之白术和中汤无效。体温下降，手足冷，自觉胸苦动悸，因此诊为虚寒性下利。改用桃花汤后，脓血便数日即止，近已为白色便；与十全大补汤，白利亦愈，约2个月后愈。桃花汤全部同煎亦有效，如果在煎后再入赤石脂二五分，疗效尤佳。（《临床应用汉方处方解说》）

本案为慢性结肠炎用桃花汤治疗。患者体质虚弱，炎症修复缓慢，桃花汤中干姜温热，促进血液循环以利于慢性炎症之修复；赤石脂成分为硅酸铝，有收敛疮疡作用；粳米可能有吸附赤石脂作用。《寿世保元》之白术和中汤组成为当归、白芍、白术、白茯苓、陈皮、黄芩、黄连、甘草、木香，主治下利白多，不拘新久者。此方所主应该是炎症亚急性期，能够耐受黄连、黄芩者，整体状况应该不会虚弱。桃花汤所主为完全的慢性阶段，且体质陷于衰惫状态。

患者"呈现严重消瘦衰弱贫血状"，因此，使用桃花汤脓血便停止后改为十全大补汤改善体质。"近已为白色便"，当为白色黏液便，依然是黄色大便，而不是呈现白陶土样大便，那种大便见于阻塞性黄疸。赤利与白利的划分是非常朴素的，以此指导治疗恐有不当。

清湿化痰汤治验

240 | 背部冰冷疼痛及腰（大塚敬节治验）

33 岁男性，汽车司机。平时体弱，既往患有肺炎及肺门淋巴结炎。

这次发病于 1 个月前，感觉身体寒冷，精神萎靡，不想做工作。某医生说并无大病，注射某药物治疗，但未见任何效果。总是感觉背部冰冷，并且时时有疼痛的感觉从背部传向腰间，下肢也疼痛乏力。大便约 4 天 1 次，质硬。嗜烟，喜食肉食和甜点。胃有振水音。

诊察过程中好像也怕冷，面色不佳。

对此我使用了清湿化痰汤①治疗。该方效果显著，仅服药 3 天，寒冷感便无影无踪了，有了工作的愿望，背部和下肢的疼痛也基本上消失。患者说，如果知道是这样，早些来看病就好了。服药 10 天后便外出工作了。

背部有点状如冰一般寒凉感，是应用该方的指征之一。该

---

① 清湿化痰汤：出自《寿世保元》，由半夏、茯苓、苍术、天南星、黄芩、陈皮、羌活、白芷、白芥子、甘草、生姜组成，治痰结所致之胸膈痛、诸肌痛、背冷，用于肋间神经痛、肌肉风湿病、淋巴结肿、肩酸痛等。

方用于肋间神经痛样的胸痛也多有良好的效果。(《汉方诊疗三十年》)

　　清湿化痰汤出自《寿世保元》:"治痰湿流注经络，关节不利，遍身四肢骨节走注疼痛，牵引胸背，四肢麻痹不仁，背心一点如冰冷，脉沉滑者。"患者并没有典型的症状，医者根据背部冰冷感而选用此方。"总是感觉背部冰冷"与条文"背心一点如冰冷"非常相似，只是范围大小有所不同。不求全所有表现，只据某一症状用方，这种情况也算"但见一证便是"的体现。这一"便是"的症状属于特异性症状，而且表现非常明显，同时也比较固定，非此不足为凭。

　　条文对脉象有了具体规定，"脉沉滑者"提示内有痰湿，但本案没有论及脉象，推测患者不具备此种脉象，因此，脉象在此不是必备条件。相比之下，背心冰冷的辨证价值要大得多了。但仅凭背心冰冷，使用清湿化痰汤是否必然有效呢？还是有效性属于大概率事件呢？没有脉沉滑使用清湿化痰汤有效，如果没有背心冰冷使用该方是否也一样有效呢？深入探讨背心冰冷与清湿化痰汤之间的关系对于研究方证意义重大。从理论上说，二者之间的关系应该是背心冰冷用清湿化痰汤大部分有效，但清湿化痰汤所治不一定非要见到背心冰冷。因此，从数学上讲，背心冰冷是清湿化痰汤证的一个真子集。